como ser triste

tudo o que aprendi
sobre a felicidade
com a tristeza

HELEN RUSSELL

como
ser
triste

tudo o que aprendi sobre
a felicidade com a tristeza

Tradução de Mariana Serpa

Título original: *How to Be Sad: Everything I've Learned about Getting Happier, by Being Sad, Better*
Copyright © 2021, Helen Russell
Tradução para a língua portuguesa © 2022, Casa dos Mundos / LeYa Brasil, Mariana Serpa
Publicado mediante acordo com Johnson & Alcock Ltd.

Todos os direitos reservados e protegidos pela Lei 9.610, de 19.02.1998.
É proibida a reprodução total ou parcial sem a expressa anuência da editora.

Editora executiva
Izabel Aleixo

Diagramação e projeto gráfico
Alfredo Rodrigues

Produção editorial
Ana Bittencourt e Carolina Vaz

Imagem e design de capa
Tita Nigrí

Preparação
Clara Diament

Revisão
Rowena Esteves

Dados Internacionais de Catalogação na Publicação (CIP)
Angélica Ilacqua CRB-8/7057

Russell, Helen
  Como ser triste: tudo o que aprendi sobre a felicidade com a tristeza / Helen Russell; tradução de Mariana Serpa. – São Paulo: LeYa Brasil, 2022.
  400 p.

ISBN 978-65-5643-171-0
Título original: How to be sad: everything I've learned about getting happier, by being sad, better

1. Autoajuda 2. Felicidade 3. Tristeza I. Título II. Serpa, Mariana

22-0916   CDD 158.1

Índices para catálogo sistemático:
1. Autoajuda

LeYa Brasil é um selo editorial da empresa Casa dos Mundos.

Todos os direitos reservados à
Casa dos Mundos Produção Editorial e Games Ltda.
Rua Frei Caneca, 91 | Sala 11 – Consolação
01307-001 – São Paulo – SP
www.leyabrasil.com.br

Se você escolheu este livro: ele é para você.
Eu o escrevi para você (e para minha mãe).

Sumário

Introdução 9

PARTE I – COMO CUIDAR DE NÓS MESMOS QUANDO ESTAMOS TRISTES 19
   1. Não resista..21
   2. Baixe as expectativas...39
   3. Vá no seu tempo. Seja gentil....................................51
   4. Evite as privações...72
   5. Evite os excessos..87
   6. Sinta raiva...104

PARTE II – COMO FALAR SOBRE A TRISTEZA 123
   7. Livre-se da vergonha..125
   8. Não se desculpe por seus sentimentos.................138
   9. A falácia da chegada...147
   10. A síndrome do topo...160
   11. Explore outros pontos de vista............................172
   12. Explore ainda mais pontos de vista....................189
   13. O ponto da virada..198
   14. Buscando ajuda profissional................................210

15. O sistema de duplas 225
16. Rede de apoio necessária 244

Parte III – O que fazer quando estamos tristes 257
17. Tome suas vitaminas culturais 259
18. Leia de tudo e mais um pouco 270
19. Saia de casa (e mexa o corpo)...282
20. Regule a mente 300
21. Regule o corpo...317
22. Faça algo por alguém..327

Epílogo 341
Agradecimentos 349
Notas..353

Introdução

Estamos chupando laranjas sob o sol. Sentadas de pernas cruzadas sobre a grama recém-cortada de um cemitério. A mulher ao meu lado, de boina vermelha, está chorando. Não é onde costumamos nos encontrar – normalmente haveria pães, bolinhos e um espumador de leite. Hoje, porém, minha mãe e eu fizemos uma peregrinação, para sumir debaixo de imensos abetos e sentir o calor do sol na pele e uma tristeza no fundo do peito. Para a maioria, não é essa a ideia de um dia divertido, mas é importante – e eu sei disso. Passei os últimos oito anos pesquisando sobre a felicidade ao redor do mundo, e por acidente acabei me tornando meio que especialista em tristeza.

Comecei a perceber que muita gente à minha volta, de tão obcecada com a busca pela felicidade, sentia fobia de tristeza. Falei com pessoas que tinham acabado de perder um ente querido e se perguntavam como seriam felizes. Conversei com recém-desempregados. Gente que perdeu a casa. Que sofreu uma separação difícil. Com pessoas responsáveis pelos cuidados de outras, mas sem ninguém para cuidar de si. Gente que viveu experiências terríveis e ainda se questionava: "Por que é que eu não sou feliz?". Eu tentava explicar que nós, às vezes, precisamos ficar tristes. Que a tristeza é o que se sente diante de uma perda, que a angústia é uma resposta saudável aos acontecimentos dolorosos. Muitos de nós, contudo, somos condicionados a sentir tamanha aversão às "emoções negativas" que acabamos por não saber detectá-las, muito menos aceitá-las ou nos permitir senti-las e processá-las. Eu já perdi a conta de quantas pessoas me disseram que "só queriam ser felizes", em momentos em que isso seria quase impossível. Quando perdemos um emprego, um parceiro amoroso, um familiar, *qualquer coisa*... a tristeza é normal.

A tristeza é definida como a resposta natural a dores emocionais e sentimentos de perda, impotência, decepção ou desamparo. Tristeza é normal. Além de inevitável. Como disse Desmond Tutu, "Lamento dizer que o sofrimento não é opcional". Ou, nas palavras de Westley, de *A princesa prometida*, "A vida é sofrimento... se alguém lhe disser o contrário, é porque está tentando vender algo".

A tristeza acontece, com todos nós, e às vezes de forma terrível e dolorosa. Na maior parte do mundo, porém, não sabemos lidar com ela – o que pode ser solitário para quem a vivencia e desnorteante para os que tentam ajudar seus amigos e entes queridos a enfrentar momentos difíceis.

Sempre haverá tragédia. Sempre haverá perdas. E sempre haverá os problemas corriqueiros – dos mais mundanos aos mais desanimadores e angustiantes. A tristeza é muito mais intrincada e complexa que a felicidade e está por toda parte. Não podemos evitá-la. Mas podemos aprender a encará-la melhor. E está mais que na hora de começarmos a falar sobre isso. Pois a abordagem atual às chamadas "emoções negativas" não está funcionando – e a tristeza, a bem da verdade, pode ser muito útil. Como afirmou o filósofo dinamarquês Kierkegaard, há "alegria na tristeza e na melancolia", e os pesquisadores da Universidade de South Wales descobriram que aceitar e se permitir um certo tempo de tristeza aumenta nossa percepção aos detalhes, nossa perseverança, promove a generosidade e até nos enche de gratidão pelo que temos.[1] A tristeza tem sua razão de ser. Se permitirmos, ela pode sinalizar quando há algo errado. A tristeza é a emoção temporária que todos sentimos quando estamos machucados ou quando há algo errado em nossas vidas. É uma *mensagem*.

Dependemos uns dos outros para sobreviver como espécie, e a tristeza é a emoção que nos ajuda a lembrar isso[2] – pois as formas mais comuns de evitá-la são, na verdade, formas de evitar os *sentimentos*. Fugimos de relacionamentos íntimos por medo de nos machucarmos (essa eu conheço...). Refreamos a busca por metas importantes para não arriscar um "fracasso" (opa...). Arrumamos vícios para obliterar a dor ou paralisar os sentidos, de modo a nos "proteger" [*começando a se abanar*]. Mergulhamos de cabeça no trabalho, corremos feito hamsters na rodinha da vida, rolamos o *feed* das redes sociais para esquecer as sensações desconfortáveis (*está ficando quente aqui?*). Quando evitamos a tristeza, mesmo que só um pouquinho, limitamos nossa existência e corremos o risco ainda maior de transformar um sentimento normal em algo bem mais sério.

Diversos estudos já comprovaram que a inibição de pensamentos negativos ou depressivos, com a frequência que muitos certamente fazemos todos os dias, suscita um rebote impressionante, resultando em sintomas depressivos. O psicólogo Daniel Wegner, da Universidade Harvard, conduziu um famoso experimento em 1987 no qual os voluntários recebiam a instrução de *não* pensar num urso-polar,[3] inspirado no escritor russo Dostoiévski, que certa vez escreveu: *"Experimentem a seguinte tarefa: não imaginar um urso-polar, e vocês acabarão imaginando o maldito a todo momento"*.[4]

Wegner resolveu então testar essa ideia.

Foi pedido aos participantes que passassem cinco minutos *sem* pensar num urso-polar, mas acionassem uma campainha a cada vez que a imagem lhes viesse à mente. Os participantes do segundo grupo tinham liberdade para pensar em qualquer coisa, mas também teriam que acionar uma campainha toda vez que a imagem de um urso-polar lhes viesse à cabeça. O segundo grupo acabou soando a campainha muitas vezes menos que o primeiro, orientado a refrear seus pensamentos. Um segundo experimento replicou esses achados, e Wegner mais tarde colaborou com o psicólogo Richard Wenzlaff para testar mais a fundo a teoria, confirmando que a tentativa de conter pensamentos e sensações de tristeza eleva nossa ansiedade, bem como ideações e sintomas depressivos.[5] Pode parecer contraintuitivo, mas Wegner e Wenzlaff concluíram que lutar contra a tristeza tem, na verdade, o poder de exacerbá-la.

Sem sombra de dúvida, essa foi a minha experiência.

Sou tão íntima da tristeza quanto da felicidade, e para mim este livro ultrapassa a barreira profissional. A primeira lembrança que guardo na mente é do dia em que minha irmã morreu, de síndrome da morte súbita infantil (SMSI). Logo depois, meus pais se separaram. Eu desenvolvi uma relação bastante complicada com meu corpo e a comida. Já tive relacionamentos e frustrações profissionais que implodiram de maneira agonizante. A infertilidade, os tratamentos para engravidar e o repouso forçado também não foram exatamente agradáveis. Mesmo as grandes alegrias trouxeram seus desafios. Desafios cujo processamento foi mais difícil que o necessário – pois nossa cultura não tem o costume de falar abertamente sobre tristeza. Fomos criados sob a máxima de que "o que não se traz à tona não pode nos ferir", e por um bom tempo "não falar" de tristeza foi encarado como sinal de força. A verdade, contudo, é o oposto disso. E hoje, mais do que nunca, precisamos aprender a lidar melhor com a tristeza.

Enquanto escrevo este livro, o mundo ainda está bem no meio de uma pandemia, e tenho esperanças de que a situação esteja melhor quando for publicado. Desde a chegada da covid-19, muitas das coisas das quais dependíamos e que considerávamos como certas se perderam. A lentidão forçada pelo confinamento nos despiu de tudo, evidenciando nosso diálogo interno – sem a trégua ou a fuga oferecidas pela correria da vida "normal". Uns foram separados de pessoas amadas. Uns ficaram sozinhos. Outros, com medo. Uns em relacionamentos cuja continuidade dependia, justamente, de que os envolvidos *não* se isolassem em casa. Ninguém sabe ao certo como será o mundo pós-pandemia ou como nos recuperaremos – em termos econômicos e emocionais, com o desemprego nas alturas e uma recessão à espreita. Muitos viveremos perdas, e todos sentiremos *alguma* mudança. E, por estarmos mais conectados com o mundo – pelo menos digitalmente, hoje em dia –, temos mais ciência do que acontece à nossa volta.

Os ataques aos direitos transsexuais e o movimento Vidas Negras Importam nos lembram que ainda temos muitas razões para nos sentirmos tristes. A covid-19 impactou desproporcionalmente as comunidades negras, tanto pelo número de infectados quanto pela mortalidade, e no crescimento das desigualdades sociais e econômicas. Segundo dados do Instituto Nacional de Estatísticas britânico, pessoas negras têm quatro vezes mais chance de morrer de covid-19 do que pessoas brancas. E o estudo social da covid-19 feito pelo University College London (UCL) apontou que durante o confinamento os níveis de depressão e ansiedade foram maiores entre indivíduos negros, asiáticos e de minorias étnicas.[6] Segundo a última pesquisa anual da Gallup,[7] estamos vivenciando níveis altíssimos de tristeza, preocupação e raiva em escala global.

A Organização Mundial da Saúde (OMS) estima que 264 milhões de pessoas no mundo sofram hoje de depressão.[8] Tristeza não é o mesmo que depressão, claro (alerta de spoiler: eu sei disso, pois já sofri das duas). A OMS define depressão como tristeza *persistente* e perda de interesse ou prazer em atividades antes prazerosas e recompensadoras. A depressão com frequência altera o sono e o apetite, resultando em piora da concentração.

Existem seis tipos comuns de depressão: o primeiro é a depressão maior, que corresponde ao que a maioria de nós decerto pensa ao ouvir a palavra "depressão" – uma patologia clínica com sintomas similares aos definidos pela OMS. O segundo tipo de depressão é o transtorno depressivo persistente, que consiste em humor deprimido que se estende por no mínimo dois anos, mas pode não chegar à intensidade da depressão maior. Há também o transtorno bipolar; o transtorno afetivo sazonal; o TDPM, uma forma grave de tensão pré-menstrual; e a depressão perinatal (também conhecida como depressão pós-parto), que pode ocorrer durante a gravidez ou no primeiro ano após o nascimento da criança.[9]

A depressão clínica é uma doença séria e costuma requerer intervenção profissional.* Mas a recusa em encarar a tristeza aceitável e inevitável – e a falta de conhecimento sobre a melhor forma de lidar com ela – pode levar a sintomas depressivos (ver Wenzlaff e Wegner, citados anteriormente).

Porque a tristeza é "normal".

"Muita gente hoje em dia presume que, se não está feliz, deve estar com depressão", diz a filósofa Peg O'Connor, chefe do departamento de filosofia do Gustavus Adolphus College, nos Estados Unidos, com quem converso no capítulo cinco deste livro. "Mas a vida não é assim. Existe toda uma gama de emoções e formas de existir que são viáveis. Como disse Aristóteles, a felicidade é uma atividade ininterrupta; isso não quer dizer que nunca somos infelizes, nem que coisas difíceis não acontecem. A vida é difícil, e os desafios *existem* – mas isso não quer dizer que não possamos ter uma vida boa." Conversei sobre isso com Meik Wiking, CEO do Instituto de Pesquisa da Felicidade na Dinamarca, que afirmou: "Para nós, pesquisadores da felicidade, é importante enfatizar que ninguém é feliz o tempo todo. Que a tristeza é parte da experiência humana chamada 'vida'".

Muitas de nossas tristezas podem chegar sem aviso: poucos previram os eventos de 2020, quando a covid-19 nos virou de cabeça para baixo. Alguns episódios de tristeza, contudo, podem ser antecipados – e até programados. Pesquisadores descobriram que a curva de nossa felicidade costuma seguir um padrão em U,[10] apontando como pontos altos o início e o fim da vida e a base da curva como o período da

---

* É sério: converse com seu médico.

meia-idade. Na década de 1990, os economistas David Blanchflower e Andrew Oswald começaram a detectar padrões recorrentes em estudos sobre satisfação com a vida. Em 2017, os dois publicaram uma metanálise conclusiva demonstrando que a alegria sofre um declínio durante as duas primeiras décadas da vida adulta, atinge seu ponto mais baixo em torno dos quarenta anos e então torna a subir, conduzindo-nos a uma velhice de entusiasmo quase inconsequente. Por mais que pareça improvável a aqueles que não gostam nada da iminência da morte, a tendência é mundial. A perda de felicidade entre os 25 e os quarenta anos corresponde a um terço dos efeitos do desemprego involuntário.[11]

A princípio se supôs que essa baixa se devesse às dificuldades da meia-idade – como crises profissionais, preocupações financeiras e as responsabilidades do cuidado com os mais novos e mais velhos. Os cientistas, no entanto, detectaram o mesmo padrão em chimpanzés,[12] o que sugere que ele esteja ancorado em fatores biológicos ou até evolutivos, não na pressão pelo pagamento das prestações da casa. Uma teoria é a de que nós, bem como os nossos primos chimpanzés, precisamos de níveis mais elevados de bem-estar nos estágios da vida em que temos menos recursos, como a juventude e a velhice. Outra tese é a de que, à medida que envelhecemos e o horizonte de tempo à nossa frente vai se estreitando, investimos nas coisas mais importantes – como os relacionamentos – e extraímos delas um prazer cada vez maior.[13] Em outras palavras, paramos de buscar a fama/as Ferraris/as maiores bananas e aprendemos, em vez disso, a apreciar o tempo passado com nossa família. É uma ideia boa, mas ninguém está muito convencido. Até hoje, a explicação científica certeira para a curva em U permanece desconhecida[14] (acostume-se a isso: a pesquisa cerebral ainda é uma área em desenvolvimento). A única certeza é que todos vivenciamos eventos dolorosos, e todos passamos por períodos de tristeza.

É nesses períodos que deveríamos nos conectar ao máximo com outros seres humanos, mas esses acabam sendo os momentos em que mais nos sentimos sozinhos – e nos isolamos em vez de pedir ajuda. Talvez seja vergonhoso admitir nossa tristeza. Talvez os outros sintam vergonha de nossa tristeza. Podemos acabar sentindo vergonha da vergonha *deles*. No fim das contas, a sensação é de vergonha (veja mais no capítulo 7).

Por instinto, muitos de nós acreditamos que não é "certo" sentir tristeza, que outras pessoas passam coisa pior. Receamos que a nossa tristeza – nossa marca individual de dor – seja, de alguma forma, menos "legítima" que a dos outros. "Indigna", até. Contudo, por mais privilégios que se tenha, dor é dor. Não é preciso minimizar ou desconsiderar o sofrimento do outro, mas precisamos estar atentos às nossas próprias dores e tomar ciência delas. Precisamos cuidar do mundo à nossa volta e ajudar os outros. Mesmo assim, nós nos ferimos. Quando a tristeza bate, é importante nos permitirmos sentir essa emoção, deixar que ela nos perpasse, pois a tristeza pode ser útil e todos nós a vivenciamos em graus variados de intensidade.

Ninguém é feliz o tempo todo. Os momentos tristes nos ajudam a apreciar os alegres, e em nome da felicidade verdadeira também precisamos ser amigos da tristeza. Eu passei as últimas quatro décadas aprendendo isso: com as perdas, as mágoas, as amizades e a vida em família; com os vícios, as circunstâncias adversas e a depressão. Os exemplos de "tristeza" neste livro não são abrangentes. Podemos não vivenciar exatamente as mesmas dores, mas o percurso é o mesmo, e ao compartilhar minha história espero encorajar outras pessoas a fazer o mesmo. Somos todos diferentes, mas essa especificidade é universal.

Para este livro, consultei especialistas em diversas áreas – psicologia, neurofarmacologia, aconselhamento de luto, genética, psicoterapia, neurociência, medicina clínica e nutrição. Atualmente, todos estão empenhados em enfrentar as consequências da covid-19 e concordam que teremos que aprender, como sociedade, a abraçar a tristeza com mais carinho. A partir de agora.

Também fui inspirada e instruída por alguns companheiros entusiastas da tristeza: comediantes, escritores, satiristas, exploradores, ídolos, amigos, familiares, os honestos e os valentes. Por vários personagens que cruzaram minha vida, pessoas que vejo na tevê, que leio, que ouço, gente que compartilha suas histórias e seus conselhos sobre como viver bem com a tristeza. A "perda" aqui será um tema recorrente, então vou me referir a "dor" ou "dor emocional" como um termo mais abrangente para expressar a sensação de perda. O "luto" talvez esteja mais relacionado à morte, mas a dor pode abranger as perdas em vida também – e esse tipo todos conhecemos.

Este livro revela como podemos viver bem ao abraçar a tristeza. Aqui compartilho experiências e inspirações para que percebamos que não estamos sós. Pois a tristeza vai acontecer, então temos que descobrir como lidar bem com ela. E todos podemos ser mais felizes – se aprendermos, de fato, a melhor forma de ficar tristes.

Parte I:
Como cuidar de nós mesmos quando estamos tristes

A perda e aprender a aceitá-la; as manifestações físicas da tristeza; os perigos do perfeccionismo; e de que forma a raiva às vezes ajuda.

Meninos choram, *sim* (todos devíamos); abandono e adolescência, uma mistura explosiva; a verdade sobre corações partidos e a falácia do "mundo justo".

O que podemos aprender com a ansiedade e os vícios; como a dor de uma perda não ocorre de maneira organizada; desemprego; injustiça; e por que todos precisamos praticar mais a humanidade.

Apresentando minha mãe e meu pai, o homem da mochila laranja, Kevin, o professor da autoescola, o cara alto e T.

Com participações de John Crace, Jeremy Vine, da professora Peg O'Connor, do professor Nathaniel Herr, da psicoterapeuta Julia Samuel, do "professor das lágrimas" Ad Vingerhoets, do dr. Tal Ben-Shahar, palestrante da Universidade Harvard, do filósofo dinamarquês Søren Kierkegaard e de Phil Collins.

1
Não resista

É 1983, está chovendo e "You Can't Hurry Love" de Phil Collins está tocando na rádio. Eu só vou entender o que é ironia pelo menos daqui a uns quinze anos, mas toda a cena já me parece cruel. A música diz que "não dá para apressar o amor", mas acontece que também não dá para retardá-lo. Estou no sofá, brincando com minha boneca de cabelo azul, quando ouço o familiar rangido no corrimão da escada. É meu pai, carregando uma mala. Ele está de calça boca de sino e uma camisa com as mangas dobradas até o cotovelo, apesar do inverno de janeiro, o colarinho meio encoberto pelos fios de cabelo compridos. E castanhos. É o início dos anos 1980, então quase tudo é meio marrom – as roupas, a decoração, meu cabelo, o cabelo dos meus pais. Tenho três anos de idade, e faz só três meses que uma Grande Tristeza se abateu sobre minha família, em 31 de outubro de 1982. Dia das Bruxas, pois sim. Um dia que transformou todos nós, mas passaria ainda muitos anos sem ser mencionado.

Meu pai sorria enrugando os olhos e minha mãe era a maior tagarela, mas agora meu pai não sorri e minha mãe não abre a boca. Está tudo errado desde que a Grande Tristeza aconteceu, e meu pai está indo embora.

No fim de semana seguinte, ele volta, mas não fica para dormir. Eu sei que é fim de semana pois não precisei pentear o cabelo e escovar os dentes logo depois do café da manhã; estou de pijama, vendo tevê. É estranho. Mais estranho ainda é que, quando meus avós paternos vêm nos visitar, ninguém menciona que meu pai não está dormindo em casa.

"Você não contou a eles?", ouço minha mãe sussurrar na cozinha. *Contou a eles o quê?*

Todo sábado, meu pai começa a vir me buscar para irmos ao pub mais próximo ou a uma rede popular de restaurantes bem família. Eu encho a pança com o milho doce do bufê, e de "sobremesa" me entupo de sorvete. Quando vamos ao pub, esperamos abrir e nos sentamos na área externa, debaixo de um guarda-sol. Meu pai pede uma caneca de cerveja, e eu um sanduíche de presunto com pão branco e um pacote de batatinhas sabor sal e vinagre. Meu pai começou a usar uma jaqueta de couro que cheira ao mesmo tempo a homem e a cigarro, e agora dirige um conversível. Uma crise de meia-idade, talvez, para muitos homens, mas meu pai tem 27 anos. Então deve ser só uma "crise". Eu não gosto muito do carro, pois quando a capota está aberta o meu cabelo bagunça todo e eu não consigo enxergar nada, daí fico enjoada e vomito. Isso deixa o carro tão fedido que a capota acaba tendo que ficar arriada, mesmo, senão meu pai acaba vomitando também. A náusea está virando uma constante.

Essas saídas são... legais. Mas logo os nossos almoços semanais se transformam em visitas mensais, para dormir. Meu pai está morando num arranha-céu em Londres com a "nova namorada", a irmã dela e seu filho adolescente. Não tem espaço para todo mundo, então eu divido um beliche com um garoto de quatorze anos. Minhas manhãs de domingo agora começam com um moleque balançando as pernas na cama de cima e enfiando a mão na cueca para coçar a bunda. É confuso, além de fedido. A verdade é que tudo anda meio fedegoso.

Minha mãe e eu nos mudamos para perto da minha avó, uma mulher incrível que mais parece um misto de rainha Elizabeth com Margaret Thatcher. Em setembro eu vou para o jardim de infância, e minha mãe retorna ao trabalho. Ninguém informa a escola sobre os últimos acontecimentos em nossa família, até que minha mãe se depara com um desenho meu que encantou a professora – minha mãe, meu pai, minha irmãzinha e eu. Minha mãe, muito pálida, precisa explicar à professora que minha irmãzinha "não está mais entre nós" e que meu pai também não vai voltar. Eu desmorono.

O papai foi embora também?

Para animar um pouco o clima depois do incidente perturbador, resolvemos comemorar o aniversário da minha bonequinha de cabelo azul. Minha mãe assa um bolo. Não estou com vontade, mas como mesmo assim. E acabo descobrindo que sou muito boa nisso. Comida é uma demonstração de amor... e quem é que sofre comendo bolo? Eu aprendo que biscoitos, pão e cereal doce também ajudam a refrear, ou pelo menos *adiar*, a tristeza. Palmas para os carboidratos.

Meu pai e a nova namorada estão procurando um novo lar, mas não têm dinheiro para fazer isso comigo "incluída nas contas" e ele começa a ficar estressado. Além de esquecido.

Rabo de cavalo. Olhinhos arregalados. Cinco anos de idade. Eu me lembro da espera. Sentada no carpete bege da escada da nova casa da minha mãe, ao lado de uma mala cheia. A escova de dentes, o pijama, duas calcinhas (nunca se sabe), meu suéter roxo favorito e minha calça de veludo marrom (anos 1980...) foram guardados com muito cuidado. A bonequinha do cabelo azul ficou de fora, "para pegar um ar", e eu a seguro com firmeza. Os dois ponteiros do relógio estão apontados para cima, bem juntinhos. É essa a hora em que papai chegaria, segundo mamãe. Eu fui "boazinha", então ele vai vir. Tem que vir. Então, eu espero. E espero um pouco mais. O tique--taque marca a passagem dos minutos, até que vejo o ponteiro grande apontar para o chão. O relógio agora exibe um desenho totalmente diferente do que rabisquei com minha mãe no papel, "para treinar". "Está tudo bem!", diz ela, repetidamente, num tom cada vez mais agudo. Vai alternando olhadelas na rua e tentativas de telefonema, até que pergunta, raridade, se eu quero ver um desenho animado. Mas eu não me mexo. Passo três horas sentada, de olhos fixos na porta.

Ele não vem.

Quando minha irmãzinha estava aqui, papai não esquecia as coisas, e a vida era normal. Agora que sou só eu, ele anda cada vez mais esquecido, e a vida não está *nada* boa. Isso confirma o novo e persistente temor que começou a me dominar: de que talvez eu devesse ter ido embora no lugar dela, e de que é minha a culpa pela ausência do meu pai.

Eu não sou especial: as crianças em idade pré-escolar costumam se considerar responsáveis pela separação dos pais. "O que acontece é um caso de onipotência infantil", explica a psicóloga norte-americana Aphrodite Matsakis, três décadas depois. É notória em algumas crianças (e alguns adultos) a ideia de que o mundo gira ao seu redor e de que todos os acontecimentos estão sob seu controle. "Algumas crianças têm dificuldade de enxergar as coisas do ponto de vista dos outros e tendem a achar que são o centro – e a *causa* – de tudo. Com frequência acreditam que seus desejos podem se tornar realidade. Isso traz um senso de responsabilidade exagerado, baseado na crença de que 'eu, pessoalmente, tenho o dever e o poder de salvar os que amo do perigo'."

Ninguém me explica que não é bem assim. Ninguém me explica nada, na verdade. Então, eu invento. "Se os adultos não explicam, as crianças inventam", afirma Jane Elfer, psicoterapeuta de crianças e adolescentes de um grande hospital de Londres. "Eles inventam a própria versão dos acontecimentos – a própria realidade, com ideias equivocadas. Com frequência, a imaginação infantil é muito pior que os eventos reais", diz ela, "por isso desde a primeira infância é preciso estabelecer uma comunicação clara, concreta e específica, de modo a evitar mal-entendidos. Como sociedade, precisamos encarar melhor a infelicidade – se algo triste acontece, é preciso permiti-lo e aceitá-lo."

Nós não aceitamos: nós resistimos. Ignoramos, até.

A papelada do divórcio sai e meus pais se separam oficialmente. Apesar do mito de que a maioria dos casais se separa após a morte de um filho, cerca de 72% dos casais que perdem um filho permanecem juntos.¹ Sem dúvida é muitíssimo doloroso, e uma relação abalada pode desmoronar por completo sob pressão. Mas isso não significa que a relação chegou ao fim (por mais que seja essa a sensação). Os últimos dados do Instituto Nacional de Estatísticas britânico (ONS, na sigla original) revelam que 42% dos casamentos na Inglaterra e no País de Gales terminam em divórcio.² Assim, casais enlutados de fato têm *mais* probabilidade de continuar juntos, e uma perda não necessariamente se segue à outra. A dor é o preço que pagamos pelo amor, mas se não estivermos preparados para isso – se formos criados para exigir a felicidade, ou no mínimo para tentar mitigar nossa sensação de dor – teremos menos condições de escapar da tormenta. Se esperarmos muito de nós mesmos e de nossos relacionamentos diante de uma perda, nos decepcionaremos. Eu compreendo o impulso de "correr para as colinas" na tentativa de fugirmos da tristeza e da dor: a maioria de nós aprendeu a fazer isso. E não julgo aqueles cujo relacionamento mais longo até hoje tenha sido com as tais "colinas". Eu entendo, de verdade (*adoro colinas...*). As pessoas fazem burradas. Meu pai e minha mãe não eram santos. E o divórcio, muitas vezes, é a melhor saída para as duas partes. Mas vale lembrar que existe outra saída. Quando vivenciamos uma perda, seja ela mais suave ou do tipo catastrófica, divisora de águas, *ficamos* tristes – isso é normal. Se aprendermos a aceitar as dificuldades, poderemos nos preparar melhor para lidar com períodos de extrema tristeza. Eu gostaria que alguém tivesse contado isso à minha família nos anos 1980. Mas ninguém contou. Porque ninguém conta nada a ninguém.

Em vez disso, eu me uno à honrada legião de homens e mulheres do mundo com *daddy issues*, ou seja, problemas com o pai. Fui criada por uma mãe que faz o trabalho dos dois – uma mulher, para minha sorte, dotada de extraordinária força e resiliência. Existem certas vantagens em ser filha de mãe solo: eu cresço com a benção da ignorância sobre a divisão de gênero contida em muitas tarefas domésticas, já que na minha casa o que precisava ser feito era feito, e por *ela*. Tal e qual minha mãe, aprendi a lidar muito bem com as crises. Valorizo a independência, embora infelizmente me embole um pouco com ela, temendo me comprometer ou mergulhar demais numa relação (pois já vi *aonde* isso pode levar). Em todos os relacionamentos, insisto em ter "espaço para respirar". Acho difícil negociar – em casa não havia necessidade, visto que uma única pessoa tomava todas as decisões. E percebo que me manter atarefada é uma forma de seguir adiante. De resistir à dor. Mais ou menos. O mundo já não faz sentido para mim, então eu dou sentido a mim mesma. Ouço, com frequência, que é melhor não ficar triste nem chorar. Então, não fico. Ninguém fica. Até que o impulso de chorar ou "ficar triste" começa a se tornar estranho e distante. *Desconhecido*.

Em *Between Parent and Child* [Entre pais e filhos],[3] o falecido psicólogo Haim Ginott afirma: "Muitas pessoas foram educadas sem conhecer os próprios sentimentos. Quando odiavam, a sensação era traduzida para um simples desgosto. Quando sentiam medo, ouviam que não havia nada a temer. Quando sentiam dor, lhes era dito para ter coragem e sorrir". As crianças procuram aprender com seus pais a regular as próprias emoções, pois ainda não sabem fazer isso sozinhas. Mas se os cuidadores também não sabem – ou nunca aprenderam, porque seus "sentimentos ruins" também eram anestesiados –, temos um problema sério. E a resistência à "tristeza" é ensinada a muitos desde o nascimento.

Um artigo de 2019 do jornal *The Guardian*[4] afirma que a nossa sociedade, desde o princípio, nos ensina a "não sermos tristes". A segunda coisa que as crianças britânicas costumam provar, depois do leite, é um analgésico doce e roxinho administrado numa seringa, que faz os pais se sentirem como caubóis no Velho Oeste. O serviço de saúde do Reino Unido aconselha o paracetamol líquido aos bebês após as primeiras vacinas, na oitava semana de vida, para *evitar* possíveis desconfortos, e 84% dos bebês recebem pelo menos uma dose até os seis meses de idade.[5] Quando eu era pequena, um anúncio do analgésico dizia o seguinte: "Nas férias em família, não dê chance às dores e aos desconfortos".

A mensagem era clara: um bom cuidador jamais permite o sofrimento dos filhos, seja ele qual for. Nossa cultura exige que o sofrimento seja aliviado, e a tristeza, "resolvida", em vez de vivenciada – de modo que temos menos tolerância a ela que as gerações anteriores. Segundo um documentário da BBC de 2018, as crianças britânicas recebem hoje três vezes mais medicamentos que há quarenta anos.[6]

"Hoje em dia, se temos um problema de qualquer ordem, esperamos que a tecnologia ou a medicina 'consertem'", afirma a psicoterapeuta e especialista em luto Julia Samuel, "mas a tristeza não funciona dessa forma. Desde muito cedo, nossos pais tentam nos proteger dela. Somos mimados. Não aprendemos a vivenciar uma dor suave, de modo a sabermos lidar com a dor maior."

Quase no piloto automático, tentamos resistir a ela, reduzir o desconforto como sociedade. Ao fazer isso, contudo, a coisa toda desanda,[7] diz o professor Nathaniel Herr, especialista em regulação emocional da American University, de Washington, D.C. "A 'tristeza' é *realmente* importante", diz ele, por Skype. "Nós precisamos reconhecê-la e o que ela fornece. Algumas pessoas me dizem que não querem mais sentir ansiedade, que não querem ficar tristes, e eu respondo: 'Nisso eu não posso ajudar!' Pois ninguém deveria '*não* querer ficar triste'." Esse é um fato que até os alunos de psicologia de Herr têm dificuldade em aceitar. "Se pergunto a meus alunos por que ficamos tristes, a maioria responde 'Bom, não poderia haver alegria se não houvesse a tristeza! Feito luz e sombra'. Mas a questão não é essa, e sim que eles estão ignorando a função social da tristeza. Ela envia um sinal, uma espécie de pedido de ajuda, para que os outros se aproximem de nós." Herr também acredita que ficamos tristes quando estamos presos numa situação da qual não sabemos sair, "o que torna a tristeza profundamente útil".

"A tristeza é uma emoção capaz de solucionar problemas", diz ele, "pois suscita a reflexão. Eu vejo a reflexão como a manifestação cognitiva da emoção 'tristeza' – assim como a preocupação é a manifestação cognitiva da emoção 'ansiedade'." Assim, a tristeza é um sentimento importante, que nos permite parar e avaliar onde estamos antes de avançar para novas fases da vida.

Essa é uma ideia originalmente concebida pelo filósofo dinamarquês Søren Kierkegaard, que afirmava que a tristeza e o desespero, ou a desesperança, são não só inevitáveis como indutores da "felicidade" e necessários às mudanças. Fui até a Universidade Aarhus, na Dinamarca, conversar com o professor de psicologia Henrik Høgh-Olesen, especialista em Kierkegaard. Com seus sessenta anos, Høgh-Olesen explica: "*Toda* a obra de Kierkegaard fala de desespero – e nós precisamos dele. Quando sentimos aquela tristeza, aquele vazio, uma ansiedade – aquela sensação existencial que nos faz parar e refletir –, estamos diante de uma oportunidade de mudar nossa vida e remar nosso barco contra o riacho".

Contra a corrente?

"*O riacho*", reforça ele. A combinação psicólogo + palestrante + especialista num filósofo notoriamente complexo do século XIX é sinônimo de autoridade, sem sombra de dúvida, então eu não discuto.

"Esses sentimentos pesados são necessários para que naveguemos pela vida." Ele bate o punho bronzeado na mesa. Sentada sob um teto repleto de vasos de planta suspensos, eu vivencio um *déjà-vu* e sou transportada à sala de um professor em meus dias de estudante, lá pelos idos de 1998, quando levei uma bronca pelo atraso na entrega de um trabalho. "Tristeza e desespero nos trazem propósito. Deveríamos ser guiados por esses sentimentos e refletir: 'o que estou fazendo da vida?'."

Eu me sinto pequenina, e de fato me pergunto o que estou fazendo da vida.

E... o que acontece se não nos deixarmos guiar pelo desespero?

"O que acontece?" Ele ergue a voz. "Acontece que você é um robô! Não passa de um robô que come, dorme e evacua!"

Certo. Muito bem. O "desespero" é necessário para as mudanças e a tristeza é necessária para a vida, do contrário não passamos de robôs que cagam. *Entendi*. Então temos que parar de resistir às "emoções negativas" e começar a senti-las. Caso contrário, as consequências podem ser desastrosas.

"Se não aceitarmos e processarmos a tristeza, ela pode se manifestar fisicamente", adverte a psicoterapeuta de crianças e adolescentes Jane Elfer. Ela explica que as doenças – as reais, para as quais analgésicos são de fato necessários – podem ser a única forma de uma criança expressar seus sentimentos. "Os pequenos sentem dores inexplicáveis na cabeça e na barriga, por exemplo – e isso naturalmente tem um impacto psicológico", diz ela, "sobretudo no que diz respeito às perdas."

Na infância, meu intestino passa a ser o grande termômetro de meu estado mental, mas para mim é muito difícil identificar se a perturbação intestinal se deve à fome, ao cansaço, ao estresse ou à mágoa. Visto que comer é uma solução mais rápida que superar a mágoa ou o estresse – e até mais rápida que tirar um sonequinha –, minha primeira reação é sempre encher a pança, só por garantia. Isso é bastante comum. A falecida psicanalista Joyce McDougall escreveu sobre as manifestações de angústia por meio da perda ou do aumento no apetite como forma de "preencher o vazio". "Pelo menos até uns dez anos de idade, as crianças nem sempre sabem que parte do corpo está doendo", explica Ross Cormack, psicoterapeuta e chefe da clínica da Winston's Wish, organização beneficente que acolhe crianças em luto no Reino Unido, "e a tristeza é com frequência sentida no estômago." Crianças tristes também tendem a ser mais assustadas e vivem sob efeito do cortisol – o hormônio do estresse – e da adrenalina, experimentando um constante estado de luta ou fuga. A comida pode desempenhar muito bem a função de amortecer essas sensações e acalmar nosso ânimo. Mas é uma solução de curto prazo (e digo isso como quem já comeu um saco inteiro de pão de fôrma, só para confirmar). É apenas um "jeitinho", até a próxima onda de "sentimentos" que terá que ser processada.

Outros sintomas comuns de dor emocional[8,9] incluem aperto no peito ou na garganta, hipersensibilidade a sons externos, dificuldade de respirar, forte sensação de cansaço e fraqueza, aumento ou redução do apetite, insônia e medo de dormir, bem como dores físicas e desconfortos.[10] Um estudo de 2014 inclusive detectou que adultos mais velhos que sofrem de dores emocionais têm menor probabilidade de produzir certos tipos de leucócitos e consequentemente se tornam mais suscetíveis a infecções.[11] Estima-se que as dores emocionais não resolvidas sejam causadoras de 15% de todos os transtornos psicológicos, segundo afirma Julia Samuel em seu livro *Grief Works* [A tristeza funciona].[12] Samuel também observa que crianças enlutadas são mais suscetíveis a vícios e questões de saúde mental na vida adulta, caso não aprendam a lidar adequadamente com as emoções.

Segundo Herr, nosso esforço para regular as próprias emoções costuma ocorrer de três formas. A primeira se dá em termos de sensibilidade aos indícios ("percepção das emoções antes dos outros"). A segunda, na intensidade ("sensação das emoções num nível mais intenso"). E a terceira, no tempo que levamos para voltar ao "normal". "Cabe aos adultos", diz Herr, "em geral aos pais, orientar apropriadamente as crianças, para ajudá-las a aprender tudo isso na infância. É muito infrutífero quando uma criança diz que está triste e o pai ou a mãe responde 'Não, você está ótimo!'. Os pais precisam aceitar a emoção trazida por seus filhos e auxiliá-los a nomear essa emoção, para que a criança aprenda a identificá-la e a lidar com ela sem se sentir envergonhada ou confusa." Pois todas as emoções, segundo ele, têm seu lugar de utilidade. "Se todos aprendêssemos desde cedo a aceitar e tolerar um grande leque de emoções – sobretudo as 'negativas' –, viveríamos muito melhor." Herr é norte-americano, ou seja, ele sabe o que diz. Muitas pesquisas já apontaram que os norte-americanos, em termos culturais, se "destacam" no que tange ao desejo de minimizar as emoções negativas.

A psicóloga Jeanne Tsai, do Laboratório de Cultura e Emoção da Universidade Stanford, descobriu que a obsessão com a busca pela felicidade levou muitos norte-americanos a enxergar a tristeza como "fracasso" e responsabilidade do próprio indivíduo.[13] Filha de imigrantes taiwaneses criada nos Estados Unidos, Tsai se interessou pela forma como as atitudes norte-americanas diferem das habitualmente encontradas nas culturas do Leste Asiático. "Nos Estados Unidos eu observei uma grande ênfase na sensação de felicidade e em evitar a tristeza a qualquer custo – muito mais do que em outras culturas", contou ela, quando entrei em contato. No Leste Asiático, por outro lado, o conceito de sentimentos negativos está enraizado no budismo, no taoismo e na tradição confucionista e é visto como circunstancial, ou "de base situacional".[14] Isso significa que os indivíduos não carregam sozinhos o fardo de suas experiências negativas, "e nas culturas do Leste Asiático as sensações e experiências negativas podem até *promover* os laços sociais", afirma Tsai. No Leste da Ásia, as emoções negativas são vistas como "inevitáveis e elementos transitórios de um ciclo natural" – ou como parte da vida, ao contrário de algo a ser temido como risco à saúde mental ou mesmo física.

Já vimos estudos afirmando que pessoas "felizes" são mais saudáveis – e o Ocidente sem dúvida gasta muito tempo e dinheiro em busca da felicidade. Eu mesma costumava acreditar nisso. Passei anos devorando e entoando com diligência pesquisas que "provam" que as pessoas mais felizes são mais saudáveis e que todos, portanto, devemos buscar a felicidade a qualquer custo. Mas a história não termina aí. Pois a tristeza já mostrou causar um impacto muito menos negativo na saúde em culturas em que ela é encarada com naturalidade. "Pesquisadores analisaram as diferenças de abordagem aos sentimentos negativos no Japão e nos Estados Unidos – uma ótima base de comparação, pois ambos são sociedades modernizadas, democráticas e industrializadas, com sistemas de saúde bastante desenvolvidos", diz Tsai. Mas essas duas sociedades têm ideias muito diferentes no que tange às emoções negativas. Como afirmou um psiquiatra japonês à Associação para Ciência Psicológica (APS, na sigla original): "Melancolia, sensibilidade, fragilidade... esses não são conceitos negativos no contexto japonês. Jamais nos ocorreu extingui-los, pois jamais pensamos que fossem ruins".[15] Ao contrário dos Estados Unidos, onde "triste" é empiricamente visto como "ruim". E é essa percepção da tristeza que pode nos adoecer.

Nos Estados Unidos, a baixa nas emoções positivas está ligada ao aumento no índice de massa corporal (IMC) e à piora nos valores do perfil lipídico (importantes indicadores de saúde). No Japão, entretanto, estudos mostram que pessoas com nível mais baixo de emoções positivas estão... muito bem. Ou seja, as emoções têm um impacto diferente na saúde humana de acordo com cada cultura; e a tristeza só adoece quem tem muito medo dela.

Outro estudo, desenvolvido pela Universidade da Califórnia em Berkeley, revelou que os indivíduos que aceitam suas experiências mentais em vez de julgá-las costumam ter uma saúde melhor.[16] Os participantes que evitavam as sensações negativas ou julgavam demais a si mesmos por se sentirem mal apresentavam maior probabilidade de relatar angústia e transtornos de humor. Pois, ao enxergarmos a "tristeza" como algo "errado" ou mesmo "anormal", acabamos tendendo a patologizá-la.

Em *A tristeza perdida: como a psiquiatria transformou a depressão em moda*[17] (o título diz tudo), os professores de sociologia Allan V. Horwitz e Jerome C. Wakefield argumentam que o enorme crescimento da depressão nos últimos anos tem menos relação com as pressões da vida moderna e mais a ver com o excesso de diagnósticos.

O historiador médico Edward Shorter argumenta que o "romance" dos psiquiatras com o diagnóstico de depressão virou uma espécie de abraço mortal e afirma que a maioria dos pacientes diagnosticados apresenta também ansiedade, fadiga, insônia e toda uma gama de sintomas físicos.[18] Horwitz, Wakefield, Shorter e outros acreditam que muitos recebem diagnósticos de depressão quando estamos, de fato, "tristes" – consequência direta da definição equivocada de um único, embora significativo, livro.

O *Manual diagnóstico e estatístico de transtornos mentais* (DSM, na sigla original) da Associação Americana de Psiquiatria é um tomo pesadíssimo, usado no diagnóstico de todos os transtornos mentais nos Estados Unidos. Sua primeira edição foi publicada em 1952, numa tentativa de unificação das abordagens de saúde mental no país. Em relação ao "transtorno depressivo maior", contudo, o *DSM* acabou se atendo aos sintomas, não ao contexto, o que extinguiu por completo a distinção entre "patologia real" e "tristeza comum". Qualquer pessoa que exiba cinco ou mais[19] "sintomas" por duas semanas pode ser diagnosticada com depressão clínica – por mais que o humor deprimido, a falta de apetite ou a insônia tenham uma explicação totalmente compreensível, como uma desilusão amorosa ou preocupações financeiras. As primeiras edições do *DSM* incluíam uma "cláusula de luto", determinando que um paciente enlutado por menos de dois meses não podia ser diagnosticado com depressão. Mas a última edição, publicada em 2013 (*DSM-5*), suprimiu esse trecho, eliminando a distinção entre doença e tristeza compreensível. Os apoiadores da decisão do *DSM-5* argumentam que a angústia é um precursor comum da depressão, e que, dado o grande risco de falha no diagnóstico da depressão maior, a remoção da exclusão de luto foi uma decisão sensata. Mas isso também significa que as respostas à dor emocional agora podem ser classificadas como transtornos patológicos, em vez de reconhecidas como experiências humanas normais.

Os psicólogos britânicos e europeus são instruídos a usar como referência a Classificação Internacional de Doenças (CID) da Organização Mundial da Saúde. Contudo, o *DSM* ainda possui enorme influência e é utilizado por muitos clínicos europeus.[20] Ou seja, estamos todos nos baseando no manual da saúde norte-americano. Um problema, visto que "os americanos de fato não gostam de ficar 'tristes'", como afirma Tsai – uma tendência que ela atribui a "valores fronteiriços".

"Os primeiros colonos europeus eram um grupo intrépido, autosseletivo", afirma Tsai. "Pessoas que antecipavam resultados positivos, aceitavam correr riscos e *abandonavam* sensações e situações negativas na expectativa de algo melhor. Para os primeiros exploradores, superar as dificuldades era encarado como virtude, e chafurdar em circunstâncias adversas não. Por consequência, a abordagem norte-americana à saúde mental de hoje em dia tende a ser intensamente orientada para o futuro. Um dos métodos de tratamento mais populares é a terapia cognitivo-comportamental (TCC), uma intervenção diretiva que tem o propósito de ajudar o paciente a "se reerguer" e busca modificar padrões negativos de pensamento. Muitos dos pioneiros da TCC eram norte-americanos[21] e, embora os psicólogos europeus não raro sofram influência da postura freudiana de elaborações do passado e busca da "culpa ao pai", os norte-americanos tendem a optar pela promessa de um futuro livre de angústias. No entanto, enxergar a tristeza como transgressiva – como um "problema" a ser abolido por medicamentos – limita nosso desenvolvimento de ferramentas para enfrentá-la em ocasiões posteriores. A patologização da tristeza envia a mensagem de que o "desconforto" não pode – nem deve – ser tolerado.

Pós-princesa Diana, podemos "oficialmente" aprovar demonstrações públicas de emoção no Reino Unido (veja mais no capítulo 11), e hoje somos inundados de *reality shows* que terminam com cenas dramáticas, embaladas por trilhas sonoras comoventes. Mas chorar de verdade, na vida real? Sem medo, vergonha, constrangimento? Não é para tanto. O que é uma bobagem, pois a tristeza é normal, e as lágrimas também. Nós sempre choramos. Nós fomos *feitos* para chorar.

"O choro é uma forma de obtermos ajuda de outros durante períodos de sofrimento", afirma Ad Vingerhoets, o "professor das lágrimas" da Universidade Tilburg, na Holanda. O ser humano é a única espécie que verte lágrimas de emoção. As crianças choram para chamar a atenção dos pais, enquanto os adultos podem chorar para conquistar a compaixão de um amigo ou ente querido.

Os cientistas costumavam achar que as lágrimas diluíam as "toxinas" e os hormônios do estresse[22] no nosso corpo e que o ato de chorar também produzia endorfina e ocitocina, hormônios relacionados ao bem-estar.[23] "Só que o percentual mínimo de dor não sofre alteração depois de chorarmos, o que seria esperado com um aumento de endorfina e ocitocina",[24] afirma Vingerhoets, "e ocorre que a saliva também contém hormônios do estresse. Mas quem é que melhora o ânimo depois de babar?", pergunta ele.

"Ninguém?", arrisco.

"Exatamente!"

Vingerhoets e seus colegas descobriram que os níveis de cortisol *de fato* diminuem quando um indivíduo chora, mas observaram efeitos similares em filhotes de macaco que emitiam sinais de angústia ao se separar de suas mães.[25] Ou seja, nosso humor não melhora com a "limpeza" das toxinas; nosso humor melhora porque *expressar* tristeza é apaziguante. O psicólogo Cord Benecke, da Universidade Kassel, na Alemanha, comparou pessoas que choram com pessoas que não o fazem e descobriu que os indivíduos que choram vivenciam menos "sentimentos negativos agressivos", como ira e desprezo, do que os que não choram.[26]

"Agora sabemos que o choro faz parte da programação de todo ser humano e que as lágrimas servem a uma função", diz Vingerhoets. "Charles Darwin aparentemente negou a utilidade das lágrimas, então eu encaro meu trabalho como um desafio pessoal de provar que ele estava errado!" Muito justo.

E – aqui eu hesito, para que minhas irmãs não me detonem – as mulheres de fato choram mais?

"Um pouco", admite ele. Já está comprovado que a testosterona inibe o choro, e a prolactina – hormônio mais conhecido por seu papel na lactação – reduz o limiar que nos conduz às lágrimas. "Mas as mensagens que recebemos de nossos pares a respeito do choro também são muitíssimo significativas", acrescenta ele. "Com base em pesquisas, vimos que garotos entre dez e treze anos, por exemplo, enfrentam uma forte pressão para não chorar, enquanto as garotas da mesma faixa etária, não. É mais socialmente aceito que as meninas chorem." Já ficou provado que tanto os homens quanto as mulheres choram na mesma medida por "coisas importantes", como uma morte ou um divórcio. "Mas as mulheres choram um tantinho mais por outras coisas", diz Vingerhoets. Quando o pressiono, ele afirma que o principal sentimento que suscita nossas lágrimas não é a tristeza, mas a "impotência".

"Nós percebemos que as mulheres tendem a chorar mais diante de conflitos ou frustrações porque se sentem impotentes e lutam para expressar sua raiva. Até o choro temeroso tem a ver com impotência", explica ele. "Se você estiver com medo de um tigre, por exemplo, mas tiver meios de escapar dele, exibirá uma reação de luta ou fuga. No entanto, se sofrer uma emboscada, é mais provável que chore pela sensação de impotência." Eu afirmo que essa teoria não é muito interessante para as mulheres, e ele aponta que também não é uma maravilha para os homens. "Garotos de dez anos de idade estão 'aprendendo' que chorar não é aceitável", diz Vingerhoets. "Assim, quando chegam à idade adulta, não é de se admirar que muitos homens relutem em serem vistos chorando."

Há, contudo, uma área que tradicionalmente concede aos homens permissão para chorar.

Das lágrimas do jogador de futebol Gazza na Copa do Mundo da Itália, em 1990, ao pranto de Michael Jordan em seu discurso no Hall da Fama do Basquete e os soluços de Andy Murray ao anunciar sua aposentadoria do tênis, em janeiro de 2019, o choro relacionado ao esporte desde sempre é considerado aceitável.

"Chorar em campo indica quase um heroísmo", afirma Kees, um amigo jogador profissional de futebol com quem conversei em meu quintal, certo fim de semana, tomando um vinho. Ele me conta sobre um jogo importante em Praga que seu time perdeu, e todos começaram a chorar. "É aceitável chorar por um fracasso no futebol", explica ele, "é permitido. Além do mais, o choro vem naturalmente. A gente treina a semana toda para passar noventa minutos em campo. Quando dá errado", diz ele, massageando o peito, "é dilacerante."

Eu o encaro, meio desconfiada (não entendo nada de futebol). "Bom, não dá para comparar com a perda de um amigo ou parente..."

Não... "Mas é quase."

Apesar das lágrimas "heroicas", até pouco tempo o debate sobre emoções e saúde mental ainda era recebido com estranheza no mundo do futebol. "Os treinadores andam nos incentivando a falar mais", diz Kees, "dizendo que é importante expormos nossas vulnerabilidades, pois isso facilita a formação de laços entre o grupo. As pessoas estão começando a perceber que um contato maior com as emoções e a própria honestidade pode melhorar não só o jogo como os jogadores e o futebol de modo geral." Um estudo da Universidade de Indiana, em Bloomington, publicado na revista *Psychology of Men and Masculinities*[27] (presente em qualquer mesinha de cabeceira que se preze) revelou que os jogadores de futebol americano que choravam relatavam autoestima mais alta e menos preocupação com a pressão dos pares do que os que não choravam. Além disso, os homens que se permitem chorar têm, entre eles, grandes nomes. Os heróis gregos Aquiles e Ulisses apreciavam uma choradeira. Jesus também. Então, podemos chorar, sempre que for preciso.

A primeira lição sobre como ser triste é simplesmente parar de resistir à tristeza. Simples assim. É só o que precisamos saber, para começar. Mesmo quando a coisa é séria e ainda precisamos nos mexer para resolver problemas ou cuidar dos outros: resistir à tristeza ou negar sua existência *não* é a resposta. Nós precisamos *senti-la*. Parece muito simples, mas pode ser um ato radical, visto que a "tristeza" é uma das partes menos evidentes da vida cotidiana. Precisamos retomar o contato com nossas emoções, para então aprendermos a lidar com elas.

Agora eu sei disso. Àquela época, não sabia.

Na década de 1980, ninguém que eu conheço quer se meter com as "emoções". Então, eu enterro as minhas.

Mergulho de cabeça nos estudos e tento, com todas as minhas (limitadas) forças, ser "boazinha" e fazer minha mãe "feliz", acumulando frustrações diante do inevitável fracasso de meus esforços. Busco coisas para ela – bolsas e sapatos, basicamente. Encho-a de abraços para demonstrar meu afeto, enterrando o rosto nas pregas macias de seus volumosos vestidos ("paraquedas" talvez seja uma descrição mais precisa). Levo café da manhã na cama. Um dia chego com um rocambole inteirinho, tamanho família. Outra manhã, com uma embalagem de seis pãezinhos doces lambuzados de manteiga. Eu me acomodo na beiradinha da cama, com um sorriso no rosto, e observo minha mãe devorar tudo bravamente. Ela ergue o canto da boca, reconhecendo meu esforço, mas tem os olhos vazios. Até que conhece alguém capaz de fazê-la sorrir. Direitinho.

2
Baixe as expectativas

Minha mãe arrumou um amigo novo. Ele anda com uma mochila laranja, toca violão e vem passar a noite em casa. Eu sei disso pois o ouço arranhar uns acordes de Steely Dan depois que vou para a cama e vejo a mochila junto à porta do quarto de minha mãe na manhã seguinte. E não invado o quarto para me jogar em cima dela, como de costume. Em vez disso, desço e preparo meu próprio café da manhã, cereal com creme de leite fresco (em defesa de minha versão infantil, a embalagem é igualzinha à de leite, e eu uma novata nessas coisas de culinária). Aguardo os passos na escada – que é acarpetada, então preciso ficar de ouvidos atentos entre as colheradas da gororoba. Quando vejo o dono da mochila laranja pela primeira vez, eu paraliso. Ele é mais alto que meu pai. E mais jovem. E não usa jaqueta de couro! Seguindo a linha da crença de que as aranhas sempre têm mais medo de nós do que temos delas, o homem da mochila laranja escapa depressinha, sem fazer contato visual. No fim de semana seguinte, acontece outra vez. E no outro. Por fim, o tal sujeito da mochila laranja vem jantar na minha casa. O que é estranho, visto que ainda não fomos apresentados formalmente e nenhum dos dois se dignou a fazer contato visual. Eu quero parecer simpática – para ser "boazinha" –, mas é impossível evitar um certo rancor em ver que o homem da mochila laranja de alguma forma teve mais sucesso que eu em trazer alegria à minha mãe.

Não comento com meu pai sobre o novo visitante, mas passo a ter o sábado e o domingo de manhã só para mim. Eu brinco. Desenho. Faço trabalhos manuais. Elaboro estruturas complexas envolvendo roldanas, caixas de sapato e cestos de vime para transportar brinquedos leves pela casa. E vejo muita televisão. Estamos nos anos 1980, então a televisão guarda um fulgor e um fascínio incansáveis – tal e qual minhas expectativas em relação à vida àquela altura. Ok, minha mãe trabalha o dia todo, eu já sou íntima das roupas de segunda mão e "saldo negativo" logo entra no meu vocabulário infantil. Enquanto isso, nos bairros de classe alta, mães que não trabalham fora interrompem seus treinos de aeróbica para pegar os filhos na escola a bordo de Porsches brancos, ouvindo "Money Talks"* no volume máximo. Os pais de muitos dos meus coleguinhas de escola moravam em casarões estilo Tudor, com piscinas que eram reformadas quase todo ano. Liftings faciais não eram raridade (nem muito convincentes nos anos 1980). Todo mundo deseja não só "melhorar", mas ser o melhor. Eu quero uma vida assim – como a que vejo à minha volta e na televisão: uma vida reluzente, ofuscante, bem-sucedida. Sem máculas. Quero uma vida sorridente. Feliz. Perfeita. Sejam lá quais forem as expectativas nutridas pelas pessoas à minha volta, eu elevo o nível ainda mais. Porque quero a vida perfeita da tevê. Não é pedir demais... é?

Num dado momento o homem da mochila laranja se muda lá para casa, e durante um tempo as coisas de fato ficam mais felizes. Temos música, risadas, viagens a Londres, idas à pizzaria – um luxo quase estonteante. Eu posso jantar todo domingo de pijama na frente da tevê, depois do banho, deixando o cabelo molhado secar em

---

* "Dirty Cash/Money Talks" esteve nas paradas de sucesso de 1989, interpretada por Melody Washington, e mais tarde ganhou uma versão de Liberty X. Hoje em dia a letra é meio questionável, mas a batida é bem enérgica.

frente à lareira. A vida está mais leve. Melhor, inclusive. Então meu pai e a namorada anunciam que vão se casar.

Ok, eu penso, essa é nova... seja boazinha. Seja gentil.

Peço a meu pai para ser a daminha de honra. Na tevê, as filhas sempre são daminhas de honra, ou no mínimo entram levando as flores. Não fazia muito tempo eu tinha visto um programa na tevê em que uma menina da minha idade era daminha de honra, usava uma tiara e chegava num cavalo, então estou sonhando alto.

Mas meu pai responde que não.

Eu pergunto se ele está falando da tiara ou do cavalo.

"De tudo", ele responde.

Eu imagino que seja piada (é assim que funcionam as "piadas"? Sei lá...), então enfio na cabeça que vou conquistá-lo sendo superboazinha e me esforçando ao máximo na escola. Daí ele vai ter que dizer sim, pois é assim que acontece na tevê, não é?

Além do mais, imagino, se meu pai está se casando outra vez, de repente minha mãe se case também. Não está em questão se a nova mulher do meu pai será como uma "nova mãe" (óbvio que não), mas eu sei pela tevê e pelos filmes da Disney que, quando a mãe se casa de novo, em geral um "novo pai" entra na jogada. Ainda tenho um "antigo pai", claro, mas ele não anda muito confiável esses dias, então não custa nada ter um de reserva, não é mesmo? Na tevê, essas famílias misturadas se dão superbem e vivem felizes para sempre. Na tevê, uma mulher que é mãe e está há um tempo sozinha, meio descuidada, encontra um homem de rosto forte e olhos bondosos, que a leva a piqueniques e ao zoológico, numa bela cena. Ele a conquista e reacende uma faísca que a faz dar um tapa no visual – nos anos 1980 isso em geral envolvia a aplicação de ruge, umas ombreiras e um *up* na cabeleira (talvez um permanente). Como previsto, o homem do rosto forte se impressiona e a pede em casamento de joelhos, no local do primeiro piquenique, incentivado pelo quá-quá dos patinhos. Mãe e filha, encantadas, batem palmas em uníssono e aceitam. O homem rodopia a mulher, que ergue o pezinho. A trilha instrumental fica mais alta e a cena emenda na sequência da festa de casamento. A filha posa de daminha de honra, além de (provavelmente) ganhar um novo irmãozinho e um cachorro chamado Bobby. Eu já vi muita tevê: sei como essas coisas funcionam. O homem da mochila laranja não é exatamente igual aos homens plastificados da televisão. Mas parece bacana e é o que temos, então minha mãe, raciocino, terá que se casar com ele. Numa bela cena.

Eu espero que isso aconteça logo, já que venho de uma longa linhagem católica (minha tia-avó é freira) e sei que os adultos que dormem juntos fora do casamento são muito criticados. Frequento uma escola que era um antigo convento, ou seja, além da educação católica obrigatória, um padre de vez em quando vai até minha casa para dar umas incertas. Quando isso acontece, escondemos todas as evidências do homem da mochila laranja e fingimos que ele não existe. Na escola, estou aprendendo tudo sobre o "pecado original", o "pecado" do divórcio e a "vida no pecado", então imploro à minha mãe que se case com o homem da mochila laranja, para aliviar a cota de pecados da família e "nos salvar da danação eterna". Só que nenhuma cena de casamento começa e nenhum cachorrinho chamado Bobby aparece. É uma decepção esmagadora.

A decepção é definida como a reação psicológica que acontece quando um resultado não corresponde às nossas expectativas. Quanto maior a discrepância entre os dois, maior é a nossa decepção. Em 2014, o dr. Robb Rutledge, da University College London, publicou um estudo na revista *Proceedings of the National Academy of Sciences*[1] que incluía uma equação matemática para a alegria, com base em nossas expectativas. Os pesquisadores descobriram que não importa se as coisas estão indo bem ou mal – o que importa é se elas estão se saindo melhor que o esperado. "É muito comum ouvirmos que pessoas com baixas expectativas vivem mais felizes", afirma Rutledge. "Descobrimos que existe um grau de verdade aí: a expectativa baixa aumenta a probabilidade de que o resultado real exceda o esperado e traga um impacto positivo à felicidade."

Buscar atender às expectativas alheias ou viver nutrindo expectativas irreais é exaustivo. E esperar demais dos outros pode levar à frustração. Frequentes "decepções" ou a sensação de ressentimento diante da ideia de que o outro não correspondeu aos padrões que estipulamos são indícios comuns de que estamos nutrindo expectativas muito altas. Claro, às vezes a outra pessoa é só babaca. E não devemos nos permitir ser maltratados por ela. Mas quando impomos padrões inatingíveis para nós mesmos e para os outros – expectativas que nunca são atendidas –, bom, pode ser que o problema esteja em nós. E digo isso com relutância, amor e cautela: pode ser que esteja em nós.

Quando estamos tristes – ou lutando para não ficarmos tristes –, nos sentiríamos bem melhor se conseguíssemos esperar menos de nós mesmos (e dos outros). Em vez disso, porém, costumamos jogar as expectativas lá para o alto. *Bem* alto. E as imagens de vidas reluzentes e fascinantes que nos cercam também não colaboram.

A maioria dos telespectadores de hoje em dia é um pouco mais sofisticada. Somos espertos e não acreditamos em tudo o que vemos. Mas a ascensão do Instagram, do Facebook e de outras plataformas superofuscantes nos apresenta um novo cenário, permeado por expectativas altíssimas. As mídias sociais trazem "um bombardeio constante das incríveis notícias de todo mundo, onde todos exibem seu melhor ângulo", afirma Meik Wiking, que conduziu uma pesquisa para avaliar o impacto das mídias sociais na felicidade – ou na falta dela. Ele descobriu que as mídias sociais são uma estufa de "alegria" performática, o que acaba gerando uma sensação ruim tanto para quem publica quanto para sua plateia. "Analisamos diversos dados, e uma das coisas que apareceu com frequência foi o aumento da insatisfação derivada da comparação com nossos pares", diz ele. Um estudo mostrou que uma semana longe do Facebook[2] já reduzia em 55% o nível de estresse dos participantes.

Existem muitas questões psicológicas relacionadas ao excesso de expectativas, incluindo a redução na autoestima, visto que o fracasso em correspondermos a nossas próprias expectativas confirma a baixa avaliação que fazemos de nós mesmos. Há também uma relação entre juízos de valor negativos e a ideia de que "eu preciso ser perfeito para ser amado" ou de que "o mundo é perigoso, por isso eu preciso estar no controle"; além disso, existe o medo da intimidade, visto que esperar demais dos outros acaba justificando nosso afastamento diante do inevitável fracasso das pessoas em atender às nossas expectativas. Ainda há o medo de fracassar – que pode levar à autossabotagem – e até o medo da mudança. Alguns sofrem a influência que os psicólogos chamam de filosofia do "mundo justo". "Em boa parte do mundo ocidental, acreditamos na ideia de que cada um recebe o que merece", afirma a psicóloga norte-americana Aphrodite Matsakis. "Ou seja, pela mesma lógica, muita gente acaba crendo que 'merece' tudo o que lhe acontece." Ou seja, se formos "bons", "cuidadosos" ou "competentes", poderemos proteger a nós mesmos e nossa família. "Muita gente reage desse jeito, mas é importante compreender que não temos esse controle", diz Matsakis. "A autoculpabilização é uma forma de sentir que temos algum controle sobre uma situação negativa que, na verdade, pode ser totalmente aleatória."

Durante a minha infância, eu tenho dificuldade com isso. Aprendo na escola e na igreja que não devo me abalar demais com a morte de ninguém, pois quem morre vai "para um lugar melhor", vai "morar com os anjinhos", e aprendo que "Deus deve estar precisando mais deles do que nós". Sou encorajada a crer que coisas tristes acontecem devido ao "plano de Deus". Todo mundo à minha volta parece embarcar nessa sem questionar, a despeito da grande falta de sentido que já percebo no mundo (tiara de daminha? Fruta na salada? Phil Collins idolatrado a ponto de ter que viajar de avião supersônico para tocar no Live Aid britânico e no norte-americano?). A vida é estranha, mas parece que todo mundo simplesmente aguenta. Minha avó cuidou de soldados enfermos e moribundos na Segunda Guerra Mundial; depois do marido doente, e acabou enviuvando aos quarenta e poucos anos; e então "perdeu" a neta. Mas segue firme e forte, levando uma vida dupla/tripla como primeira-ministra e rainha! Minha mãe viu o pai morrer quando era criança, depois enterrou a própria filha. Mas hoje essa guerreira de mangas bufantes com estampa botânica está mais radiante do que nunca! E de permanente no cabelo! (*up* na cabeleira: confere.) Então por que eu não sou feliz? Por que eu não consigo ser feliz? Por que minha vida não é igual às da tevê?

O último e mais pernicioso efeito colateral do excesso de expectativa é o perfeccionismo. Para a classe média mais abastada das décadas de 1980 e 1990, o perfeccionismo não era considerado um defeito, mas visto como vantagem – um traço de personalidade que indicava comprometimento. Competitividade. Um "vencedor" [erguendo a mão e fazendo o V da vitória]. Os professores elogiavam os primeiros da classe. Os pais também ficavam muito satisfeitos. Ser o melhor em alguma coisa parecia trazer vantagens evidentes, eu observava. O que eu percebia vendo a escola, a tevê, o mundo à minha volta e os pais dos colegas em cujas piscinas eu ia nadar é que o perfeccionismo era, de fato, um objetivo muitíssimo valioso. Se não [num sussurro], o único objetivo.

Os perfeccionistas, descubro mais tarde, nascem assim, mas também aprendem a ser, visto que o perfeccionismo é uma característica influenciada tanto pela genética quanto pelo ambiente.[3] Talvez eu tendesse ao perfeccionismo se não fossem as perdas do início da vida, a criação religiosa, o foco nos estudos e os amigos que circulavam nos Porsches dos pais. Por outro lado, talvez não. A única certeza é a de que essa tendência não era exclusividade minha.

Dois em cada cinco crianças e adolescentes hoje em dia são perfeccionistas, segundo uma pesquisa sobre desenvolvimento infantil realizada na Universidade de West Virginia[4], e estudos comprovaram que os universitários de hoje têm muito mais chances de apresentarem tendência ao perfeccionismo que os estudantes das décadas de 1980 e 1990 e do início dos anos 2000.[5] O interessante é que essa tendência se mantém mesmo considerando diferenças geográficas e de gênero[6] – ou seja, não é coisa "de menina": é coisa de ser humano, exacerbada por nossa recusa em considerar o fracasso e o desconforto. E as mídias sociais apenas intensificam isso. Eu não cresci com mídias sociais, mas a pressão do sucesso era bem forte. O perfeccionismo estava atrelado a uma certa glória, e todos corríamos atrás dele. Então, será que é tão ruim assim?

"É, sim", afirma o dr. Tal Ben-Shahar (como diz a letra de "Fame": guarde esse nome; voltaremos a ele mais tarde), professor da Universidade Harvard e autor de *The Pursuit of Perfect* [A busca pela perfeição].[7] "É claro que existem algumas características do perfeccionismo que podem ajudar em termos de sucesso e contribuição para a felicidade", admite ele, "como o trabalho árduo, o senso de responsabilidade e a atenção aos detalhes. Mas algumas consequências menos desejáveis são o medo natural do fracasso, a falta de apreço pelo que já foi conquistado e a rejeição às emoções dolorosas."

Para Ben-Shahar, os perfeccionistas gostam de acreditar que a trilha do sucesso é uma linha reta, livre de falhas, mas a realidade está mais para um rabisco retorcido. Como resultado, essas pessoas vivem num estado de permanente decepção – tecendo duras críticas a si mesmas e ao mundo à sua volta. Esse é um estado que reconheço bem. E que não me agrada. Eis aí outro problema. Os perfeccionistas tendem a apresentar baixa autoestima. Vemos falhas em nós mesmos e no mundo à nossa volta, de modo que não gostamos de quase nada, então nos sentimos culpados e constrangidos. Não é muito divertido. E nunca houve tanta gente sofrendo por isso.

Katie Rasmussen, pesquisadora-chefe do estudo da Universidade de West Virginia, afirmou à BBC em 2018 que o aumento do perfeccionismo está "prestes a se tornar uma epidemia e uma questão de saúde pública". Pois a tendência ao perfeccionismo foi relacionada a depressão,[8] ansiedade,[9] anorexia,[10] bulimia,[11] síndrome de *burnout*,[12] TOC (transtorno obsessivo-compulsivo),[13] TEPT (transtorno de estresse pós-traumático),[14] síndrome da fadiga crônica,[15] insônia,[16] indigestão...[17] e morte precoce.[18] Se parece dramático, é porque é mesmo. O perfeccionismo, no fim das contas, é um assassino silencioso.

Uma ideia melhor é baixar as expectativas e trocar o perfeccionismo por algo que os especialistas chamam de "otimismo adaptativo". Segundo Ben-Shahar, isso significa seguirmos as curvas naturais da vida e aproveitarmos a jornada, em vez de tentarmos traçar uma linha perfeita e depois nos repreendermos por termos saído dos trilhos. O otimista também vivencia a tristeza, mas dessa forma conseguimos encarar os períodos difíceis com mais naturalidade – pois eles são parte da vida, e nós somos lembrados de que, como bem afirma o ditado, "não há mal que sempre dure".

Os antigos gregos e romanos estavam certíssimos em relação a isso, e Marco Aurélio todos os dias lembrava a si mesmo: "Encontrarei com um indiscreto, com um ingrato, com um insolente, com um mentiroso, com um invejoso, com um não sociável. Não posso receber dano de nenhum deles... nem posso me aborrecer com meu parente nem o odiar".[19]

Em outras palavras: ele aprendeu a lidar com suas expectativas. O filósofo estoico Epiteto, ainda mais específico em seus conselhos sobre a vida, afirmava: "Quando estiveres prestes a empreender alguma ação, recorda-te de que qualidade ela é. Se fores aos banhos, considera o que acontece na sala de banho: pessoas que espirram água, empurram, insultam, roubam. Empreenderás a ação com mais segurança se assim disseres prontamente: 'Quero banhar-me e manter a minha escolha segundo a natureza'".[20]

Sempre haverá aqueles que espirram água. O caos faz parte da vida. Mais do que isso: o caos é vida. Se esperamos outra coisa, estamos fadados à decepção. Como escreveu Kierkegaard, o rei dinamarquês da melancolia: "A vida não é um problema a ser solucionado, mas uma realidade a ser vivenciada". Eu, no entanto, queria "resolver" a vida. Consertá-la. Ser "vencedora".

Para quem cresceu no Reino Unido de Margaret Thatcher, não cultivar expectativas era quase uma heresia: nossas ambições eram altas. Era esperado que minha mãe seguisse em frente, então ela seguiu. Embarcou num novo relacionamento; retornou ao trabalho; alimentou, vestiu e cuidou da filha que lhe restou. Até se uniu à associação de pais e mestres da minha escola, voluntariou-se para tudo o que podia e arrasou na corrida anual das mães no Dia do Esporte. Fez novos amigos; evoluiu no trabalho; fez permanente e acordava todo dia com um sorriso no rosto. Todo Dia das Bruxas, no aniversário de morte de minha irmã, em vez de esculpirmos uma abóbora e recebermos as outras crianças com docinhos, nós nos encolhíamos no sofá e ficávamos vendo tevê. Todo dia 1º de novembro, minha mãe recolhia os restos de casca de ovo e limpava a gema e a clara seca da nossa porta, resultado do inevitável ataque. Irritadas com a ausência de "doces" e decididas a retribuir, as crianças da vizinhança sempre preparavam uma "travessura" à base de ovos. Elas não eram culpadas. Não tinham como saber que minha mãe vivia quase sufocada de tanta tristeza: achavam que sua recusa em abrir a porta e entregar doces, como os outros moradores da rua, não passava de grosseria. Depois de um tempo, ela se aproximou um pouco dos vizinhos. Mas nunca chegou a contar o que havia acontecido. Jamais mencionou que não conseguia abrir a porta e receber os filhos dos outros, com suas fantasias aterrorizantes, pois ainda lamentava a morte da própria filha, que partira naquele mesmo dia, tantos anos antes. Ela não dizia nada. Ninguém dizia nada. Nós seguíamos em frente, concentradas no lado positivo: músicas de Steely Dan, queijo Edam aos domingos, minha escola, cartelas de adesivos. Em vez de baixar as expectativas, nós as aumentamos ainda mais.

Esse é um padrão que vejo se repetir inúmeras vezes durante a vida adulta – tanto em mim quanto nas pessoas à minha volta.

Depois de cada término de relacionamento nos embaralhamos em atividades e tentativas de aprimoramento pessoal. Eu espero muito de mim e dos outros e nunca me acostumo ao fato de que – como disse Epiteto – sempre haverá os que espirram água. Os que mergulham na piscina fazendo "bomba". Os que se agarram na parte funda. Ou mijam na parte rasa.

Tenho um casal de amigos que está passando por um divórcio e enfrentando suas expectativas em relação a si mesmos, bem como em relação ao ex (e um deles é um belo babaca). Olhando de fora – da perspectiva de alguém que se importa com os dois –, vejo que esse autoflagelo e jogo de culpa não estão ajudando ninguém. É impossível não desejar que eles se dessem um descontinho. Aprender a baixar as expectativas às vezes é difícil, mas, segundo Ben-Shahar, é também importante. E necessário, se quisermos vivenciar a tristeza da melhor maneira.

Ao crescer, eu não baixo minhas expectativas. Acabo não sendo daminha de honra, apesar de me esforçar ao máximo na escola e figurar na grade de estrelinhas de minha professora. Também não vou ao casamento. Meu pai toca a vida e tem mais duas filhas, e, embora eu me empolgue com a ideia de ter duas meias-irmãs, essa é uma questão complexa, que também me deixa meio mal. Ele mora com as meninas, vê as duas o tempo todo, lê para elas, faz todas as coisas que eu gostaria que fizesse comigo. Eu quero que meu pai passe mais tempo comigo, desejo desesperadamente que ele sinta orgulho de mim. Mas nossos encontros, cada vez mais espaçados, começam a ser dolorosos demais. O bolo em meu estômago se aperta e fica muito difícil lidar com a decepção das expectativas não atendidas.

Minha mãe entra no banheiro um dia, enquanto estou no banho – a última vez que terá permissão para entrar. Meu pai está vindo me buscar para um de nossos passeios esporádicos, e ela pergunta como estou me sentindo. Eu olho resoluta para a torneira do chuveiro. Ela pergunta se ainda quero ir, e uma vozinha que não parece a minha responde que talvez eu não queira mais. E é isso. A coisa toda se organiza. Nos vinte e sete anos seguintes, eu só o verei mais uma vez.

Até onde sei, meu pai não reclama. E nós quase não falamos dele. Mas suspeito que minha mãe tenha tido uma conversinha com a escola, já que vira e mexe alguma professora bem-intencionada vem perguntar como estão as coisas em casa. Uma delas, a srta. Foster, vem me dizer que talvez meu pai "só não esteja pronto para ser pai". E que "alguns homens não ficam prontos nunca". Eu não tenho coragem de dizer a ela que meu pai parece totalmente pronto e feliz com a ideia de ser pai de minhas meias-irmãs. Embora meio calejada, a srta. Foster é uma boa pessoa. Não quero que ela fique triste. Triste, eu já sei, é ruim. Então não digo nada. Além do mais, tenho muito a fazer. Desejo que o resto de minha vida comece logo, e estou determinada a fazer com que seja agora. Não depois: agora. Preciso fazer tudo valer a pena, de alguma forma. E para todos. Não tenho tempo de ficar triste.

3
Vá no seu tempo. Seja gentil

Estou ansiosa para chegar à idade adulta. Quero seguir *adiante*. Um dia em que eu não esteja ocupada me parece um dia perdido, e eu tenho uma consciência absurda do tempo. Desejo que ele acelere. Como Mary Wollstonecraft escreveu numa carta a seu amigo Archibald Hamilton Rowan, em 1795: "A lenta marcha do tempo é sentida com muita dor. Parece que estou contando o tique-taque de um relógio, mas aqui não tem nenhum relógio".[1]

Ou, como escrevo em meu diário, em 1992: "Acho que meu relógio está quebrado. Os minutos estão levando séééééculos".

Aos doze anos, arrumo um emprego aos sábados, limpando barcos por duas libras e meia por hora, começo a trabalhar de babá, depois de garçonete, depois num clube de golfe, removendo a espinha de salmões escoceses enlatados e preparando sanduíches para homens de cara rosada e meias compridas. Esse último trabalho eu odeio tanto que vomito nas cercas vivas indo para lá todo fim de semana, sem exceção. Mas não vou me deixar abater por nenhum cereal regurgitado! (São os anos 1990: as fibras estão super em alta.) Estou avançando para... algum lugar!

Na escola, me inscrevo em todas as atividades extracurriculares que aparecem. Em casa, estudo, leio e, ao completar idade suficiente, arrumo uma agenda social agitadíssima.

"Relaxa", diz a mãe de uma amiga certo dia, quando começo a esvaziar sua lava-louças no meio de uma tarde de brincadeiras. "Vai lá para fora! Vai se divertir!"

Eu, contudo, não me acanho. "Obrigada, sra. Clarke, mas vou só botar os copos no escorredor antes." A verdade é que não *quero* "me divertir" nem "relaxar". Por que eu deveria? Tenho a leve sensação de que não mereço. Além do mais, nem sei direito *como* relaxar. Porque, se eu parar, os pensamentos tristes voltam a me inundar.

Há também um quê de martírio na ideia de viver "ocupada" – um certo autossacrifício e a negação do prazer por estar sempre em movimento, sempre *fazendo coisas* –, que conversa com meu lado católico. A mensagem que me foi incutida desde o nascimento é: "O prazer pode vir depois". E a advertência: "Se você merecer: se fizer por onde. Se for *digna* dele".

Não sei ao certo se sou digna, mas – na maioria das vezes – pelo menos sou animada. Tal e qual a Riley, do *Divertida Mente*, tenho a forte compreensão de que meu papel na vida é ser uma "garota feliz", haja o que houver. Só que chega a puberdade.

Adolescentes são criaturas ao mesmo tempo estranhas e maravilhosas, inexperientes nos caminhos do mundo, mas de alguma forma presos num corpo quase adulto e capaz de coisas inéditas. Nosso corpo tem sensações e sofre mudanças sem aviso prévio nem qualquer manual de instruções.

Aos quatorze anos, eu ganho da noite para o dia um par de seios tamanho grande com o qual não faço a menor ideia de como lidar, emocional ou fisicamente. Correr vira uma agonia. Nunca fui de me exercitar, mas agora até apressar o passo para pegar o ônibus está impossível. As pessoas olham para mim/para eles e comentam. Bastante. E, como estamos nos anos 1990 e só sabemos seguir o fluxo da cultura jovem que nos invade vindo de todas as mídias disponíveis, nós saímos para beber. Bastante, também.

Aos dezessete, muitos aprendem a dirigir. Alguns, inclusive, têm acesso a um automóvel. Ou é o carro de um dos pais, ou, se economizarmos direitinho durante anos limpando barcos imundos e removendo espinhas de salmão em lata, um antigo Toyota Starlet azul-turquesa, pago em notas de dez libras amassadinhas. Meu carro econômico de duas portas é uma belezinha, apesar das ferrugens, e eu o amo com toda a força do meu coração que teima em bater.

A liberdade de poder abandonar toda e qualquer situação desagradável é nova e empolgante. Por outro lado, minha impaciência alcança novos patamares. A conversa está meio profunda e constrangedora? É só ir embora! A festa ficou entediante? Basta inventar uma desculpa e engatar a quinta marcha o mais rápido possível! Para mim, dirigir é sinônimo de liberdade. Para outros, é sinônimo de machismo, status, poder e risco.

O cérebro adolescente ainda está em desenvolvimento, e nossa adolescência é uma época de experimentação e impulsividade, em que uma única noite impetuosa pode gerar consequências catastróficas. Alguns amigos usam "certas" drogas, e uma garota da nossa escola morre de overdose. Três meninos de uma escola próxima morrem em acidentes de carro. Uma garota da minha turma estava saindo com um deles. Todos choram e sofrem, e minha colega empalidece. Está abaladíssima. Passa dias assim. Mas em duas semanas começa a sair com um dos amigos do cara. O luto é estranho, mesmo. E ser adolescente significa que nos sentimos o centro de nosso próprio mundo. E às vezes até do mundo dos outros.

Psicólogos descobriram que a adolescência envolve o estabelecimento de autonomia em relação aos pais ou cuidadores no exato momento em que nosso corpo e nossa mente começam a mudar, ocasionando uma tensão entre a criança que fomos e o adulto que podemos vir a ser. É um período de muita vulnerabilidade e hipersensibilidade. Portanto, não surpreende que 50% das questões de saúde mental se estabeleçam em torno dos quatorze anos, e 75% até os

24 anos[2] – idade em que, até onde se sabe, a maturação do cérebro é concluída.[3] Ou seja, mais de uma década de hormônios enfurecidos. Valeu, ciência.

No ápice da vida, há momentos relevantes em que deixamos de ser crianças e começamos a estranha e nova fase da "idade adulta". Para muitos, esses momentos podem ser bastante prósperos – parte da chegada natural à maturidade. Para outros, podem ser traumáticos ou mesmo trágicos. Eu e muitos dos meus amigos tivemos a tal "conversa" durante esse período – informações básicas relacionadas ao sexo e à importância da "proteção". Anos mais tarde, porém, descubro quantos adolescentes negros à minha volta estavam, nessa mesma época, tendo uma versão bem mais assustadora da "conversa" com seus pais. Na casa dos trinta, eu me sento num jantar ao lado de um homem que me conta que "a conversa sobre Stephen Lawrence" tem lugar especial na formação de vida da maioria dos adolescentes negros britânicos.

O adolescente negro Stephen Lawrence foi morto a facadas por um grupo de jovens brancos em 1993, num ataque racista. Após as primeiras investigações, cinco suspeitos foram presos, mas não indiciados. Uma investigação pública na Polícia Metropolitana britânica em 1998 constatou o racismo institucional na força policial. Somente em 2011, à luz de novas evidências, dois dos primeiros suspeitos foram julgados pelo crime. Eles foram condenados em 2012.

Eu recordo que essa foi uma notícia trágica, mas para as crianças e os adolescentes negros e seus pais isso era parte de uma rotina, resultado de anos de preconceito estrutural. Essa rotina reforçava a mensagem de que adolescência e liberdade também eram sinônimo de perigo, que o mundo não era amistoso e que o racismo estava muito vivo e presente.

Meu colega do jantar compreendia que o ocorrido com Stephen Lawrence poderia acontecer com ele – e sua mãe precisava garantir que ele entendesse isso muito bem. Ele aprendeu que não estava seguro por conta da cor de sua pele e que teria que tomar ainda mais cuidado, ser duplamente precavido, e, em muitos casos, trabalhar o dobro dos colegas para sobreviver numa sociedade estruturalmente racista. A partir de então, ele e muitos outros com quem conversei adotaram uma espécie de "dupla consciência", termo cunhado por W.E.B. Du Bois em seu livro de 1903, *As almas do povo negro*.[4] A "dupla consciência" descreve o conflito interior e a dualidade necessários para viver como pessoa negra numa cultura de predomínio branco: ver a partir dos próprios olhos *e* a partir dos olhos dos que estão no poder. Aprender desde cedo a enxergar a si mesmo como os brancos o enxergam e, assim, caminhar de um jeito diferente. Falar de um jeito diferente. Vestir-se de um jeito diferente perto de pessoas brancas, para não parecer "ameaçador" e não contribuir para o preconceito. Ou arrumar confusão com professores. Ou com a polícia.

À parte a terrível injustiça disso, viver com essa dupla consciência cobra um preço, rompendo a noção de quem somos e de como nos valorizamos. A dissonância cognitiva acontece quando temos duas ou mais crenças, noções ou ideias contraditórias a respeito de nós mesmos – e resulta em estresse psicológico. A carga mental e o esforço diário da "dupla consciência" estão enfim sendo expressos na cultura popular e abordados por autores como Reni Eddo-Lodge,[5] Afua Hirsch,[6] Akala,[7] Yomi Adegoke e Elizabeth Uviebinené[8] (veja mais sobre Adegoke no capítulo 6).

Jade Sullivan é uma ativista, escritora e empresária negra com quem conversei depois de ler um artigo escrito por ela sobre racismo, o movimento Vidas Negras Importam e sua infância multirracial.[9] "Minha mãe é inglesa e branca, meu pai é jamaicano e migrou para a Inglaterra aos oito anos de idade", contou Sullivan, "então eu sempre tive consciência de pertencer a um lar multirracial. Eu me identifico como negra, pois essa é a minha cultura e é como o mundo me enxerga. Uma de minhas primeiras lembranças de infância é ter perguntado à minha mãe, durante um passeio: 'Mamãe, por que eu não tenho olho azul e cabelo loiro e não sou parecida com você?' Minha mãe, professora e amante da cultura negra, sempre foi muito aberta, então me respondeu: 'Um dia todo mundo vai se parecer com você'." (Ela tinha razão: a população multirracial é o grupo étnico que mais cresce.) "'Por que você acha que os brancos se estiram sob o sol para se bronzear e fazem permanente no cabelo?' Ela disse que eu era linda." Mas o resto do mundo nem sempre foi tão gentil. Aos oito anos, Jade foi a uma piscina e recorda ter sido chamada do que Sandra E. Garcia descreve no *New York Times* como "o insulto impronunciável que rima com buraco".[10] "Além disso, aos cinco anos eu arrumei uma melhor amiga", conta Jade. "Ela tinha cachinhos ruivos e sardas. Vivíamos uma na casa da outra. Dormíamos juntas. Passávamos o fim de semana brincando. Então, no início do último ano da escola, os pais dela disseram 'Você não pode mais ser amiga da Jade'. Eles temiam que minha amiga acabasse namorando homens negros se andasse comigo", explica. "Felizmente ela ignorou os pais – ainda somos melhores amigas." Eu conversei com Jade sobre Stephen Lawrence e o impacto desse episódio na vida dela, que tinha quinze anos quando ele foi assassinado. "Eu cresci vivenciando o racismo no dia a dia – nós temíamos pelos homens negros e pelas crianças, sobretudo os meninos. Isso cobra um preço. A vida fica séria muito depressa para quem é negro. Não tem outro jeito. Infelizmente eles [os negros] não têm o luxo de poder viver de forma irresponsável." Eu assimilo a informação. É bastante pesada. Jade conclui: "Creio que não seja possível mensurar as consequências do racismo diário na saúde mental das pessoas negras. Por exemplo, no Reino Unido os negros têm mais propensão que os brancos a serem diagnosticados com transtornos de saúde mental e a sofrer internações compulsórias", afirma, acrescentando: "Pois é, coisa normal, graças ao racismo. A saúde mental começa a pagar o preço muito cedo... e isso é exaustivo".

Mitch Prinstein, da Universidade da Carolina do Norte, acredita que as experiências na adolescência exercem efeito profundo em nós não só enquanto crescemos, mas durante toda a vida. Em *Popular: The Power of Likability in a Status-Obsessed World* [Popular: o poder de ser agradável num mundo obcecado pelo status],[11] ele afirma que as experiências da adolescência alteram "nosso circuito cerebral" e, por consequência, "tudo o que vemos, o que pensamos e como agimos".

Para mim, a escola é tranquila.

Reconheço aqui todo o meu privilégio. Ser uma grande nerd não me exclui de fazer parte da "galera". Há apenas doze alunos na minha classe, então é difícil ser excluída de qualquer "galera" (na verdade, a escola é tão pequena que logo acabará fechando). De modo geral, nós nos toleramos. Além do mais, os "peitos repentinos" me colocam numa boa posição em termos de "status adolescente". Para uma garota da escola vizinha, contudo, a chegada da puberdade é mais problemática. Ao desenvolver seios, a palavra "puta" foi pichada em seu armário da escola com caneta permanente – como se ela tivesse aumentado os próprios seios deliberadamente com o único objetivo de despertar a luxúria alheia e devesse ser "depreciada" por isso. Ela esfrega a palavra com acetona, mas o pichador ataca novamente pela manhã, dessa vez entalhando os insultos com um compasso. Os valentões da escola enfiam a cabeça do meu amigo Dave na privada do banheiro. Todo. Santo. Dia. Ele desenvolve o reflexo de uma gazela, conseguindo tirar os óculos um instante antes de uma mão empurrar sua cabeça para dentro do vaso e puxar a descarga. "Assim", explica ele, "eu escapo da bronca do meu pai por quebrar mais um par de óculos; já basta a humilhação de ficar com o cabelo sebento e molhado." Os valentões nunca foram punidos e nunca se deram conta da dor que causavam nos outros.

A maioria de nós sabe, por ouvir falar – e até intuitivamente –, que os efeitos da intimidação, do assédio, da crueldade e da discriminação se estendem por anos. Mais tarde, porém, aprenderei que bullying e depressão andam de mãos dadas e que as crianças intimidadas verbal e fisicamente correm um risco muito maior de desenvolverem transtornos de saúde mental.[12] Estudos mostram que a experiência do bullying pode seguir afetando a vida de uma pessoa até a meia-idade.[13] Adolescentes envolvidos em bullying – seja como vítimas, agressores ou ambos – têm muito mais propensão a relatar sentimentos de baixa autoestima e tristeza e a se sentirem inseguros dentro da escola.[14] A vivência de discriminação racial está há muito ligada a sérias ocorrências de problemas mentais, e um grande e crescente conjunto de evidências comprova que o racismo acarreta doenças mentais, sobretudo depressão, angústia prolongada e dificuldade de adaptação e enfrentamento em situações difíceis.[15] Ah, e tentar "superar" o racismo simplesmente o ignorando só piora as coisas. Assim como a pesquisa de Wegner mostrou que tentar não pensar na tristeza apenas a aumenta, pesquisas sugerem que, para uma pessoa negra, tentar não pensar em questões raciais pode aumentar o estresse. Um estudo de 2014 publicado no *American Journal of Public Health* investigou o impacto dos relatos de racismo na saúde mental de afro-americanos ao longo de um ano, e descobriu que os indivíduos que se negaram a pensar nessa questão foram os mais prejudicados.[16] A injustiça persiste. Não podemos ignorá-la – e os estragos se estendem por muito mais tempo do que imaginamos.

A garota do armário vandalizado jamais recuperará a autoestima. O rapaz de óculos seguirá sentindo necessidade de provar a si mesmo, em todos os momentos, pelo resto da vida. Nunca vai se sentir o "bastante". "Parece que eu passo todos os dias tentando mostrar aos valentões da escola que sou capaz", diz ele, "tentando provar que eu tenho valor." Por mais que seus amigos e entes queridos reafirmem que ele tem, sim, valor – que todos têm –, é assim que se sente. E é muito doloroso.

Hoje eu sei que minhas experiências escolares me inseriram numa minoria privilegiada. Mais da metade das crianças de onze a dezesseis anos já sofreu bullying por conta de sua aparência, segundo um relatório do YMCA da Inglaterra e do País de Gales,[17] e 40% sofrem agressões pelo menos uma vez por semana. A internet forneceu aos agressores uma nova forma de atormentar suas vítimas, com resultados muitas vezes trágicos. Algumas crianças vítimas de agressões descrevem o assédio virtual, o cyberbullying, como uma grande parte desse problema. Um menino de quatorze anos de idade revela à BBC, num relatório de 2019: "Eu vou à escola e sofro bullying. Chego em casa e ainda sou agredido na internet. Não tem como fugir".[18]

Em minha época de adolescente não há internet, e eu cruzo esse período sendo muito bem tratada por meus colegas. Mas isso não atenua minha enorme expectativa em relação a mim mesma e aos outros, a tendência a "viver ocupada" ou a ideia de que preciso conquistar meu lugar nesse mundo. Durante a adolescência, acrescento aos padrões que estabeleço para mim mesma algumas métricas de sucesso feminino muitíssimo injustas. Quero que os meninos gostem de mim, e minha ansiedade por conquistar a aprovação masculina é tão evidente quanto o clichê mais batido da "criança que sente falta do pai". Fui estrategicamente matriculada numa escola só de meninas, mas ao completar idade suficiente recebo permissão para pegar o ônibus escolar COM OS MENINOS. Eu vejo os meninos da escola vizinha e às vezes até *falo* com eles entre oito e nove horas da manhã, depois torno a encontrá-los entre três e três e meia da tarde. Além do mais, algumas das atividades extracurriculares em que eu obviamente me inscrevi também são frequentadas por garotos. Quando digo "algumas", quero dizer "todas". O sucesso acadêmico deixa de ser meu principal objetivo: agora os homens também têm importância. Encontrei um diário de 1997, em que aos dezessete anos de idade eu resumia os pontos altos de cada dia assim:

Qinta [sic], *13 de fevereiro de 1997*
O sr. Gildersleeve falou que eu estava magra.

Ah, querida...

> *Quarta, 19 de fevereiro de 1997*
> *O Richard Toombes se lembrou de mim.*
>
> *Terça, 25*
> *O Lee me chamou para sair.*
>
> *Qinta* [sic], *27*
> *O Lee me chamou para sair.*

Eita, penso, acho que o Lee está empolgado. Menciono isso a uma velha amiga de escola, e ela me lembra de que Lee na verdade era um homem de 32 anos que trabalhava com o pai de um amigo nosso. E convidou uma garota de 17 anos para sair. Eca. Sai pra lá, Lee.

O diário continua:

> *Qinta* [sic], *6 de março*
> *O Simon falou comigo.*

Simon, pelo menos, tem a minha idade. No entanto, para uma garota estudiosa, até que a minha escrita era bem fraca.

> *Sáb, 8 de março*
> *Meu instrutor de direção falou que eu não era tão ruim e que o meu cabelo era bonito.*

Esse é Kevin, o instrutor de direção que põe a mão no meu joelho (#metoo) e diz achar que as meninas não devem ir para a universidade, pois vão acabar "só ficando em casa e tendo filho". Basicamente, eu pago dez libras por hora para Kevin elogiar meu cabelo e me bombardear com atitudes sexistas.

Quinta, 20 de março
O Benji me ofereceu carona para casa.
Escrevi uma peça e um dramaturgo falou que era muito boa.

Espera... como é que é? Uma "peça"? *Que era "boa"?*

Eu não tenho a menor recordação disso. Mas de Kevin eu me lembro? Valeu, cérebro... se de fato escrevi uma peça *de verdade*, que foi lida e elogiada por um dramaturgo *de verdade*, acho que isso devia figurar com mais honra e pompa no diário do que como um adendo à observação da carona de um garoto chamado Benji.

Nesse ponto da folha há uns borrões na tinta, como se ela tivesse levado umas gotas de água. Ou de lágrimas. Além de Kevin, a única coisa de que me recordo desse período é uma forte insatisfação que me impele para a frente e uma urgência de crescer. Eu quero conquistar coisas e fazer com que os meninos gostem de mim. Me sinto culpada por estar viva enquanto minha irmã não está, por isso me esforço cada vez mais.

"A culpa por estarmos vivos quando alguém próximo de nós *morreu* é muito comum", explica a dra. Hannah Murray, psicóloga clínica pesquisadora do Centro de Oxford para Transtornos de Ansiedade e Trauma. Parece um enorme azar, já que ao ler isso sabemos que estamos vivos, enquanto nossos entes amados não estão. A "culpa do sobrevivente", como é conhecida, existe como conceito médico desde a década de 1960. "Os veteranos do Vietnã apresentavam altos índices de TEPT (transtorno de estresse pós-traumático) e sofriam da culpa do sobrevivente", afirma a dra. Murray. "A culpa do sobrevivente pode, com frequência, levar à automutilação, à autossabotagem ou à sensação de termos que 'pagar' uma dívida." E não precisa necessariamente estar ligada à morte. "Uma das definições para a culpa do sobrevivente é a sensação de que conquistamos uma vantagem injusta sobre outra pessoa", explica a dra. Murray, "então pode ser que você tenha sobrevivido a uma demissão em massa ou que simplesmente tenha tido oportunidades que outros não tiveram. Nos Estados Unidos foram realizados estudos com indivíduos da primeira geração familiar que teve acesso à universidade e vivenciam a culpa do sobrevivente, o que também foi documentado entre homens homossexuais que apresentaram resultados negativos nos exames para detecção do HIV nos anos 1980." Atualmente a dra. Murray se prepara para o que talvez seja uma onda de TEPT e casos de culpa do sobrevivente em pacientes, trabalhadores e familiares que perderam alguém para a covid-19. "Sobretudo se não puderam se despedir da pessoa que morreu", afirma ela.

Em algum momento, a culpa do sobrevivente foi incluída no *Manual diagnóstico e estatístico de transtornos mentais* (lembra dele?), embora na última versão do *DSM* a culpa do sobrevivente não seja mencionada. No entanto, muito mais pessoas que imaginamos sofrem de culpa do sobrevivente em algum momento da vida – quer tenhamos ou não sofrido um trauma, segundo a dra. Murray. Podemos sentir ingratidão pela vida que levamos e pensar que, diante de tudo o que temos, não há motivos para reclamações ou sensação de tristeza. Mas nos sentimos tristes. Isso é normal, e precisamos reconhecer e aceitar esses sentimentos em vez de passarmos o tempo todo tentando nos provar para nós mesmos.

Eu sofro de um caso muito sério de culpa do sobrevivente. Para que "eu" tenha valor, sinto que preciso me esforçar em dobro. Meu vício pelo sucesso persiste, e minha impaciência atinge novos patamares.

A adolescência pode ser um período de dificuldades para muitas pessoas que enfrentaram algum episódio triste na infância. Pois a questão é a seguinte: não existe um intervalo de tempo ideal para o luto. E, ao que parece, não é a melhor saída nos mantermos ocupados ao ponto de abafar os sentimentos.

"Não é uma reação incomum", diz Samuel, "essa ânsia de 'conquistar' e 'seguir em frente'. É muito bom nos ocuparmos – desde que não estejamos nos ocupando para evitar encarar outra coisa.

Em especial se essa outra coisa for a tristeza. Quem sobrecarrega os dias com atividades, prazos e compromissos para evitar as sensações e emoções acaba pagando por isso no futuro."

Precisamos nos dar um tempo, ser gentis e empáticos – com nós mesmos e com os outros. Precisamos dar à nossa tristeza tempo para respirar.

"Quando não reconhecemos a tristeza, acumulamos problemas", afirma Cormack, da Winston's Wish. "Há muitas provas de que ela pode exercer impacto durante a vida inteira, levando inclusive à depressão. E quanto mais tempo os sentimentos ficam escondidos mais difícil é trazê-los à tona. A neurociência mostra que vivenciar eventos traumáticos sem o apoio adequado pode impactar nosso desenvolvimento cerebral."[19] Isso é verdade sobretudo em relação ao luto.

Recentemente, a mãe de um amigo morreu. No momento ele está consumido pela perda e pela tristeza, num lugar onde não há respostas e onde nada parece fazer sentido. Mas eu já percebo que ele está querendo "acabar" com essa sensação e seguir em frente. Vem escrevendo um diário, se programando, fazendo planos. Está ansioso por "tocar a vida" e "passar para a próxima fase", como ele próprio diz. Só que isso é um mito. Muitos já ouviram falar nos cinco estágios do luto, o modelo de Kübler-Ross, apresentado pela primeira vez pela psiquiatra Elisabeth Kübler-Ross em seu livro *Sobre a morte e o morrer*,[20] de 1969. Kübler-Ross escreveu que passamos por cinco estágios: negação, raiva, barganha, depressão e aceitação. Embora com frequência citados na cultura popular como as etapas necessárias à resolução do luto diante da perda de um ente querido, os estágios na verdade foram elaborados para descrever a série de emoções vividas por alguém que está morrendo. Referem-se ao moribundo, não ao enlutado. Os estágios nunca foram comprovados empiricamente e hoje em dia são considerados desatualizados.[21] Tempos depois da publicação do livro, a própria Elisabeth Kübler-Ross lamentou ter elencado esses estágios de uma forma que foi mal compreendida[22] e admitiu que o luto não é tão simples a ponto de poder ser convenientemente ordenado em estágios. Quando vivenciamos uma perda, é grande a chance de que nossa dor nunca passe. Esse é um fato doloroso e difícil, mas talvez jamais cheguemos ao desfecho cinematográfico prometido pelos filmes de Hollywood. Por mais que o queiramos e tentemos "acelerar" nossa tristeza. É preciso abrir espaço para o tempo, em vez de "preenchê-lo".

"Nossa sociedade não reserva tempo para o luto. Aprovamos que a pessoa enlutada demonstre 'coragem' e simplesmente siga em frente – e desaprovamos o contrário. Só que o luto leva mais tempo do que queremos ou esperamos", afirma Samuel. "Não podemos lutar contra ele, podemos apenas encontrar formas de nos sustentar diante dele. O impedimento do luto ocasiona taxas muito maiores de doenças físicas e mentais. A boa notícia é que, com o tempo, a intensidade da dor diminui e nós naturalmente nos ajustamos e nos reconectamos com a vida. Mas pode haver momentos, décadas depois, que um aniversário, uma cena, um aroma ou uma nova perda desperte outra vez a nossa dor e nos faça revivê-la como se fosse o dia daquela morte." Cormack descreve isso como "contornar" a dor do luto, em vez de superá-la.

A tristeza não vai embora. Mas lidamos melhor com ela se nos dermos tempo, em vez de emendar uma "tarefa" na outra. Não somos a soma do que fazemos: não valemos menos por não sermos produtivos o tempo todo. Às vezes, só precisamos *ser*.

Para este livro, conversei com o locutor e jornalista britânico Jeremy Vine, um homem que sempre considerei engraçado e sincero. Ele falou sobre a experiência que descreveu como uma "pane elétrica" de um ano, durante a qual vivenciou um "sofrimento abjeto" e decidiu procurar ajuda profissional. Eu me interessei em descobrir o que ele aprendeu – com as próprias experiências e com o programa que apresenta todos os dias na BBC Radio 2. Ele é um homem extremamente ocupado, que comanda dois programas consecutivos diariamente, um na rádio e outro na tevê, além de conduzir um tradicional show de perguntas e respostas e cobrir as eleições. Aos 54 anos, também é marido e pai de dois filhos e perdeu o pai recentemente.

Como é que lida com tudo isso?, pergunto. Quero saber como ele enfrenta as sensações de tristeza e os períodos difíceis que a vida nos impõe. "Eu preciso me permitir viver esses sentimentos e incorporar o tempo necessário a eles", responde. Presumo que se refira a práticas como meditação e retiros especiais. Mas não: o que ele está dizendo é que, hoje em dia, realmente se *antecipa* aos períodos de tristeza. "Uma vez a cada cinco anos, mais ou menos, eu vou vivenciar algum grande problema. Sei que isso vai acontecer", afirma, "então, no início do ano, organizo meu ano inteiro: eu tenho dois filhos; preciso trabalhar X número de dias para *essa* organização; X número para *essa outra* organização. A partir daí, aguardo por um momento conturbado. Sabe... como a morte de um dos pais. E separo um tempo para mim." Ao levar em conta esses sentimentos e dar a si mesmo o tempo necessário para senti-los – se planejando, talvez até registrando num diário –, ele desenvolve condições de lidar melhor com eles.

A princípio, isso me parece radical, mas então converso com John Crace, jornalista e satirista do *The Guardian* (mais no capítulo 4). Ele é um homem sagaz, divertido e generoso. Tem uma família que o apoia e atua há décadas como um talentosíssimo comentarista político do jornal. Contudo, ele me conta, vivencia episódios recorrentes de depressão, "com uma frequência que não deixa dúvidas de que o próximo nunca está muito distante". A essa altura a experiência lhe é familiar, de modo que já não há a sensação de não entender o que está acontecendo, e essa consciência, por mais dolorosa que seja, também é, a seu modo, uma ajuda. Ele sabe que o momento vai chegar: então reserva tempo e espaço em sua vida para essa hora. Há uma aceitação de que ele se sentirá assim. E isso é importante.

"Precisamos aceitar nossos sentimentos", concorda Samuel, "e sermos pacientes. O enfrentamento das dores e dos traumas leva tempo, e o processo nem sempre é linear." Isso não é o que desejo ouvir agora e sem dúvida não é um conselho pelo qual eu agradeceria durante minha adolescência. Pois quem é que deseja ser "paciente"? "Paciência" não é legal. E não é algo muito valorizado na vida moderna.

Filósofos e religiosos há muito enaltecem as virtudes da paciência,[23] e cientistas descobriram que as pessoas pacientes de fato vivem melhor. Elas são mais satisfeitas com a própria vida[24] de modo geral e apresentam menor incidência de depressão.[25] Talvez seja porque essas pessoas saibam lidar com situações difíceis ou estressantes e suportem bem os períodos de sofrimento. A paciência nos torna mais esperançosos, resilientes,[26] cooperativos, empáticos, gratos, complacentes[27] e generosos,[28] também.[29]

Benditos sejam os pacientes, pois eles conseguem...

... *esperar*.

A paciência também está associada à redução da solidão, pois o ato de fazer e preservar amigos – com todas as esquisitices e certa tendência a repetir incessantemente as mesmas histórias uma vez atrás da outra – requer tolerância e um certo grau de moderação.[30]

Os teóricos evolucionistas acreditam que a evolução da nossa paciência se deu porque os habitantes mais tolerantes e incansáveis das cavernas sobreviveram a seus colegas pré-históricos mais impetuosos – e aprender a esperar conduz mais à cooperação que ao conflito.[31] Nossos ancestrais impacientes exterminaram uns aos outros antes de terem a chance de passar seus genes adiante, enquanto os que faziam amor, e não guerra, transaram bastante, tiveram seus filhos e prosperaram – gerando os descendentes que hoje conhecemos e amamos (talvez). Portanto, se quisermos sobreviver e prosperar como seres humanos, também precisamos ser capazes de "praticar" a paciência.

Entretanto, segundo um estudo britânico, nosso nível de paciência vem despencando nos últimos anos graças ao ritmo da vida moderna, das entregas rápidas, da velocidade da internet e das mídias sociais. Uma pesquisa liderada pela OnePoll em agosto de 2019[32] revelou que os participantes se sentiam inquietos após dezesseis segundos de demora no carregamento de uma página na internet, 22 segundos de falha na transmissão de um programa de tevê ou filme e 28 segundos esperando que uma chaleira fervesse. Ao que eu pergunto: que tipo de chaleira vocês andam usando? Quero uma igual, por gentileza. (A minha leva uma eternidade.)

Não sou paciente por natureza (dá para perceber?). Não gosto de ficar sentada e detesto voos, longas viagens de trem e filmes com mais de noventa minutos (Peter Jackson, o que foi *O senhor dos anéis?*). Felizmente, com treinamento, podemos aprender a ser mais pacientes. Sarah Schnitker convidou estudantes de graduação para participarem de um treinamento de paciência por duas semanas,[33] no qual eles aprenderam a identificar sensações e gatilhos, a regular as próprias emoções, a desenvolver empatia e a meditar (a ciência afirma que é uma boa ideia, então, se funciona para você, vá em frente e diga *ohmmm*). Em duas semanas, os participantes relataram estar mais pacientes com as pessoas ~~irritantes~~ "desafiadoras", além de se sentirem menos deprimidos. Ou seja, a paciência é uma habilidade que podemos praticar.

Jennifer Roberts, historiadora de arte da Universidade Harvard,[34] acredita tanto na importância da "atenção imersiva" que pede a todos os seus alunos que escolham uma obra de arte e a observem – por três horas. Ela admite que parece um tempo "aflitivamente longo", mas afirma que esse exercício nos ajuda a transpor a irritação inicial da inação, a aprender a tolerá-la e a nos fortalecer. Jennifer acredita que todos, em nossa vida moderna, precisamos desenvolver o "compromisso deliberado do atraso". Pois a paciência governa nosso próprio desconforto – e é superpoderosa.

É bom saber disso – *agora*.

Lá nos anos 1990, tenho tanto medo de sequer tentar enfrentar sensações desagradáveis que me recuso a reconhecê-las. A impaciência é meu *modus operandi*, e eu vou avançando rasteira e depressa.

Sou ligeira e nunca me prendo a nada por muito tempo para evitar apegos desnecessários ou perder minha liberdade. Não dou espaço ao tempo: tento *superá-lo*. E pareço ser recompensada por minha impaciência, tanto financeiramente quanto em termos de aprovação dos professores/familiares e da sociedade.

E então todo mundo morre.

Isso é um exagero (apropriado às reflexões adolescentes). Na verdade, *três* pessoas morrem ("três"/"todos", enfim... quem é que está contando?). Não quero que você pense que minha família não parava de enterrar gente, mas, a menos que você tenha tido muita sorte, é provável que tenha feito o mesmo ao longo das décadas.

Minha avó paterna morre primeiro. Os adultos decidem que é melhor eu não ir ao funeral, e sim que eu "lamente de longe", seja lá o que isso signifique. Depois morre minha avó materna, a que parece um misto de rainha Elizabeth com Margaret Thatcher. Como ela e minha mãe são as duas figuras centrais da minha vida, fico arrasada. O funeral é longo, católico e "muito comovente". Eu não choro. Por fim, para completar o trio de eventos, meu avô paterno morre. Ele era um homem corpulento, daqueles tradicionais, que bebia cerveja no caneco, não considerava refeição um prato que não contivesse carne e era adorado por todos que o conheciam. O que incluía minha mãe e eu.

Minha mãe pede dispensa do trabalho e me leva ao funeral, uma viagem de três horas. Não temo comparecer a funerais – já tenho menos medo de morrer que de viver. Mas a essa altura já faz anos que não vejo meu pai, e a perspectiva me aflige (nada de novo sob o sol).

Por constantemente buscar aprovação masculina e achar que poderia haver uns rapazes no funeral, escolho uma roupa inadequada: botas de cano alto, saia-lápis com uma fenda na coxa e camisa listrada, apertada na altura do peito. É um *look* e tanto, mas, em minha defesa, estamos nos anos 1990, e as listras servem para sinalizar a minha "maturidade" ("Uau! Ela está mesmo crescida! Usando listras fininhas, feito uma zebra tímida!").

O funeral é "muito comovente". Eu não choro. Depois o pessoal se reúne no estacionamento, e dou um aceno nervoso ao meu pai.

Ele me devolve um aceno nervoso. Uns primos muito distantes e minhas meias-irmãs também acenam timidamente. Logo, estamos todos acenando, em silêncio.

"Oi", consigo dizer, enfim, por sob o cabelo desalinhado.

"Oi", responde ele.

"Oi", repetem os primos e as meias-irmãs.

Não é bem a cena de "os dois correndo um até o outro e se abraçando ao som de violinos" que eu tinha imaginado em meu roteiro mental para esse reencontro em particular. Alguns parentes do meu pai que não viam minha mãe há quinze anos, mas se lembravam dela com carinho, começam a conversar. Somos convidados para ir à casa do meu avô, e estamos andando até o carro quando meu pai pega minha mãe pelo braço, num alarmante gesto de intimidade.

O que está acontecendo? Será que ele vai se declarar para ela? Será que tudo não passou de um erro terrível? Que vamos parar de mentir para o padre sobre o homem da mochila laranja?!

"Tudo bem?" Minha mãe também parece assustada. "Nos vemos na casa."

Eu ouço uns murmúrios. Meu pai está dizendo alguma coisa.

"Oi?!", pergunta minha mãe, num tom agudo.

"Eu falei que é melhor você não ir", repete ele, agora mais alto. "Lá para casa, digo." Ele explica que acha que seria melhor para todos – que todos se sentiriam "mais confortáveis" – se eu e minha mãe fôssemos embora "agora".

Mais tarde, eu reconhecerei que um homem em luto pela morte do pai pode acabar falando e fazendo umas esquisitices. Mais tarde entenderei que todos nos desequilibramos um pouco nos momentos de tristeza. Ou ao ver as duas mulheres com quem juramos ficar "até que a morte nos separe" no estacionamento do mesmo cemitério. Ou ao topar com a filha esquecida e abandonada na presença das duas filhas mais novas, mais ilustres e "chegadas". Tudo isso poderia, agora percebo, estar vagando por aquela mente enlutada. Em 1998, no entanto, temo não ter dado a ele nenhum desses descontos. Meu único pensamento é o seguinte: o pai que me rejeitou incontáveis vezes, que não me vê há cinco anos, agora está me negando um enroladinho de salsicha depois do funeral do meu avô.

Todo mundo morreu e meu pai não me quer.

O que acontece então é uma sequência digna de filtro do Instagram, pelo menos na minha memória. Minha reação não é bondosa, nem gentil – também não abro espaço para processar o tsunami de emoções que me invade no momento. Em vez disso, chamo meu pai de um xingamento que começa com "filho" e rima com "fruta". Bem alto. Na frente das outras duas filhas, da mulher e de um grupo de enlutados – muitos dos quais também são meus familiares. Minha mãe pede que eu entre no carro, e mais que depressa nós duas saímos do estacionamento, levantando poeira. Eu não me orgulho.* Não me alegro, sem sombra de dúvida. Minha mãe e eu percorremos as três horas da volta em silêncio. Passaremos anos sem falar sobre esse assunto.

Na semana seguinte, corto meu cabelo, que batia na cintura, na altura dos ombros, faço uma coisa indescritível com Sun-In,** arrumo um namorado bem inadequado e entro na justiça para alterar meu sobrenome.

Se meu pai não me quer, também não quero mais o nome dele, é a minha lógica.

Com meu novo nome, meu novo (e horrendo) corte de cabelo e um foguete carregado de rancor enfiado bem no meio da bunda, me

---

* Gostaria de deixar registrado que essa foi a primeira e única vez que usei esse termo a título de insulto, em oposição à mera referência à prole oriunda de uma mulher que exerce a ocupação do meretrício.

** Para os não iniciados (sorte de vocês), Sun-In é um spray à base de alvejante vendido nas farmácias, que foi muito popular nos anos 1990. Basta aplicar no cabelo úmido, secar com secador ou passar umas horas sob o sol e *plim!* Você também pode conquistar fios de palha.

impulsionando para a frente, sou lançada à idade adulta. Sou minha própria criação, fora do comum. Sou George Hearn em *A gaiola das loucas*, só que com cabelo loiro-palha e calça cargo. Sou a Sandy de *Grease: nos tempos da brilhantina*... só que com cabelo loiro-palha e calça cargo. Eu... renasci! Estou "renovada". Certo? CERTÍSSIMO! Como um cavalo preso, lutando para me soltar, enrijeço os músculos para fugir. Em vez de me entristecer, ou mesmo de ficar contemplando as razões pelas quais *posso* me entristecer, eu me jogo sem dó na vida adulta. Estou arrasando! Estou pronta! Não estou, não.

4
Evite as privações

Eu acho que quero ser jornalista. Ninguém que eu conheço é jornalista. Nem sabe como virar jornalista. Nem lê jornal. Ou seja, tenho muito trabalho pela frente. Mas sou curiosa por natureza (leia-se "enxerida"), e um teste de aptidão em nossa única aula sobre "carreiras" na escola sugeriu que eu *talvez* devesse considerar uma carreira no direito, no jornalismo ou nos "transportes". Apesar do amor que sinto por meu Toyota Starlet, a última opção parece pouco provável (não dou a mínima para trens). Eu também assisti à série *This Life* e, embora seja repleta de vinho e muitos beijos e abraços, o exercício da advocacia parece envolver mais baixa autoestima do que eu tenho condições de encarar. Então, só me resta o jornalismo.

Compro uns jornais e escrevo para todo colunista que pareça mais amigável, implorando por uma oportunidade de experiência. Estou ciente de que isso não é lá muita coisa, mas, para quem não tem nada, equivale a pedir indicação a um transeunte aleatório: costumamos abordar quem não nos passa a impressão de querer nos devorar ou nos espancar. A tática funciona. Mais ou menos. Mas já estou inscrita numa graduação da área de humanas quando vários jornalistas Da Vida Real que conheço me dizem que eu de fato deveria passar por um "treinamento acadêmico" antes de ingressar em sua consagrada profissão. O governo encorajou todos a cursarem uma universidade, com o resultado infeliz de que todos cursaram, *mesmo* – e meu diploma acaba não valendo nada.

Eu me divirto muito na universidade, conquisto os melhores amigos que uma garota pode ter e namoro, por acaso, um surfista com uma barriga tanquinho que dava para dedilhar feito um violão (#bonstempos). Mas o valor das mensalidades e do aluguel me põe, como bem diz meu amigo Ian, "metida até as bolas" num empréstimo estudantil na época em que me formo e chego à vida adulta. Não tenho dinheiro para ingressar de imediato no "treinamento acadêmico". Não tenho dinheiro nem para o papel higiênico. Não posso mais estudar sem antes começar a trabalhar. Então arrumo um emprego temporário e passo dois anos economizando para poder começar a pós-graduação em jornalismo na London College of Printing (agora LCC). Além disso, trabalho num bar e num cinema para pagar o aluguel em Londres. Não sobra muito dinheiro para comida, então sobrevivo à base da pipoca e dos chocolatinhos meio comidos que os "clientes" largam para trás. Quando conto isso à minha mãe, ela fica horrorizada.

"*E. coli*! Hepatite B! Germes em geral!"

Eu digo que ela não precisa fazer todo esse escarcéu: não sou uma idiota completa. "Eu *congelo* tudo antes… para matar os bichos!"

Por mais estranho que pareça, isso não a consola muito. Não estou indo superbem, mas é bom lembrar também que sou uma mulher branca cisgênero de classe média e vivo numa das economias mais prósperas do mundo. Não cabe fazer nenhum drama. Tenho pessoas que me ajudariam se eu pedisse. Mas não peço. Nem vou pedir. Pois me convenci de que meu único valor provém do ato de "arrebentar" (termo técnico) de forma independente.

A essa altura, muitos colegas são advogados, professores ou analistas financeiros. Uma amiga até está grávida e morando em West Sussex. Enquanto eu estou estudando – e pior, estudando para virar redatora de tabloide. Meu status não tinha como ser pior. Tenho a leve suspeita que o brilhante futuro que meus professores e minha família imaginavam para mim (ou melhor, que eu imaginava para mim mesma) não chegou a acontecer. E temo que jamais aconteça.

Além disso tudo, minha mãe acabou de se separar do homem da mochila laranja e está desconsolada. Está tão triste que fiz o que qualquer filha equilibrada e preocupada faria: me esforcei horrores para ignorar a situação e tocar a MINHA VIDA. Sobretudo porque a alternativa é insuportável: não sei como lidar com a dor da minha mãe sem acabar me entregando a ela também. Se eu abrir qualquer brecha para a tristeza, não faço ideia do que pode acontecer. Digo que não faço ideia, mas tenho *muita* certeza de que envolveria raios, trovões, chuva de rãs e um apocalipse geral.

Para minha sorte, eu estou *ótima. ÓTIMA!*

Agora sou adulta, tenho um namorado gostoso e muito bacana, que eu amo e que me ama. É meu primeiro amor, o garoto que comecei a namorar depois do funeral do meu avô (isso mesmo: o inadequado!). Nós terminamos quando fomos para a faculdade, mas agora estamos juntos outra vez – "para sempre", presumo. Eu devorei o manual das princesas dos contos de fadas inteirinho, e é assim que vai ser a minha história, tenho certeza. Bom, ele não tem sido superbacana nos últimos tempos, é bem verdade: desmarcou um encontro ontem à noite para ir jogar pôquer. E parece pouco empolgado com a ideia de passar o próximo feriado comigo. Mas, enfim...

Eu tenho um namorado gostoso que eu amo e que me ama!

Só que não sei ao certo se ele me ama tanto assim. E ele anda meio relaxado com a higiene pessoal ultimamente. Mesmo assim...

Eu tenho um namorado! Só isso já está valendo. Não é?

Estou tentando escrever um artigo na biblioteca da faculdade – que reabriu semana passada depois de um "ocorrido" recente, em que uma briga saiu do controle (numa biblioteca?!). Os dois envolvidos já saíram do hospital (hospital?!), então a maior preocupação dos estudantes é saber se o incidente não prejudicou a conexão à internet. Circula o boato de que talvez eles tenham estragado o modem para acesso discado ou arrebentado a fiação acidentalmente. Estou confirmando essa teoria, pois até agora não recebi nenhuma resposta à mensagem que mandei ao meu namorado (*eu agora tenho um namorado! Já disse isso?*). A ideia de um problema tecnológico é muito mais atraente que a alternativa: ele está me ignorando.

Há dois dias não tenho notícias do meu namorado ~~gostoso e bacana, que eu amo e que me ama~~. Atualizo a página do Hotmail pela terceira vez, e rá! Chegou, chegou! Um e-mail dele. Clico para abrir e no mesmo instante me arrependo.

A internet, ao que parece, está normal, sim: o que não está é o nosso relacionamento.

"Acho que não está mais dando certo..."

Sinto um soco no estômago. Estou levando um pé na bunda? *Por e-mail?*

"Não é você, sou eu..."

Ah, fala sério! Essa historinha? Está de sacanagem?

"Você é 90% perfeita..."

Oi? Como assim?

"... mas não basta para mim".

Eita.

Parece que eu levei um soco no estômago. Mas lá está. Bem no meio da tela. A mensagem digitada pelo meu namorado da vida real até dez minutos atrás, em fonte sem serifa tamanho onze, num monitor gravado com os dizeres "Propriedade da London College of Printing: ladrões serão processados". Meu medo de infância, agora bem mais sistematizado, mas ainda inabalável, se confirma: se eu não for "perfeita", não serei amada. Eu não *basto*. Cedo ou tarde, todo mundo vai me abandonar. Eu já suspeitava – e a profecia se confirmou.

E agora?

Eu me levanto e saio da biblioteca, sentindo-me efêmera, débil, enjoada e fora de controle. Uma tempestade se avulta lá fora, reunindo os pombos sujos e as nuvens escuras. A chuva desaba. Não há sol. Meio aturdida, volto para o refeitório e me junto ao restante dos meus colegas.

Um deles está lambendo a embalagem de batatinhas sabor sal e vinagre, enquanto outra almoça um sachê de açúcar. Somos todos pobres. Somos todos, supostamente, estudantes "maduros", cientes de estar sendo superados por nossos pares em feitos e remuneração. A mulher do sachê de açúcar explica que está comendo demerara granulado por razões tanto econômicas quanto estéticas: além de não ter grana, está determinada a não engordar tanto quanto engordou na época da graduação (nosso curso de jornalismo não envolve aulas de "nutrição"). O rapaz das batatinhas raciocina que, já que vai passar um tempo sem poder comprar roupas bonitas, é melhor se manter em forma, para que pelo menos as roupas que ele tem no armário não deixem de caber. Além de almoçar batatinhas em alguns dias, seu regime também inclui o extraordinário luxo de frequentar uma academia para estudantes em Peckham. Eu não tenho dinheiro para mensalidade de academia. Nem em Peckham. Sinto ter perdido o pouco controle que tinha sobre a minha vida, mas agora me ocorre que o que escolho pôr na boca está, sim, sob meu controle.

Se não consigo ser a melhor e vencer na vida, posso pelo menos, talvez, ser a mais magra...

Pensando sob essa lógica distorcida, eu paro de comer as sobras de pipoca e doces do cinema. Nas semanas seguintes, refino minha abordagem para algo próximo a um "jejum" e muito longe de uma "ingestão alimentar saudável". Nem preciso dizer que passo fome. O tempo todo. Mas é como se eu enfim estivesse sofrendo e "pagando" pelo que me traz culpa, seja lá o que for. A autoprivação e a negação se ajustam às minhas sensibilidades católicas, e eu passo a ter "talento" para não comer. Crio regras sobre onde e quando posso comer e me aplico rigorosas punições quando (que previsível...) falho em corresponder a esse estranho "padrão" autoimposto. Agora posso acrescentar a nova emoção de "repulsa" a meu desonroso catálogo. Até hoje reconheço o olhar ansioso e vago de alguém com transtorno alimentar. Para além do formato do rosto e da pele abatida, a pessoa que tem problemas com a comida guarda um olhar alerta e desconfiado.

Meus seios diminuem. Como alguém que precisa usar top esportivo até para correr atrás do ônibus desde os quatorze anos, descubro que aprecio muito a sensação de ser mais leve. Já não sou "peituda": sou aerodinâmica.

Desprovida da gordura subcutânea necessária ao isolamento térmico, vivo constantemente com frio e começo a usar uns trajes bem esquisitos para me aquecer. Leio sobre "camadas" numa das revistas que ando devorando na busca por um estágio e vejo fotos de mulheres altas e esguias vestindo blusas de seda com gola alta sob camisas brancas, cardigãs grandes e blazers masculinos. Essas mulheres parecem confiantes. E quentinhas. Eu dou uma chance ao visual, mas fico parecendo o Joey de *Friends* vestindo todas as roupas do Chandler. Para ser honesta, também tenho um colete térmico e definitivamente não tenho altura de modelo – um metro e sessenta. Mas é um exercício útil descobrir quantas camadas de roupa um ser humano aguenta até ser incapaz de se mexer (quatro, para sua informação). Numa terça-feira, estou usando um gorrinho lilás, um casaco de pele de carneiro e botas de neve na volta para casa, depois do turno no cinema. Estou cansada e dormi muito pouco. Isso se deve em parte ao número absurdo de horas que estou trabalhando e em parte ao fato de que quando tento dormir não consigo. É minha primeira experiência com a insônia, mas não será a última.

Tenho certeza de que se conseguir pelo menos chegar ao apartamento onde alugo um quarto – logo acima de um restaurante, sem sombra de dúvida cheio de ratos e ratazanas –, vai ficar tudo bem. Terei sobrevivido a mais um dia e cumprimentarei os meus colegas. Mas não chego. Em meio ao trânsito barulhento da hora do rush, eu colapso em frente à porta de um bar na Clapham High Street. Meus joelhos cedem e eu desabo no chão, lutando para respirar e convencida de que estou morrendo. Infartada, provavelmente. Suo em bicas, feito um personagem de desenho animado – com gotinhas brotando do rosto. Passo vários minutos tentando me lembrar de como respirar e contemplando pedaços cinza de chiclete mascado colados na calçada, até que um par de sapatos confortáveis se materializa à minha frente. Uma mulher se agacha e pergunta se está tudo bem. Não está tudo bem. Na verdade, está tudo péssimo. Ela parece perceber isso, pois em vez de esperar a resposta me ergue do chão e pega alguma coisa dentro da bolsa. Apesar dos sapatos confortáveis, sinto um pouco de medo de que ela puxe uma faca ou outro tipo de arma. Estranhamente, porém, isso não parece me incomodar muito.

Ora, eu penso, seria tão ruim assim? Eu estou tão cansada. Adeus, mundo...

Mas a mão da mulher emerge com nada mais ameaçador que um saco de balinhas de caramelo. Minha mãe me ensinou a nunca aceitar doces de estranhos, mas, por outro lado, eu tenho vivido esse tempo todo conforme as regras e parece que não adiantou de nada até agora. Além do mais, de uma hora para outra minha boca ficou superseca, e há anos não como balinhas de caramelo. Desconheço as informações nutricionais contidas no saquinho, mas no instante anterior eu estava me preparando para ser esfaqueada, raciocino, então que mal pode fazer? *Vamos de ataque de pânico, vamos de meio quilo a mais...* Meus dedos reviram o plástico, até que consigo apanhar uma balinha meio quente e ponho na boca. Lembra a minha avó. Nossas tardes depois da escola, vendo tevê. Os doces e o sofá de veludo vinho. Eu volto a sentir meus pés.

Depois de uns momentos chupando a balinha, ouço a mulher perguntar se estou bem. "Estou bem!", minto, constrangida. Prometo que vou tratar da saúde. Que vou "me cuidar". Mas ela não faz ideia do que realmente está pedindo: que eu "cuide" dos 22 anos de tristeza que acabaram de desabar sobre os meus ombros, exigindo atenção depois de décadas de negligência. Não sei nem por onde começar. Além do mais, tenho uma entrevista de emprego ainda esta semana para um cargo de redatora. Não é na empresa que eu gostaria, mas é um começo e é dinheiro. Eu preciso do emprego.

Consigo chegar em casa, durmo um sono entrecortado e acordo de manhã com as amígdalas do tamanho de duas bolas de golfe (as amígdalas são a minha criptonita). Na véspera da entrevista, estou com quase 38,5°C de febre. Marco uma consulta médica para implorar por um antibiótico.

A recepcionista de cabelo cor-de-rosa chama meu nome: "O médico já vai ver você".

Mais um pouco, não veria, penso, alisando o moletom por sobre meu abdômen côncavo. Estou aos poucos ficando invisível – e me surpreendo quando os outros me percebem. E esse cara me nota.

O médico examina minha garganta e confirma que vou precisar ser medicada.

Então pega uma seringa e anuncia que vai coletar sangue para um exame.

Que raridade, penso. Mas não sou médica, então permito que ele prenda o elástico no meu braço e viro o rosto quando a agulha penetra lentamente na minha veia.

"Conte um pouco sobre os seus hábitos alimentares", pede ele em seguida, enquanto aliso meu braço dormente.

Meus hábitos alimentares? *Acho que tenho umas alergias*, penso. *Deve ser por isso que eu vivo doente*. Todo mundo é alérgico hoje em dia, não é? Talvez eu tenha alergias, por isso as coisas andam tão ruins! De repente, se cortar a lactose, algo assim, eu seja feliz e bem-sucedida e ninguém mais vai me abandonar, nunca mais!

Não descubro nada sobre alergias. Em vez disso, sou conduzida à balança, e o médico pede que eu suba e me vire de costas para o mostrador.

O quê? Por quê? Não foi para isso que eu vim aqui!

"E como é que você tem se sentido, de modo geral?"

"Estou ótima!" Bom, tirando a falta de sono. E o ataque de pânico na Clapham High Street...

"E fisicamente?"

"Estou ótima!", insisto. Tirando o frio que sinto o tempo todo. E os esbarrões nas coisas. E os hematomas frequentes. E a almofada entre os joelhos, para o caso de eu me virar de lado e os ossos baterem uns nos outros...

Ele pergunta sobre meus pensamentos, sentimentos e comportamentos em relação à comida.

"Hum... normais...?", murmuro.

Para uma aspirante a jornalista, eu de súbito apresento uma preocupante limitação de vocabulário.

"E está tudo regular?"

Eu respondo que meu intestino é um reloginho. Ao que parece, no entanto, não foi essa a pergunta.

"Você está menstruando?"

"Ah! Isso!" Agora, pensando bem, lembro que faz um tempo que não compro absorventes... eu vinha considerando isso vantajoso (um dinheirão de economia todo mês!), mas o médico me dá uma olhada que sugere que talvez não seja.

"Esta é a receita do antibiótico." Ele me entrega uma folha de papel, depois franze o cenho e digita alguma coisa no teclado bege. "E considero importante priorizarmos que você retorne ao peso de [*inserir um número baixo aqui*] quilos."

"Ah!" Ahhh...

Meu primeiro instinto é contar a você quantos quilos estava pesando nessa época, bem como fornecer os detalhes da dieta insensata que me levou a esse peso. No entanto, ao escrever este capítulo com a ajuda da Beat, entidade filantrópica que trabalha em prol do combate aos transtornos alimentares no Reino Unido, imagino que você entenda por que desisti da ideia. Quem não tem qualquer questão alimentar provavelmente vai considerar minha dieta e meus números "estranhos", na melhor das hipóteses, ou "tenebrosos", na pior. Para os que sofrem de transtornos alimentares, porém, as especificidades da dieta ou do peso de outro doente podem representar um risco ou serem usadas como meta. É assim que funciona. É esse o grau de distorção da nossa relação com a alimentação.

Eu não tenho balança em casa. Também não tenho espelho de corpo inteiro. Não tenho como avaliar a proporção da minha magreza a essa altura a não ser pelas roupas, que consigo vestir sem desabotoar, e pelos cintos que agora uso. Com furos extras. Eu não fazia ideia de que as coisas tinham piorado tanto.

Por outro lado, sinto também uma pontada desconcertante de... o que é? *Orgulho?* Será que eu "venci" no quesito "magreza"?

Eu não venci nada: tenho anorexia.

Sou conduzida à literatura que explica sobre meu transtorno alimentar e aprendo que "nós" – agora faço parte dessa turma – tendemos a nos julgar com rigidez e costumamos nos rebaixar nas comparações com os outros. Meu lamentável comportamento está descrito em livros.

"Competitividade, perfeccionismo, busca por controle e baixa autoestima formam os principais traços de personalidade que elevam o risco dos transtornos alimentares", explica Tom Quinn, da Beat, anos depois. Num artigo da revista *Clinical Psychology Review* sobre a relação entre transtorno alimentar e perfeccionismo, a psicóloga Anna Bardone-Cone e seus colegas citam pesquisas que sugerem que "o aspecto do perfeccionismo associado à tendência de interpretar erros como falhas está fortemente ligado aos transtornos alimentares".[1] Os perfeccionistas são especialmente suscetíveis aos transtornos alimentares porque operam sob uma "mentalidade de tudo ou nada", em que só existe o fracasso total ou o sucesso total. Ou seja, se um perfeccionista se preocupa com a própria imagem corporal, as duas únicas alternativas que vislumbra são a compulsão ou a privação. Não existe um meio-termo saudável.

Quinn e eu conversamos no dia em que o ator Christopher Eccleston veio a público revelar sua longa batalha contra a anorexia e a vergonha que sentiu durante anos. "Estamos avançando como sociedade na compreensão da saúde mental de maneira geral, mas os transtornos alimentares ainda são carregados de estigmas, sobretudo no que tange aos homens", afirma Quinn. Cerca de 25% dos pacientes são homens, e o Reino Unido abriga 1,25 milhão de pessoas que sofrem de algum transtorno alimentar. A Beat atualmente reconhece sete tipos de transtornos alimentares, incluindo o transtorno alimentar restritivo evitativo (TARE), o transtorno da compulsão alimentar periódica (TCAP), a bulimia e a "alimentação emocional", cada vez mais comum.

"É normal que pessoas que não sofrem de transtornos alimentares escolham comer um pouco mais ou 'exagerar' algumas vezes", explica Quinn. E o uso da comida como conforto é universal. Eu aprendi em *The Book of Human Emotions* [O livro das emoções humanas],[2] de Tiffany Watt Smith, que o povo baining da Papua-Nova Guiné usa a mesma palavra para descrever fome e medo do abandono (*anaingi* ou *aisicki*), de tão próxima que é a relação entre a fome física e o desejo de cuidados. Os alemães, inclusive, têm uma palavra para definir o ganho de peso oriundo da alimentação emocional – *Kummerspeck*, traduzido literalmente como "gordura da tristeza". "Mas, se isso vira um padrão ou um acontecimento frequente, torna-se um problema", afirma Quinn. Enquanto a fome física chega gradualmente e é satisfeita quando comemos, a alimentação emocional irrompe de repente, precisa ser saciada de imediato, leva a compulsões, não é satisfeita com o preenchimento do estômago e suscita culpa, vergonha e impotência. "Em outras palavras, é emocional e não traz boas sensações", diz Quinn.

Existe também a ortorexia nervosa, definida em 1997 pelo dr. Steven Bratman, especialista em medicina do trabalho radicado no Colorado, como a obsessão com a ingestão de alimentos "puros" ou "limpos". Embora a ortorexia ainda não seja reconhecida pela clínica médica como um transtorno alimentar específico, vem se tornando cada vez mais conhecida (se lhe parecer familiar, faça o autoteste oficial de ortorexia de Bratman nas notas finais deste livro).[3]

"Os transtornos alimentares são doenças mentais graves que podem acarretar consequências para a vida inteira, ou até levar à morte", afirma Quinn, "então o tratamento precisa ser ágil e objetivo." Para mim, felizmente, ele foi. Graças à maravilha que é o serviço de saúde do Reino Unido, em duas semanas sou encaminhada a uma terapeuta cognitivo-comportamental que também é nutricionista certificada.

Na manhã da minha primeira "sessão", também consigo meu primeiro emprego no jornalismo. O telefonema me oferecendo a posição de redatora na revista *Take A Break* chega quando estou a caminho da clínica. Ainda não concluí oficialmente a pós-graduação, mas preciso do dinheiro e por isso recebo permissão para concluir o curso à distância. A *Take A Break* não é exatamente o *The Guardian*, e minhas manchetes se tornam fonte de piadas, incluindo:

> *Meu gatinho ninja me deixou à beira da morte*
> *Perseguida por causa de um cantor*
> *Um fantasma roubou nossas economias*

No entanto, além de uma publicação semanal popular com manchetes sensacionalistas, a revista também é um espaço que dá voz às pessoas – sobretudo às mulheres. Há um motivo para a *Take A Break* ser, há décadas, a revista feminina mais vendida na Grã-Bretanha. Eu converso com muitas mulheres que afirmam ser a primeira vez que estão sendo ouvidas. Escuto sobre *gaslighting* muito antes do termo se tornar conhecido. Ouço mulheres que fazem mau uso ou abusam da comida e de outras substâncias na tentativa de aplacar a tristeza. Aprendo sobre pessoas que levam a vida de um jeito que desconheço por completo – e aprendo a ouvir. Não tento justificar todo o conteúdo que a revista produz – nem agora, nem naquela época. Mas, durante o período que passo lá, entrevisto muita gente que me conta sobre sua vida e as maiores tristezas pela qual já passou. Aprendo bastante sobre a natureza humana – embora não sobre a minha própria, ainda.

Minha terapeuta do serviço de saúde é uma mulher amável, com um corte de cabelo tigelinha, que me escuta, faz anotações e prescreve uma rigorosa dieta para que eu retorne ao "peso pretendido". Me sinto sobrecarregada, mas se tem uma coisa que eu sou é obediente. Recebo a instrução de comer, então como. E largo o emprego do bar. E o do cinema. Desde que comecei a trabalhar em tempo integral e a receber um salário decente, já não posso culpar a pobreza por meu vazio estomacal: a partir de agora, só cabe... a mim. Então, eu como. Mas ainda me envergonho do "fracasso" no objetivo distorcido de "não comer". E me envergonho em voltar a degustar os alimentos, como se eu não merecesse. Eu como escondido; de um jeito que agora, olhando para trás, parece absurdo e inexplicável – como deve ser para qualquer pessoa que enfrentou questões alimentares. À época, porém, parece muitíssimo racional. Eu como bolo no banheiro. Como uma lata inteira de feijão cozido no metrô. Como o cereal das minhas colegas de apartamento às onze da noite (tenho muita sorte, na verdade, pois algumas delas ainda são minhas melhores amigas). Cumpro a meta de peso estipulada [*soem as trombetas*], mas a terapeuta quer ver o ponteiro da balança subir um pouquinho mais. Quer que eu continue comendo. Eu obedeço, naturalmente, mas acabo empatando boa parte do meu salário recém-conquistado na mensalidade de uma academia. Sinto que estou "burlando" o sistema: estou comendo mais, claro, mas também estou me exercitando! *Rá!*

O trabalho das nove às cinco (ou das dez às seis, no mundo editorial) se mostra uma moleza em comparação às trinta horas semanais de estudo e mais trinta de trabalho. Agora consigo passar uma hora por dia na esteira, até minhas pernas amolecerem feito geleia e eu não conseguir mais concatenar as ideias. Meu corpo vai enrijecendo, até que todas as características femininas desapareçam. Considero estranhamente revigorante emanar zero sexualidade e me sinto livre. O que conquistei, além da toalhinha gratuita da Fitness First, foi uma nova obsessão. Eu troco a privação pelo excesso.

O "excesso de exercícios" pode receber a classificação de dependência ou comportamento compulsivo. Na dependência, o indivíduo é "fisgado" pela aparente "euforia" do exercício e passa a repeti-lo para elevar cada vez mais essa sensação. Na compulsão, o indivíduo não necessariamente ama se exercitar, mas sente que é um dever – e o executa a ponto de trazer disfunções à vida pessoal. Eu me incluo com firmeza nesse último grupo. Não amo me exercitar: simplesmente faço.

Minha terapeuta não é boba. Agora vê que eu não estou apenas magra: estou *musculosa*. Dura, sem peito, bem diferente do que a natureza previa para a criança rechonchuda e a adolescente que usava sutiã tamanho grande. Ela pergunta sobre meus hábitos em termos de exercícios. Eu conto algumas meias-verdades e acrescento, pouco convincente: "Eu só gosto muito de correr...". Ela pergunta se já cancelei encontros com amigos para me exercitar. "Vez ou outra", minto. Uma mentira sem sentido, feito as dos viciados. Ela pergunta se eu me sinto culpada quando passo um dia sem me exercitar. Dou de ombros. Não conto a ela que não tenho como saber, pois não permito que isso aconteça. Percebo que talvez esteja com um problema.

"O vício em exercícios está com frequência ligado à anorexia", explica Quinn, "e já existe há um tempo." O extenso "Obligatory

Exercise Questionnaire" [Questionário de Exercício Obrigatório] foi elaborado em 1991 por psicólogos da Universidade da Flórida e em 2004 foi atualizado com um inventário de seis perguntas, criado por pesquisadores da Universidade de Nottingham Trent (disponível nas notas finais deste livro).[4] "Esse pode acabar virando um problema real, e ao encorajarmos alguém a voltar a ter hábitos alimentares saudáveis precisamos garantir que a pessoa não acabe desviando a compulsão para o excesso de exercícios", afirma Quinn. É um sábio conselho. Naquela época, contudo, duvido que eu o tivesse aceitado. Porque sigo me exercitando, todos os dias, até cair de uma escada rolante no metrô de Londres.

5
Evite os excessos

Sabe quando a gente é criança e acha que talvez consiga voar? Eu me lembro de tentar, certa vez, descer quatro degraus de escada de uma vez só e acabar me estatelando num carpete (felizmente) bem fofinho. Bom, cair da escada rolante na estação de metrô de Camden Town bem na hora do rush enquanto saio do trabalho e corro para chegar à academia é meio parecido com voar. Por uma fração de segundo. Depois é muitíssimo doloroso, humilhante e – temporariamente – debilitante. Eu acabo no hospital, levando uns pontos na canela preta de hematomas e ensanguentada e uma bronca da enfermeira, que insiste que eu tive "muita sorte" e que a coisa poderia ter sido "muito pior". Me dão antibióticos, já que o metrô de Camden não é muito famoso pela limpeza, além da orientação de tirar um dia de repouso e evitar exercícios intensos por duas semanas.

Duas semanas!

Parece uma catástrofe. Pior até que o próprio acidente.

O que é que eu vou fazer? Como vou funcionar? Onde vou depositar toda a energia nervosa que costumo acumular, se não poderei me exercitar por DUAS SEMANAS INTEIRAS?

De alguma forma, passo um dia inteiro seguindo as novas orientações. Não é gostoso. Nem um pouco. O vinho ajuda, ou pelo menos parece ajudar. Eu sobrevivo. Então, depois de mais um dia, volto ao trabalho, e meus colegas são gentis e tentam colaborar para que eu não me sinta uma idiota por ter caído de um jeito tão ridículo e tão dramático. Tenho amigos que cuidam de mim das formas mais delicadas e amorosas: amigos que percebem o meu problema e mantêm conversas neutras, evitando discussões sobre comida, peso ou academia. Amigos que continuam me convidando para sair, por mais que eu tenha me afastado dos encontros em grupo e das atividades familiares por "medo" de haver comida envolvida, ou porque optei por passar a noite na academia. "Nós gostamos de você", diz meu amigo Steph, "independentemente da sua magreza ou do seu sucesso no trabalho!", e me parece uma revelação imensa, digna de um letreiro neon. Uma coisa estranha e milagrosa. Meu amigo Tony diz que sempre vai me apoiar – e isso significa muito para mim.

"'Eu estou do seu lado e não vou abandoná-la' é uma das melhores coisas que uma pessoa com transtorno alimentar pode ouvir", concorda Quinn. "É a confirmação de que somos maiores que um 'diagnóstico', e de que *ter* um problema não faz ninguém *ser* o problema."

Sem poder me exercitar, de alguma forma me aproximo das pessoas à minha volta na redação. Em vez de correr para a academia, converso com meus colegas e até faço amizade com alguns deles. Socializo e passo a ter "uma vida". Me esforço para comer normalmente, mais ou menos, e atingir um peso que os médicos considerem "saudável". Mas minha menstruação não retorna, e eu não ovulo. A perda da fertilidade é um dos efeitos de longo prazo da anorexia. Isso me preocupa, pois já estou começando a sentir uma certa comichão: a sensação de que meu corpo *deseja* alguma coisa. É um novo tipo de fome, mas eu sei, com absoluta certeza, que quero ter um bebê. A possibilidade de ter arriscado a chance de ser mãe para poder "vencer" na "magreza" me abala. Sou encaminhada a um especialista do St. George's Hospital, em Tooting, depois a um do St. Mary's, em

Paddington, para ver se alguém sabe informar por que meus ciclos ainda não voltaram. Ninguém sabe. A melhor explicação que recebo é: "Talvez seu corpo esteja desativado". Uma enfermeira, ao espetar a agulha no meu braço para coletar ainda mais sangue, em busca de respostas, solta, quase para si mesma: "Talvez seja coração partido". Então, eu afogo as mágoas numa taça de sangria com meus novos "amigos de porre".

Sou avisada de que, se desejo ter filhos em algum momento da vida, preciso manter um peso saudável ("Se quer saber minha opinião, é melhor até pecar pelo excesso e ter uns quilinhos a mais", chega a me dizer um dos médicos) e tentar não demorar muito a formar uma família. Eu tenho vinte e seis anos e estou solteiríssima. E, quando vou ao *próximo* médico por causa de uma amigdalite, saio com uma prescrição de penicilina e um medicamento chamado fluoxetina. Ele faz umas perguntas,[1] digita qualquer coisa no computador e disfarça a palavra "antidepressivo", mas, quando chego à farmácia, lá estão as cápsulas. Lustrosas. Pequeninas. Perfeitinhas. Eu sinto uma surpreendente atração pelo medicamento de aspecto tão inofensivo.

Nessa época, a deusa da culinária doméstica Nigella Lawson lança uma linha de utensílios de cozinha na mesma paleta azul-clara e creme de meus novos remedinhos. Duas amigas recebem a mesma prescrição, então começamos a chamar as pílulas de nossas "Nigellas". Com minhas "Nigellas", eu me sinto bem. Embora num confortável estupor e desprovida de libido. Mas cá estou eu, agora engrossando as estatísticas dos jovens com "transtornos de saúde mental".

Passarei anos consumindo a santíssima trindade dos antidepressivos: sertralina, fluoxetina e citalopram (mais no capítulo 14).

Eu como sem apetite, me empanturrando até sentir que "fiz o serviço". Cancelo a academia e passo a caminhar mais. Meu corpo recupera as curvas, mas não sei ao certo se aprecio a atenção trazida por elas. Suscito comentários e reações de pessoas que gostaria que me deixassem em paz, ou que parassem de reparar em mim, como na época em que eu era magra demais.

Entre os comentários que não se deve fazer a alguém que está se recuperando da anorexia, ouço os seguintes no primeiro ano após emergir de minha crisálida:

"Você está ótima!"

"Está menos esquelética que da última vez que nos vimos!"

"É ótimo ter mais carne para abraçar!"

E a melhor de todas, que ouvi de um colega de classe: "Bacana ver que os seus peitos voltaram!".

Eu sorrio. E me irrito. E sinto vontade de chorar. Tudo ao mesmo tempo. Então provo uma tequila. Ainda estou abalada pela constatação de que talvez não possa ter filhos por "culpa minha". Culpa só minha, de mais ninguém – resultado da decisão idiota de parar de comer, graças à minha mentalidade idiota e à minha obsessão idiota em vencer. E à minha mania idiota de ser boa o suficiente. Eu sou uma idiota.

O trabalho, mais uma vez, me traz conforto. Eu me ocupo. Saio à noite. Bebo depois do trabalho. Compareço a coletivas de imprensa com bebida rolando à vontade. A pessoa anoréxica ou viciada em exercícios não costuma ser muito chegada às festinhas. Já o álcool é um vício totalmente aceitável. Sou muitíssimo obstinada em minha busca por uma muleta, persistente e determinada em atingir a autodestruição. Ainda sou peso-leve em todos os sentidos, mas invisto tudo de mim na bebedeira. Para falar a verdade, no trabalho alguns colegas consomem ketamina, um anestésico alucinógeno, quase todos os dias, então beber é passável (a dieta *Special K* deles parece de outro nível). E a bebida também funciona como um mecanismo de defesa. "Você fica mais divertida quando está bêbada" é uma frase que ouço bastante. Machuca, mas eu não gosto de decepcionar ninguém. Então mergulho de cara (jornalismo do início dos anos 2000 marcando a última bebedeira diurna). Não é raro tomarmos uns drinques com o editor na hora do almoço. Os relações públicas oferecem sua generosa "hospitalidade", e quase faz parte do trabalho que nos reunamos com um copo na mão. "Não estou bebendo, estou fazendo networking" vira um bordão.

Certo dia, numa coletiva de imprensa, conheço uma reflexologista que me informa que estou desidratada e devia cortar o álcool por um tempo. "Eita, você sabe isso só de olhar as minhas mãos?", pergunto, impressionada.

"Não, é que são três da tarde e você está fedendo a vinho."

Ah. Mesmo assim eu bebo, e com impressionante afinco, pois quando bebo fico "mais divertida". Tomo uns drinques depois do trabalho com o pessoal da ketamina. Que mal tem isso? E se o *happy hour* que começou às cinco da tarde de uma sexta-feira se estender até a hora do bar fechar, e daí? Qual é o problema se eu correr para pegar o último metrô para casa e minha amiga Susie tiver que me puxar da bordinha da plataforma bem na hora que o trem passa depressa? Um trem que sem dúvida teria me decapitado, se os reflexos regados a vinho branco da minha amiga não estivessem um tantinho mais afiados que os meus. Um trem cujo maquinista decerto teria ficado traumatizado e acabaria com TEPT. Nós dois poderíamos ter virado mais uma estatística estampada nos cartazes de conscientização do transporte público de Londres. Mas não importa, eu penso: isso é que é viver! Isso sim é se divertir!

O Levantamento Global de Drogas (Global Drug Survey) de 2019 revelou que o cidadão britânico médio lidera a lista mundial de consumidores de álcool e se embebeda, em média, uma vez por semana. *Só uma? Quem são esses moscas-mortas?*, penso. Os Estados Unidos ocupam o segundo lugar da lista. É sabido que o álcool afeta os sistemas neuroquímicos que são fundamentais na regulação do humor,[2] e estudos mostram que a depressão pode levar à forte ingestão alcoólica.[3] Os pesquisadores também provaram que a redução ou a cessação do consumo de álcool pode melhorar o humor.[4] No entanto, a cultura da bebida em meio à qual eu amadureço é bastante persuasiva.

Eu não lido muito bem com álcool, mas meus amigos levam a pior. Um deles descobre que a bebidinha depois do trabalho começa a se transformar em farras de dois dias, que acabam lhe custando o emprego. Outro admite botar vodca na xícara de café ao meio-dia. Ambos frequentam até hoje os Alcoólicos Anônimos (o AA tem um questionário bastante útil para avaliar o vício em álcool; veja a nota ao fim do livro).[5] David Nutt, professor de neuropsicofarmacologia do Imperial College London, ficou conhecido ao ter sido demitido em 2009 por afirmar que o álcool era mais perigoso que o ecstasy e o LSD. Outros amigos mais curiosos acabam provando estes últimos também. Eu não uso drogas (culpo a musiquinha da série *Grange Hill*),[*] mas muita gente à minha volta gasta a maior parte do dinheiro que sobra com isso. O Levantamento Global de Drogas de 2019 constatou que 74% dos britânicos já usaram cocaína, em comparação a 43% no restante do mundo. *Vai, Reino Unido!...*

John Crace, jornalista e comentarista político do *The Guardian*, falou abertamente sobre seu vício em heroína – droga da qual foi dependente por uma década. Depois de experimentar cocaína e anfetamina, aos vinte anos ele avançou para a heroína, mas afirma: "Eu procurei... não precisei nem que oferecessem pela segunda vez. Ela me transformava numa coisa que eu não era, e eu odiava ser 'eu mesmo'", conta. "Eu faria de tudo para não ser 'eu mesmo'. 'Não ser eu mesmo' era muitíssimo agradável."

Crace era filho de um vigário da Igreja anglicana, papel que segundo ele guardava muitas expectativas. Sentia-se deslocado, claustrofóbico e observado: "Nossa comunicação era péssima, mas sofríamos muita pressão para sermos felizes. Muita mesmo". Seus pais

---

[*] "Just Say No" [Apenas diga não] é uma música interpretada pelo elenco do programa infantil *Grange Hill*, transmitido pela BBC em 1986, que se baseava na frase cunhada por Nancy Reagan durante a "Guerra às drogas" enfrentada pelos Estados Unidos nos anos 1980. A canção "Just Say No" é centrada no vício em heroína do personagem Zammo, além de conter um rap interpretado pelo personagem Kevin Baylon, e chegou ao vigésimo lugar nas paradas de sucesso do Reino Unido. Só uma curiosidade, câmbio e desligo.

serviram na Segunda Guerra Mundial e foram "muito prejudicados" por suas provações. O pai passou por dois naufrágios na Marinha e foi considerado herói de guerra. "Só que ele se sentia um lixo", diz Crace. Sua mãe serviu no braço feminino da Marinha Real e foi baleada em Portsmouth. "Hoje em dia eu acho que os dois sofriam de TEPT", afirma ele, "o que naturalmente não era compreendido na época. Quando se conheceram, sentiram aquela necessidade de encerrar o ciclo. De formar uma família feliz". Assim, quando Crace tinha sete anos, seu pai largou a Marinha para se tornar vigário da igreja anglicana. "Durante minha infância, aprendi, nas entrelinhas, que era ruim *não* ser feliz", conta ele. Mas ele não era feliz.

Psicólogos descobriram que quando tentamos negar ou bloquear um determinado espectro de nossas emoções, podemos acabar nos dissociando de nós mesmos.[6] A dissociação é um dos primeiros mecanismos de defesa que desenvolvemos (entre o nascimento e os três anos de idade, mais ou menos)[7] e é definida como a "falta de integração normal de pensamentos, sentimentos e experiências no fluxo da consciência e da memória".[8] Se aprendemos que ficar triste é "ruim", é normal que nos dissociemos dessa sensação. E existe uma forte relação entre dissociação e dependência.[9] Quando buscamos a felicidade acima de tudo e desenvolvemos fobia de emoções negativas, ficamos mais propensos a procurar a "anestesia" de substâncias ou comportamentos viciantes. Ficamos mais propensos a nos distrair, "viajar", "sair da mente" ou "entorpecer" nossos sentimentos.

A professora de filosofia Peg O'Connor também é ex-dependente e autora do livro *Life on the Rocks: Finding Meaning in Addiction and Recovery* [Vida *on the rocks*: encontrando sentido na dependência e na recuperação].[10] Ela usa a alegoria da caverna de Platão como forma de compreender a dependência e a recuperação e afirma: "Sentimos a tentação de nos esconder ou de nos entorpecer, pois a vida real é assustadora e dolorosa. Vivemos numa cultura que teme o sofrimento, e nenhum pai ou mãe quer que seu filho sofra. Muitos pais não sabem o que *fazer* com a infelicidade de uma criança". Muitos crescem acreditando que o desconforto é um problema, e quando ele inevitavelmente acontece desejamos "consertá-lo" ou eliminá-lo – em vez de confrontá-lo (ver "analgésico doce e roxinho"). "Fomos treinados para recorrer aos fármacos, em especial, em busca de respostas ao que eu diria serem meras questões da vida", afirma O'Connor, que acrescenta: "E isso é tão difundido que eu sempre me impressiono quando vejo pessoas que não desenvolveram dependência a nada".

Se você está pensando que não tem nada a ver com isso, pense de novo. A dependência é um espectro, e qualquer tipo de excesso pode ser um mecanismo de defesa inútil. Atualmente, no quadro acima da mesa onde eu trabalho há uma página que rasguei da revista *Stylist* em 2017. É uma entrevista com o comediante, podcaster e ex-dependente Russell Brand, que afirma o seguinte: "Eu bebia e me drogava porque não conseguia lidar com os sentimentos a respeito de quem eu era, então não me sentia bem o bastante. Era uma estratégia de sobrevivência, e acho que isso se aplica a qualquer pessoa que faça algo em excesso – não conseguimos lidar com quem somos, nem conseguimos lidar com o mundo".

Ele também diz, numa afirmação controversa, que a dependência é uma "bênção": "Se você não mergulha fundo, pode acabar vivendo assim para sempre. Eu conheço tanta gente que à beira da morte disse: 'Esse não sou eu de verdade. Ah, adeus!'. Já eu, como me ferrei tantas vezes, precisei encarar isso de frente. É uma bênção quando somos forçados a cair na real".

Além disso, é preciso sentir.

Há uma vergonha atrelada à sensação de tristeza num mundo que afirma que a tristeza não é bem-vinda (leia mais no capítulo 7). "Internalizamos a ideia de que estamos 'errados', de alguma forma", afirma O'Connor, "e um número muito grande de pessoas já se afundou na vergonha." Naturalmente, são variadas as razões pelas quais desenvolvemos dependências. "Mas muita gente bebe e começa a usar drogas por vergonha ou por se sentir constrangida em relação a diferentes partes de si ou à forma como se apresenta ao mundo. Depois essas pessoas passam a se envergonhar do próprio vício. E a coisa só cresce, cresce e cresce." Nós nos prendemos a um círculo vicioso de vergonha e autoestima baixíssima. Essa foi a experiência de Crace.

"Eu sempre me senti inferior", diz Crace, "então experimentei heroína e foi a primeira vez que me senti 'suficiente'." Ele descreve a experiência do consumo de heroína como um estado de calor e desconexão que ele desejava replicar, o que acabou virando uma obsessão. Ele passou toda a década seguinte tentando recriar essa sensação".

Curiosamente, Crace conheceu sua mulher e se casou durante esse período, mas perdeu a maior parte da própria festa de casamento, pois passou o tempo todo enfiado num banheiro com um fornecedor. "Nosso relacionamento se divide em duas partes", afirma ele: "quando eu usava e depois que eu parei." Em março de 1987, ele enfim abandonou as drogas, após um evento terrível – quando comemorou seu aniversário de trinta anos numa quitinete com um traficante. Com o apoio da mulher, ele decidiu parar. "Tive que me esforçar muito, e a adaptação não foi nada fácil", conta. "Eu estava lutando com toda a força para assumir uma identidade longe das drogas, e deve ter sido um pesadelo. Eu dizia coisas do tipo: 'Minha recuperação tem que vir em primeiro lugar'. De certa forma, está correto. Mas, quando há outras pessoas envolvidas, é um comportamento bastante egoísta."

"Como foi que a sua mulher reagiu?", pergunto.

"Ficou furiosa! Com toda razão!"

Ele buscou os Narcóticos Anônimos, que lhe ofereceram mais um ponto de apoio e um novo e surpreendente foco para seus dias.

"Eu tinha passado um mês limpo, mas ainda estava meio desconexo – meu cérebro estava em outro lugar, e o processo de desmame havia levado cerca de três semanas, então eu estava começando a ficar sóbrio. Então eles convocaram um voluntário para ser o responsável pelo chá, o café e os biscoitos... e eu levantei a mão."

Pelos biscoitos?

"Pois é! Acho que eles esperavam que outra pessoa se voluntariasse. Alguém que já estivesse limpo havia mais tempo. Devem ter achado que o dinheiro do chá e do café desapareceria. Com certeza pensaram que, na pior das hipóteses, dali a duas semanas não ia mais haver biscoito nenhum e eles teriam que recrutar outra pessoa. Foi uma enorme demonstração de confiança da parte deles. E eu acabei passando um ano nessa função. Isso me trouxe um senso de obrigação e pertencimento."

O mantra "um dia de cada vez" funcionou para Crace, em parte porque pensar a longo prazo parecia impossível. "Eu brincava com os meus amigos dizendo que teria uma recaída gigantesca quando fizesse sessenta anos, pois parecia impensável passar os trinta anos seguintes sem heroína." No momento em que escrevo este livro ele está com 63, permanece sóbrio, e mesmo assim afirma: "A tentação ainda existe".

Crace conhece pessoas que cometeram suicídio durante a recuperação. Tem amigos que sofrem de câncer e cardiopatias, "e uma porcentagem enorme de pessoas em recuperação apresenta riscos de morte relacionados à dependência". Eu pergunto se ele, como tanta gente, substituiu o vício por outro "mais saudável". "Sou viciado em trabalho", responde, sem rodeios. "E também passei os últimos vinte anos viciado em exercícios. Eu costumava correr longas distâncias, mas meus joelhos não aguentaram." Hoje em dia, ele passa "horas" na academia. "Sou obcecado em colecionar coisas, também, tipo cerâmica artesanal. Cerâmica britânica dos últimos cem anos. E livros. Eu mergulho na leitura, daí percebo que estou me afastando e ficando monossilábico, e tenho que me esforçar para voltar a conversar normalmente." Mas Crace tem uma família – um casal de filhos, que também acabam demandando seu tempo. Então ele precisou aprender a se regular.

"A minha filha nasceu quando eu tinha 35 anos, e como a maioria dos pais de primeira viagem eu não tinha a menor noção das coisas", diz ele. "Eu pensava, meu Deus, o que é que a gente faz agora? Não havia manual. Mas nós sabíamos que nossa função era atender às necessidades dela." Então, foi o que ele fez. Tanto a criação quanto a dependência de Crace influenciaram sua postura como pai: "Eu tentei fazer o *oposto* – tentei compensar, preservar as relações e estar presente para que meus filhos conversassem comigo". Crace expressa seu amor pelos filhos "o tempo todo".

"Eu ainda sinto raiva de muita coisa da minha infância", afirma, por mais que tenha conseguido fazer as pazes com o pai antes de morrer. "A raiva não se dissipou por completo. Sempre existiu aquela sensação de 'eu não o entendo, nem ele me entende', mas eu o amei até o fim." Isso não quer dizer que Crace se sinta totalmente em paz ("Não me tornei um 'espírito superior'"); ele ainda sofre de depressão e faz terapia. "Não espero que nada disso vá embora, nem que melhore – a terapia para mim é como se fosse uma diálise. Me ajuda a seguir em frente. A coisa vai sempre estar lá."

Vai *sempre* estar lá. Estamos todos em recuperação. Outro amigo meu desenvolveu um vício em jogos de azar, lá pelos vinte e poucos anos, em grande parte por estar triste e não saber o que fazer quanto a isso. Uma pesquisa conduzida em 2019 pelas universidades George Mason e Northeastern, nos Estados Unidos,[11] revelou que as pessoas que vivenciam e trabalham as próprias emoções apresentam menos probabilidade de recorrer a mecanismos de enfrentamento não saudáveis e de sofrer de ansiedade e depressão. Se nos permitirmos *sentir* mais, enfrentamos tudo melhor. Mas meu amigo se sente triste num mundo que afirma que a tristeza é ruim. Então ele a enterra fundo. Esconde debaixo do tapete. Tenta se distrair. Começa a fazer apostas, como um alívio temporário – uma diversão –, mas logo afunda no vício. E acaba vendendo a própria casa. Quando enfim recebe ajuda, luta para evitar qualquer referência relacionada ao jogo no dia a dia e quase tem uma recaída quando um amigo nosso coloca o DVD de *Onze homens e um segredo* ("Cara!" "O quê? *Ahhh...*").

"Apostar em jogos de azar é muito mais comum do que imaginamos", diz Ian, um ex-dependente que virou porta-voz dos Jogadores Anônimos. "Não é feito álcool, drogas ou comida, em que fica bem claro quando alguém é viciado: o jogo pode ir passando despercebido até o dinheiro acabar", diz ele. Ian estima que há mais pessoas do que se imagina que conhecem alguém – ou vivem um relacionamento com alguém – viciado em jogo (sinta-se à vontade para fazer o teste das vinte perguntas, elaborado pelos Jogadores Anônimos e reproduzido nas notas finais deste livro).[12] A cultura das apostas está por toda parte, e um relatório da Gambling Commission[13] (agência governamental do Reino Unido responsável pela regulamentação dos jogos de azar e supervisão de leis relativas a eles) apontou que o número de crianças com diagnóstico de "problemas de jogo" quadruplicou entre 2016 e 2018. O estudo revelou que 450 mil crianças entre onze e dezesseis anos admitem apostar regularmente – mais do que as que relatam uso de drogas, cigarro ou álcool.

Ian "apostou uma graninha" pela primeira vez aos quinze anos de idade, antes de desenvolver um vício que lhe custaria dois casamentos, seu meio de vida e, por fim, sua liberdade, resultando em condenações à prisão. "É uma doença progressiva", diz ele, explicando que problemas de saúde, financeiros e separações são gatilhos comuns: "o vício muitas vezes se desenvolve quando não conseguimos expor nossos sentimentos", explica Ian, "e os homens têm muita dificuldade nisso".

Eu digo a ele que as mulheres também não são universalmente brilhantes nessa área.

"É verdade", diz. "Talvez todos pudéssemos aprimorar nossa habilidade de informar quando algo está nos fazendo mal."

Ora, ora.

"Muitas vezes ficamos apenas repetindo que 'amanhã vai ser diferente'", afirma Ian. "Mas o amanhã só pode ser diferente se mudarmos o hoje." Ele perdeu cinco amigos para o vício ("Eu carreguei caixões. Encontrei um amigo enforcado numa árvore."). Hoje é um entusiasta dos esforços pela mudança. "Precisamos ajudar as pessoas a entrarem em contato com seus sentimentos, mesmo que eles sejam feios, tristes e perversos", afirma. Não há dados sobre a porcentagem dos comportamentos de dependência causados por transtornos de humor ou ansiedade e a porcentagem dos que são circunstanciais: espirais descendentes que poderiam ter sido evitadas por um cenário diferente ou pela compreensão mais eficaz das emoções. O estudo das universidades George Mason e Northeastern sugere que a capacidade de vivenciarmos e elaborarmos nossas emoções pode reduzir a probabilidade de buscarmos mecanismos de enfrentamento pouco saudáveis. O que a ciência *pode* confirmar é que tristeza e dependência estão indissociavelmente ligadas.

Os comportamentos de dependência estão sempre associados à infelicidade, aos transtornos de humor e ansiedade, à redução do bem-estar, ao isolamento social e à estigmatização, segundo o último Relatório Mundial da Felicidade. Num capítulo dedicado a "dependência e infelicidade", o renomado economista Jeffrey Sachs observa que a dependência também pode levar à depressão clínica "por meio da desregulação do humor ou como consequência do estresse agudo que o vício provoca". Ao mesmo tempo, a depressão e outros transtornos de humor também podem levar a comportamentos de dependência, "visto que o indivíduo tenta 'automedicar' a própria disforia recorrendo ao abuso de substâncias ou a comportamentos compulsivos".[14]

Os epidemiologistas sociais e professores Richard Wilkinson e Kate Pickett acreditam que a crescente desigualdade mundial está provocando um crescimento de dependências. No livro *The Inner Level* [O nível interno],[15] eles afirmam que "tentar manter a autoestima e o status numa sociedade desigual pode ser muitíssimo estressante" e que "esse estresse pode levar a um aumento no desejo por qualquer coisa que traga boas sensações – sejam bebidas alcoólicas, drogas, comidas reconfortantes, 'shopping terapia' ou quaisquer outras muletas. É um jeito disfuncional de lidar com as situações, de dar a si mesmo um descanso da cruel ansiedade sentida por tantas pessoas".

Mesmo quem nunca sofreu de um vício certamente já recorreu à automedicação ou procurou um mecanismo de defesa inútil em alguma ocasião, na tentativa de evitar aceitar um sentimento doloroso. Todos já nos machucamos e nos esforçamos para lidar com nossas dores. Embora o vício em heroína represente um dos extremos desse espectro, existem inúmeros vícios "socialmente aceitos" que podem passar uma vida inteira sem levantar questionamentos, como o jogo ou a bebida. Felizmente, essa cultura está mudando em alguns grupos. Já não são todos que consideram uma "noitada divertida" chegar em casa coberto de kebab e vômito (bons tempos...). Mas temos nossas muletas – nossas inúteis estratégias de enfrentamento.

"Eu tenho percebido que não é a dor da perda que machuca um indivíduo, e sim o que ele faz para evitar essa dor", afirma a psicoterapeuta Julia Samuel. Não é incomum, eu descubro, desenvolvermos vícios ou apresentarmos comportamentos imprudentes em momentos de perda. Existe uma ideia de que, ante tamanho sofrimento, podemos logo enfiar o pé na jaca.

Com tudo isso, eu ainda me pergunto por que sucumbi de forma tão dramática aos vícios quando tinha meus vinte anos, por que ser abandonada por um namorado babaca pareceu desencadear toda essa espiral descendente.

"Uma nova perda sempre traz de volta uma perda antiga", explica Samuel.

"Mesmo que seja só um namorado?", pergunto.

"*Só* um namorado?" Ela revira os olhos. Eu adoro essas reviradas de olhos. "*Só* um namorado que ressuscitou a ideia de que você não seria amada se não fosse perfeita?", pergunta ela. "*Só* o primeiro namorado que você amou e por quem foi abandonada?"

Botando as coisas dessa forma...

Existem muitos gatilhos para adquirir uma dependência, mas o meu nasceu da tristeza. Se eu tivesse sido capaz de lidar melhor com ela – se não sentisse que era um *problema* ficar triste –, talvez não internalizasse esse deprimente caminho de autodesprezo. Enquanto escrevo este capítulo, converso com amigos e ouço repetidas histórias de excesso e privação; estratégias de enfrentamento que nos distraem no curto prazo, mas não dão – *nem* podem dar – certo. Pois precisamos sentir *todas* as sensações.

O próximo passo é nos acostumarmos a essa sensação – a ponto de começarmos a categorizar nossas experiências nos diferentes tipos de emoções. Essa habilidade se chama "diferenciação emocional" ou "granularidade emocional" e está relacionada a resultados positivos em termos de saúde mental. Embora se saiba relativamente pouco sobre o desenvolvimento da diferenciação emocional no cérebro, psicólogos da Universidade Harvard e da Universidade de Washington descobriram que somos muito deficientes nesse quesito até em torno dos 25 anos.[16] Que droga.

Eu não sei exatamente o que estou sentindo. Mas sei que quero um bebê em algum momento da vida, e estou ciente de que posso ter ferrado tudo ao passar um tempo sem comer o suficiente e me exercitando demais. Isso é sério e doloroso. A bem da verdade, é sério demais e doloroso demais para que eu consiga lidar com isso (daí a bebida). Não tenho forças, nem ferramentas emocionais, nem vocabulário para explorar o que significa a possibilidade de eu ter danificado meu próprio corpo de maneira irreparável. Então, me distraio com outra estratégia nada saudável: me jogo com tudo em outro relacionamento.

Estou numa festa de Ano-Novo na casa de um amigo, e há uma música alta tocando. Provavelmente da artista Pink. Vários blocos de madeira foram agrupados, formando um "palco", e há um pessoal dançando sobre ele. Bom, a maioria do pessoal está dançando. Eu fico caindo do palquinho – pois andei bebendo. A maioria das pessoas andou bebendo muito mais, de modo que paira um ar de depravação geral e há uma boa quantidade de vidro quebrado no chão. Algo me espeta o joelho e eu tento olhar para ver o que é, mas então Pink me orienta a "erguer o copo", e eu obedeço. Sei que a essa altura meus sapatos devem estar machucando meus pés, mas parei de sentir dor depois do primeiro drinque. Num dado momento, olho para baixo. Está tudo vermelho.

Eu estou... sangrando?

Sou retirada da pista de dança improvisada nos ombros de alguém e acomodada ao lado de um rolo de papel higiênico e de uma pessoa que começa a me passar um antisséptico.

Estou sangrando, com certeza.

Parece que tenho uma boa quantidade de cacos de vidro alojados nos joelhos.

Bom, eu penso, *não estou sentindo nada!*

Depois de arrumar meu curativo, meus cuidadores desaparecem para cheirar cocaína. Eu sou proibida. "Nesse estado não dá! Ela já está toda zoada!" Estou? Sei lá. Daqui a pouco eu confiro. Agora estou muito pesada. Então fico sentada, paradinha – ou melhor, me balanço de leve, mesmo sem querer. E vejo, lá do outro lado, um garoto conhecido. Um garoto que era meu colega de faculdade. Meu amigo Tony vai resmungar depois: "Não tem homem *novo* em Londres? Por que você insiste em sair com os antigos?". É um argumento justo. Talvez seja porque passamos quase o tempo todo bêbados e não enxerguemos mais do que uns metros adiante do nariz.

"Oi", diz ele.

"Oi", respondo.

Eu olho para ele, ele olha para mim e novamente me vem aquela sensação faiscante.

"Você está ótima!"

Oh-oh.

Eu *sinto* alguma coisa. É perigoso, mas também significa que – talvez – tudo vai ficar bem. Como se *eu* pudesse ficar bem. E pudesse ser "salva". Ele dança nos sapatos de salto alto de uma amiga, para se mostrar. Me traz batatinhas. Fala mansinho. É engraçado. E charmoso. E bonito. E muito alto.* Ele anda de conversível e ouve Phil Collins (o que eu tenho na cabeça?). Gosta de coisas brilhantes, então eu decido que vou ser a coisinha brilhante dele. Vou "ganhar" nesse relacionamento. Posso ter sido só 90% perfeita da última vez, mas agora vou ser *boa o suficiente.* Vou ser perfeita. O que pode dar errado?

Ele me segue. Eu deixo. Ele diz que quer me levar embora. Eu deixo. Entrego de bom grado e com muita animação as rédeas da minha felicidade. A ele. O que, como bem sabem todas as mulheres independentes e centradas do mundo, é ~~uma ideia brilhante, inspirada, que sem sombra de dúvida vai dar certo~~ burrice.

---

* Eu lamento por isso, já que várias amigas altas falam que não é de bom-tom quando uma garota baixinha namora um homem alto, como se estivéssemos "esgotando" todas as pessoas de grande estatura quando poderíamos ficar superbem com os caras de altura normal. Se serve de consolo: essa história não acaba bem.

6
Sinta raiva

A tela escurece e começa uma montagem ao estilo dos filmes mudos. Uma rápida sucessão de imagens narra a história do nosso relacionamento, cada uma substituída pela seguinte numa transição gradual. Eu apareço na tela experimentando uma variedade de chapéus e calças capri. O novo namorado alto conta uma piada e eu dou uma boa gargalhada (os homens amam quando as mulheres riem das suas piadas, não é?). O novo namorado alto aparece na minha porta com flores e eu tasco um beijo de batom vermelho na bochecha dele. Eu ponho um par de óculos escuros, aliso o cabelo perfeitinho, amarro um lenço de seda na cabeça e vou viajar, com o novo namorado alto atrás do volante de um conversível das antigas e o rádio tocando os grandes sucessos de Phil Collins como trilha de fundo. O carro, agora ilustrado, segue uma linha pontilhada num mapa da Europa, enquanto nossa BMW azul dos anos 1980 cruza o continente. E o Phil Collins a mil. O namorado alto me entrega uma passagem aérea para indicar que nossas viagens evoluíram de "feriadinhos" a "longas distâncias", ao som de uma nova e nervosa trilha sonora. Eu gargalho mais uma vez (os homens amam isso, não é?). Ele me entrega uma taça de champanhe numa praia de Hong Kong em nosso primeiro aniversário de namoro (um calendário de mesa surge para sinalizar essa importante data). Uma série de aviões decola ao som de uma animada orquestra de cordas enquanto passamos as férias em locais cada vez mais exóticos.* A sequência termina com a cena estática de uma dessas viagens – nós dois tomando água de coco de canudinho –, mas à medida que a câmera se afasta vemos que é uma fotografia numa moldura, pendurada na parede de um novo apartamento. O namorado alto me abraça pela cintura e se inclina para beijar meu pescoço: estamos indo morar juntos. Eu mudei de endereço, pedi demissão e arrumei um emprego mais perto do dele. Estamos comprando móveis para a área externa. E tocando Phil Collins. É de deixar qualquer um enjoado (já mencionei Phil Collins?).

A cena seguinte acontece num casamento, sob o ameno sol inglês. Não é o nosso casamento, embora haja pistas de que este não tarda a chegar. Estamos vestidos com toda a pompa que a ocasião exige. Eu clareei os dentes. Clareei o cabelo. Comprei sapatos novos. Preciso estar "perfeita" dessa vez.

Se eu for perfeita, ele não vai me largar; é esse meu elaborado plano.

Segundo meu raciocínio, se eu conseguir garantir a história do "casamento", poderei proceder no assunto tão desejado dos bebês, antes cedo do que tarde, conforme as ordens médicas. E conforme o furor uterino que se apossou do meu corpo. Casamento é importante para mim desde que minha mãe e o homem da mochila laranja não se casaram... e ele foi embora. Por consequência, deduzo que: *quando eles realmente gostam, é bom tratarem de meter um anel no dedo.* Eu convenientemente ignorei o fato de que minha mãe e meu pai foram casados e isso também não deu muito certo. O casamento virou um símbolo de estabilidade num mundo instável – e eu quero fazer parte desse grupo.

Não compartilho minha programação para os próximos anos com o namorado alto, o que, agora admito, não é muito justo. Mas ele é um rapaz esperto. Vai "pescar", penso eu, iludida. Tal e qual a

---

* Isso foi antes das marchas pelo clima e do coronavírus, peço desculpas.

sra. Bennet de *Orgulho e preconceito*, ou qualquer pessoa dos velhos tempos que nunca ouviu falar em feminismo, minha única ambição a essa altura é o casamento. Eu vivo intencionalmente alheia a quaisquer pequenas falhas no relacionamento – como o *pequeno* detalhe de que ele, passados dois anos, se desapaixonou de mim.

Nós sobrevivemos à cerimônia religiosa numa igreja tradicional. Em seguida, cruzamos a grama, enfiando os sapatos na terra, e chegamos a uma tenda. Depois de uma refeição da qual não me recordo, mas que deve ter sido salmão, começam os discursos.

"Eu só quero dizer", balbucia o noivo, suando de nervoso, "que sou muito sortudo por ter essa linda noiva. Ela é a minha melhor amiga, e eu estou ansioso para passar o resto da vida com ela."

É tudo muito bacana, porém nada do que eu já não tenha ouvido antes. Em seguida, começa a dança, mas o namorado alto não parece muito animado.

"Tudo bem?", pergunto.

"Acho que não consigo", responde ele.

"Dançar?".

"*A gente*", diz ele.

Meu rosto esquenta e meu corpo fica gélido.

Está acontecendo, penso. *Está acontecendo... outra vez!*

Ele passou os últimos três meses perguntando que tipo de anel eu gostaria. Falou sobre a escola que nossos filhos deveriam frequentar. "Você até falou para a gente guardar o folheto da cerimônia, para a hora de escolhermos os hinos do nosso casamento..." Eu tiro o ultrajante papel da minha bolsa, como prova.

"Acho que eu só estava tentando me convencer."

Ah. Eu paro de respirar, tomada de vergonha.

Nós abrimos caminho por uma pista de dança repleta de convidados bêbados, saímos da tenda e rumamos de volta à pousada onde estamos hospedados. O agora *ex*-namorado alto desmaia na cama, só de cueca. Eu me deito, ainda no vestido de seda verde, e encaro o teto por algumas horas, então me levanto, visto um moletom e saio do quarto, sentindo o orvalho da manhã que ainda não raiou. Caminho pelas ruas até o supermercado mais próximo abrir, então compro um litro de leite, uma barra de chocolate e um jornal, por hábito.

Bebo o leite, como o chocolate e leio sobre uma epidemia de febre aftosa nos arredores. Fico pensando se *eu* posso pegar febre aftosa e, caso possa, se dá para morrer disso. Resta uma esperança... se der para morrer dessa doença, será com que rapidez? Dá para ser agora? Que tal agora?

O cara alto despedaçou meu coração.

Sinto dores no peito e tenho dificuldade para respirar. A "síndrome do coração partido"[1] é uma condição médica real que ocorre em períodos muito intensos ou de grande estresse, como um divórcio, a morte de um cônjuge, diagnósticos médicos graves ou períodos de dificuldade financeira, segundo pesquisadores da Loyola University, em Chicago. Os sintomas incluem dor no peito, dificuldade para respirar e sensações similares às vivenciadas durante um ataque de pânico. A explicação científica exata para a síndrome do coração partido ainda é desconhecida, mas supõe-se que esteja relacionada à descarga de adrenalina e de outros hormônios do estresse nocivos ao coração. Alguns estudos mostraram também que o término de um relacionamento ativa as mesmas regiões cerebrais que processam a dor física. O amor, de fato, machuca. Mas passa (supostamente. Embora eu ainda sinta uma ponta de melancolia doze anos mais tarde, ao descobrir que ele se casou). Com o tempo, a dor alivia. Mas não é agradável. E, por mais estranho que seja, não serve de consolo que *todos* soframos de amor pelo menos uma vez na vida.

Se você está pensando "Não, isso nunca me aconteceu!", saiba que não aconteceu *ainda*. Foi mal.

Espero que este livro ajude.

Eu saio do apartamento onde moro com o cara alto e vou para o quarto de hóspedes da casa da minha mãe. É superlonge do trabalho, mas com o salário que me pagam não posso me dar ao luxo de morar mais perto. Então peço demissão e passo os dias circulando anúncios de vagas de emprego, procurando um lugar para morar e vendo tevê. Percebo que o tempo que passo assistindo tevê antes de me arrumar todos os dias é um bom indicador do meu nível de tristeza. Assistindo a *Lorraine*? Sem problemas. Chegou ao *This Morning*? Tudo bem, em nome dos velhos tempos. Já está passando *Neighbours* ou *Assassinato por Escrito*? Beleza, digo a mim mesma, pois esses são meus programas favoritos. Tento me convencer disso, pois naquela época era verdade. Mas ver a reprise de *Neighbours* à tarde só para conferir se não "perdi" nada? Isso sim é um problema.

Minha cabeça está tomada de incontáveis recordações antes felizes, mas que agora desencadeiam uma tristeza arrebatadora, capaz de demolir tudo o que eu pensava saber. Fico imaginando se ainda posso confiar em minhas lembranças; em meu julgamento; em *mim mesma*, inclusive. Quem sou eu, no fim das contas? Vivencio as graduais e nauseantes sensações de estupidez e desespero que vêm à tona quando percebemos que uma pessoa foi mais importante para nós do que fomos para ela.

Dessa vez eu não me levanto, sacudo a poeira e dou a volta por cima com um sorriso no rosto. Dessa vez, viro uma bagunça – uma bagunça do tipo "mulher adulta, morando na casa da mãe". Minha mãe começa a me monitorar com base na métrica dos "dias em que consigo usar rímel sem que ele escorra". Minha média é de um dia a cada dez. Uma vizinha me implora para que eu "o processe por quebra de promessa" – um conceito arcaico oriundo da Idade Média, no qual uma mulher cujo nubente mudou de ideia em relação ao casamento teria direito a uma espécie de compensação, um "bálsamo para o coração".[2] A vizinha simpática, delicada, porém iludida, olha no Google – e descobre que o último caso relevante ocorreu em 1969, quando a modelo dinamarquesa Eva Haraldstad processou o jogador de futebol George Best por ter mudado de ideia. Ao que parece, essa contravenção foi abolida na Inglaterra e no País de Gales em 1970. "Que pena...", a vizinha simpática dá uma fungada e balança a cabeça.

Eu sei, logicamente, que não é culpa de ninguém. A paixão – ou a falta dela – não é algo que podemos controlar. Mas minha raiva também é incontrolável. Provavelmente pela primeira vez na vida. A bem da verdade, eu estou furiosa. Só não faço ideia de como lidar com isso. O que é que eu faço agora? Como é que isso funciona? A mensagem de que "meninas boazinhas não sentem raiva" me foi incutida desde que nasci, assim como ocorre com muitas mulheres. Mas vejo os homens se irritando o tempo todo. Como é que eles se safam?

"A raiva é considerada mais apropriada aos homens, portanto os estudos revelam maior tolerância à raiva nos meninos do que nas meninas", explica o professor de psicologia Nathaniel Herr. Na melhor das hipóteses, nós mulheres temos permissão para sermos "impetuosas". Mas, e de modo geral? "Meninas e mulheres são criadas para conter a raiva, tanto em termos de sensação quanto de comportamento", afirma Herr. Isso é um problema. "Pois ela *não* vai embora: é impossível negar o sentimento de raiva. Mas essa é uma emoção com frequência subestimada."

Sentir raiva é normal. E acontece desde sempre – nem Jesus era imune. No Evangelho de João (João 2:13-16), Jesus expulsa com irritação os mercadores do templo porque não queria que eles negociassem na casa de seu pai (a educação católica me ensinou alguma coisa). O que também foi normalizado, no entanto, foi a ideia de que as mulheres não devem se irritar. Outra pérola dos meus tempos de escola é a história bíblica de Marta e Maria,[3] cuja intenção é advertir sobre a importância de ouvirmos os ensinamentos de Jesus, mas que guarda a mensagem secundária de que nós mulheres não devemos nos aborrecer. Quer que eu refresque sua memória? Nessa história, as irmãs Maria e Marta abrem sua casa a Jesus, que viajava com seus discípulos. Enquanto Marta corre para preparar refrescos para todos, Maria simplesmente se senta aos pés de Jesus e escuta enquanto ele engata uma ~~palestrinha~~ parábola. Marta, ao perceber a cena pela janelinha da cozinha, na minha imaginação, diz a Jesus, *"Como assim?!"*, ou na forma longa e biblicamente correta:

"Senhor, não te importas que minha irmã me deixe só a servir? Dize-lhe que me ajude."

Ao que Jesus responde: "Marta, Marta, andas muito inquieta e te preocupas com muitas coisas; no entanto, uma só coisa é necessária; Maria escolheu a boa parte, que lhe não será tirada".

Quer dizer que enquanto Marta trabalha feito uma condenada, é Maria que leva todo o crédito, porque está ~~tirando um descanso~~ "escutando Jesus"? Excelente. Muito boa. *Todo mundo* conhece alguma Maria. ("Ai, desculpa eu não ter ajudado na limpeza, é que eu estava escutando a palavra de Deus." Honestamente, também não estou convencida de que o filho de Deus tenha se saído dessa muito bem. Por que é que Jesus não ajudou a cortar os canapés e aquecer a água? Por que é que os três não foram conversando enquanto viravam um saco de batatinhas numa tigela?) De todo modo, a mensagem é clara: raiva masculina = aceitável. Fúria feminina? Nem tanto.

Hoje em dia, a psicóloga Kimberley Wilson, autora de *How to Build a Healthy Brain* [Como fabricar um cérebro saudável],[4] afirma que é importante lidarmos com nossa raiva, que ela descreve como uma "emoção da autoestima", e explica: "A capacidade de sentirmos raiva de fato traz uma informação sobre nossa aptidão para nos valorizarmos". Todos, afirma ela, devemos nos dotar de poder e coragem para entender que nossa raiva é legítima. E a raiva, assim como a tristeza, pode ter uma função.

O dr. Dean Burnett, neurocientista, me apresenta um estudo que revela que sentir raiva de fato pode reduzir nossos níveis de cortisol, hormônio liberado pela ansiedade e pelo estresse, que produz os desagradáveis efeitos corporais que tornam o estresse tão nocivo. E os pesquisadores da Universidade Osnabrück, na Alemanha,[5] descobriram que a experiência da raiva reduz os níveis de cortisol e, dessa forma, reduz também os potenciais danos causados pelo estresse. Além disso, a raiva pode nos motivar. Num estudo conduzido pela Universidade de Utrecht,[6] os participantes foram apresentados a objetos que os remetiam a uma recompensa. Antes, porém, alguns foram expostos a imagens de rostos nervosos, enquanto outros, não. Os participantes que viram os rostos nervosos tiveram maior probabilidade de se esforçar em busca de suas "recompensas". A raiva pode, ainda, nos ajudar a obter resultados melhores em negociações. Os pesquisadores comprovaram que a raiva de intensidade moderada resultou em concessões maiores durante uma negociação, em comparação tanto a "nenhuma raiva" quanto a "raiva muito intensa".[7] Em outras palavras: fique triste, sinta raiva *moderada* e realize seus feitos.

O professor de filosofia Zac Cogley, da Northern Michigan University, distingue a "raiva virtuosa" – pense em Martin Luther King Jr. – da "raiva viciosa", que não guarda nenhum valor positivo.[8] Precisamos reconhecer e aceitar nossa raiva, mas não é preciso "abandoná-la". Também não é obrigatório demonstrarmos raiva por meio de ataques ou "explosões". A linguagem que costuma acompanhar a raiva não colabora com a causa do empoderamento feminino ao longo dos anos e vem turvando bastante a visão a respeito do que esse sentimento realmente envolve. Durante anos, aceitamos a ideia de que, sem uma rota de escape, as emoções tendem a se acumular dentro de nós feito uma panela de pressão e acabar "explodindo". A "teoria hidráulica das emoções", como é conhecida, tem sido usada historicamente para justificar a violência dos homens contra as mulheres como o resultado "inevitável" da frustração masculina. "Foi um crime passional", "ela mereceu", "ele não conseguiu evitar" são justificativas entoadas há séculos nos tribunais. Às vezes ouvimos que a prostituição funciona como "válvula de segurança", impedindo a explosão do desejo pelo estupro que se encontra reprimido nos homens. Na verdade, contudo, as pesquisas mostram que os homens que pagam pelo sexo são, em média, mais propensos a expressar sua preferência pelo "sexo impessoal", exibem mais "masculinidade hostil" e autodeclaram maior probabilidade de estupro e mais histórias de agressão sexual.[9] Também foi comprovado que é um mito a ideia de que a contenção do orgasmo masculino é "fisicamente perigosa".[10] Em vez de gotinhas de sêmen acumuladas em algum lugar (desculpe se você estiver lendo isso durante o café da manhã. Ou na hora da sobremesa...), qualquer desconforto oriundo de um estado de excitação que não termina em clímax é resultado da tensão muscular na área do períneo. E as mulheres que se excitam sexualmente e não chegam ao orgasmo sentem a mesma coisa (fato curioso). A "liberação" física hidráulica não é necessária, nem inevitável. Podemos ter sensações sem precisar "extravasar" – seja pelo orgasmo ou largando um soco na cara de alguém. A raiva, por si só, já é uma energia. E ao passo que muitos homens poderiam se beneficiar de ajuda para rotular a miríade de suas emoções de modo a não classificar como "raiva" o que às vezes é uma "tristeza", a maioria das mulheres faria bem em mergulhar num cursinho intensivo de "raiva" como um desdobramento útil da "tristeza".

"As mulheres não costumam ter muita habilidade com a raiva", concorda o professor das lágrimas Ad Vingerhoets, "sobretudo diante de um conflito." Eu me lembro de ouvi-lo dizer que, segundo estudos, as mulheres têm mais propensão a chorar como resposta às frustrações e aos conflitos, por nos sentirmos "impotentes" e termos dificuldade de expressar nossa raiva. Essa teoria é sustentada também por Herr, nos Estados Unidos. "Muitas mulheres relatam sentimentos de frustração, não de 'raiva'", explica ele, "quando não conseguem o que querem."

Infelizmente, isso soa familiar. Numa certa manhã, leio sobre várias injustiças do mundo, depois ouço uma reportagem no rádio informando que os estereótipos de gênero reduzem a vontade das meninas de falar e participar das atividades escolares. Histórias como essas, de maneira geral, me deixam triste e frustrada. Mas, pensando bem, eu não deveria sentir raiva? Como bem escreveu Audre Lorde, autodeclarada "preta, lésbica, mãe, guerreira e poetisa", em "The Uses of Anger" [Os usos da raiva]: "Toda mulher guarda em si um arsenal de raiva bem fornido e potencialmente útil contra as opressões, pessoais e institucionais, que deram concretude a essa raiva. Por meio do foco preciso, ela pode se transformar numa poderosa fonte de energia e servir ao progresso e às mudanças".[11]

De Rosa Parks a Gloria Steinem, Andrea Dworkin e as legiões de mulheres atuantes nos movimentos abolicionistas, sufragistas, trabalhistas, feministas e em prol dos direitos civis, a raiva feminina é capaz de muitos feitos. Herr afirma que é preciso encorajarmos as futuras gerações de mulheres a entrar em contato com sua raiva desde cedo: "Precisamos ensinar a assertividade – e reforçar que elas terão mais chance de conseguirem o que querem se aprenderem a pedir".

Muitos de nós, naturalmente, vivemos tanto tempo reprimindo a expressão de nossa raiva, que mudar de direção acaba exigindo um esforço considerável. Além do mais, existe um preconceito cultural em relação à raiva feminina: não é um comportamento de "menina boazinha". E para uma mulher negra o preconceito pode ser ainda maior.

Converso com a jornalista Yomi Adegoke, que escreveu sobre o clichê da "mulher negra raivosa" e afirma que, embora ela própria se sinta "muito confortável com a expressão da raiva", em termos culturais isso é "extremamente limitado" para muitas mulheres negras. "A mulher negra, por si só, tem o mesmo direito de qualquer outra pessoa a se irritar", afirma ela, "mas nós ainda vivemos nos limites de uma sociedade racista e sexista, e as mulheres negras não podem expressar sua raiva com a mesma liberdade e irreverência dos homens brancos." Pelo menos não sem incorrer no rótulo da "mulher negra raivosa". Isso é um problema, já que as emoções são parte natural da vida. Em seu livro *Brilhe na sua praia: a bíblia da garota negra*,[12] ela cita pesquisas do US Center for Women Policy Studies (Centro de Estudos de Políticas Femininas dos Estados Unidos) que revelam que 21%

das mulheres negras não se sentem livres para "serem elas mesmas no trabalho". A expectativa de que alguém deva "compartimentar" e reprimir a própria raiva não só é irreal como também nociva. No livro, Melanie Eusebe, cofundadora do Black British Business Awards, descreve a raiva como "uma intensa força propulsora... uma emoção bonita e saudável que informa que 'nosso limite foi ultrapassado'". Ela encoraja as mulheres a reconhecerem e aceitarem a própria raiva, e conclui com uma convocação: "Não percam essa raiva, pois há certas coisas que de fato precisam despertar raiva nas mulheres".

As mulheres negras (e os homens), então, têm muita coisa com que se irritar. Só em 2020, George Floyd, um negro de 46 anos, foi morto por um policial branco que pressionou o joelho em seu pescoço por oito minutos e 46 segundos. Floyd repetiu mais de vinte vezes à polícia que não estava conseguindo respirar. Ahmaud Arbery, um negro norte-americano de 25 anos, foi morto a tiros durante uma corrida por dois homens brancos que o seguiram numa camionete. Breonna Taylor, uma negra de 26 anos, foi baleada por policiais enquanto estava na cama, dentro da própria casa.

"Eu sinto tanto medo pelos meus filhos quanto minha avó sentia pelos dela", afirma Jade Sullivan, escritora, empresária e ativista do movimento Vidas Negras Importam. "As coisas não estão melhorando. Tudo precisa mudar. As escolas nem ensinam história negra direito; este país [o Reino Unido] foi erguido sobre as costas do povo negro, e nós nem sequer constamos nos livros de história." No momento em que escrevo este livro, o ensino de história negra nas escolas do Reino Unido é facultativo. Isso quer dizer que os negros estão praticamente excluídos da versão oficial da história britânica ensinada nas escolas. Embora as escolas *possam* ensinar história negra, poucas o fazem, e segundo dados do *The Guardian*[13] somente um em cada dez alunos cursa alguma matéria com foco no império. Nos anos 1980 e 1990, eu não aprendi nada sobre história negra na escola. Por ter crescido numa comunidade de maioria branca, eu achava que "racismo" era algo que acontecia nos Estados Unidos. *Mas não aqui. Não no Reino Unido.* Eu não fazia a menor ideia.

"Sempre houve negros na Grã-Bretanha", afirma Sullivan. "O 'Homem de Cheddar', que viveu há mais de 10 mil anos e é considerado o primeiro bretão moderno, tinha pele negra, cabelo castanho e olhos azuis" (para muito, muito mais, pesquise por Ivory Bangle Lady e leia o excelente *Black and British: A Forgotten History* [Negro e britânico: uma história esquecida], de David Olusoga).[14] Desde os anos 1500 existem comunidades negras, bem como pioneiros, inventores e ícones (Olaudah Equiano, Ignatius Sancho e Mary Prince, para citar alguns). "As crianças não aprendem sobre as contribuições dos negros; a única menção a eles é a escravidão. Nós temos o mês da história negra. Mas a história negra *é* a história do mundo", afirma Sullivan. "Por exemplo, você sabia que a pessoa que criou o semáforo de três cores era negra?" Mesmo agora, confesso que não sabia (foi Garrett Morgan). Outros inventores negros que infelizmente até pouco tempo eu não conhecia são Frederick McKinley Jones (que desenvolveu os caminhões frigoríficos), Lewis Latimer (lâmpadas de filamento de carbono) e Charles Drew (veículos de coleta de sangue para doação). Por aqui, ainda estou aprendendo: há muitas outras figuras negras notáveis na história que jamais constaram no currículo ministrado à maioria de nós na escola. "Se você quiser aprender e escutar alguma coisa", diz Sullivan, "assista a Jane Elliott." Ela é a educadora (branca) antirracista norte-americana que vem tentando despertar o resto do mundo para nossa ignorância desde 1968, quando conduziu o experimento "Olhos azuis/olhos castanhos" para explicar aos alunos da terceira série sobre discriminação racial. Mais de cinquenta anos depois, parece que ainda não aprendemos, visto que o preconceito, o perfilamento racial e as microagressões ainda acontecem todos os dias.

Sullivan me conta que ela e a família foram vítimas de perfilamento racial duas vezes na semana passada. Depois de ter sido seguida pelo segurança de uma popular loja de roupas femininas, aparentemente convencido de que ela planejava roubar alguma coisa, seu marido, enquanto dirigia, foi abordado e interrogado pela polícia. "Ele começou a ser seguido nos arredores de Pimlico; a polícia falou que ele 'parecia perdido', mas ele só estava voltando dos correios, indo para casa ver a família. Eles até confirmaram com uns prestadores de serviço que estavam trabalhando aqui em casa se ele realmente morava aqui", contou ela, e acrescentou: "É bem verdade que ele estava de tênis e casaco de capuz pretos..."

E não pode isso?! É impossível não denunciar minha ingenuidade. "Devia poder!", responde Sullivan. "Mas é *constante*."

O marido de Sullivan é um profissional de 43 anos, pai de três filhos. Isso é ultrajante. Eu fico chocada e horrorizada – mas talvez não devesse.

No dia seguinte à nossa conversa, Edward Enninful, editor-chefe da revista *Vogue* britânica, é vítima de perfilamento racial por um segurança de seu local de trabalho, que o mandou entrar pela "área de serviço". Numa publicação para seu um milhão de seguidores no Instagram (e o número só aumenta), ele escreveu: "Isso serve para mostrar que às vezes não importa o quanto conquistamos no decorrer da vida: o primeiro julgamento de algumas pessoas será sempre pela cor da nossa pele".

"É impossível mensurar a constante dor, a tristeza, os traumas, o TEPT e as feridas relacionadas ao racismo ao redor do mundo", diz Sullivan, "então sim, sentimos raiva. Mas é importante termos conversas desconfortáveis – e sentir raiva quando for necessário."

Nós devemos sentir raiva.

Há muita coisa com que se indignar.

Precisamos conceder permissão à nossa raiva – sem que sintamos culpa por ela, nem a confundamos com frustração ou tristeza: é preciso senti-la. E talvez processá-la. Pode não ser "bacana", pode não ser "bonito", e decerto não será "confortável", mas é importante. Como diz a psicoterapeuta Julia Samuel: "Reprimir a raiva pode levar à depressão, então é melhor fazer alguma coisa com ela". Ela é fã de kickboxing ("Adoro!") e aconselha a fazermos exercícios quando estamos com raiva: "A raiva ativa nossa reação de luta ou fuga, então atividades como correr ou andar de bicicleta, que elevam a frequência cardíaca e aliviam a sensação de medo, liberam dopamina e ajudam a reduzir nosso nível de estresse". Ela também recomenda o riso. Pode ser difícil lançar mão desse recurso quando estamos meio nervosos e frustrados. "Mas é restaurador", insiste Samuel. A dra. Audrey Tang, psicóloga e *coach*, sugere que identifiquemos uma série de emoções e tentemos perceber em que parte do corpo sentimos cada uma. "Isso eleva nosso grau de conforto diante dos sentimentos, tanto os positivos quanto os negativos, e nos ensina a aceitá-los melhor. Pense num momento em que você sentiu raiva – reavive a imagem dentro de si –, então se faça a seguinte pergunta: "Onde é que eu sinto essa emoção?". Quando identificamos em que parte do corpo a sensação reside, conseguimos reconhecê-la, tomar consciência dela e aceitá-la. E, conforme o esperado, seguir adiante.

Lá em 2008, não sei de nada disso, mas descubro algumas coisas sozinha e, depois de umas semanas no sofá, fico meio – perdoe o jargão complexo – *pirada*. Concluindo que agir é o mais importante, eu me candidato a todos os empregos possíveis, e de alguma forma garanto umas entrevistas. Infalivelmente, eu choro *durante* as entrevistas, e me surpreendo ao não conseguir nenhum dos empregos.

Desemprego não tem graça nenhuma. Como é de se esperar, existe uma correlação entre desemprego, humor deprimido e piora na saúde mental, e as pessoas desempregadas correm maior risco de desenvolver depressão. O sentido dessa relação causal não é muito claro: pode ser que o desemprego ocasione uma redução nas condições de saúde, ou pode ser que tais condições acabem dificultando a permanência do indivíduo no trabalho.

Um estudo português revelou que a depressão oriunda do desemprego tende a impactar os homens com mais intensidade, talvez porque o status masculino, historicamente, está mais atrelado à ideia de "provedor".[15] Mas as mulheres não estão imunes. E os mais jovens, ainda que não sofram com a pressão de uma hipoteca ou a responsabilidade de cuidar de outras pessoas, também vivenciam uma baixa significativa na sensação de autoestima em decorrência de desemprego. Pesquisadores norte-americanos descobriram uma relação tão forte entre desemprego e depressão nos jovens de dezoito a 25 anos que a descrevem na revista *Preventing Chronic Disease*[16] como "uma preocupação de saúde pública".

Quanto mais tempo passamos desempregados, maior é a probabilidade de relatarmos sinais de redução no bem-estar psicológico. Uma pesquisa conduzida pela Gallup, em 2013, revelou que os norte-americanos desempregados há um ano apresentam duas vezes mais chances de serem diagnosticados com depressão do que os indivíduos desempregados há cinco semanas ou menos.[17] Ainda segundo a pesquisa, o desalento que acompanha um longo período de desemprego pode prejudicar não somente a qualidade de vida, mas também a capacidade de encontrarmos um trabalho que de fato nos agrade. Os pesquisadores detectaram uma queda acentuada no otimismo dos indivíduos há muito tempo desempregados, o que afeta a motivação para procurar um novo emprego e aumenta o risco de que eles abandonem definitivamente o mercado de trabalho.

Um estudo sueco de 2019 confirmou que o desemprego nos deixa infelizes, e revelou que ele ainda contribui para uma queda de 10% na qualidade de vida em termos de saúde.[18] Isso na Suécia, onde todo mundo é bonito e o Estado resolve os problemas da maioria dos desempregados! Imagine o cenário se considerarmos os cinzentos subúrbios de Londres.

Eu perco as esperanças. Estou cheia de medo. E fico pensando "o que há de errado comigo?", e sinto muita, muita tristeza. No entanto, em vez de abrir espaço a todos esses sentimentos e os reconhecer ("Eu levei um pé na bunda! Estou desempregada! Perdi minha casa! É *óbvio* que estou péssima!"), entro novamente no "modo ocupado". Abastecida de café e medo, disparo feito um explosivo barato. Sigo em frente para não pensar demais. Outra vez. E entro na onda do *speed dating*.

Quando digo *speed dating*, não me refiro a um evento oficial de encontros às cegas, organizado: na verdade, eu começo a sair com o maior número possível de pessoas, *a toda a velocidade*. Meu recorde durante esse período desgovernado é de (fechem os olhinhos, pessoas de família) cem encontros em noventa dias. *Como?*, ouço você perguntar, com um toque de horror/admiração (marque aí o mais apropriado). Bom, ocorre que para uma pessoa desempregada, que não precisa cuidar de ninguém e finalmente em condições de largar a Jessica Fletcher de *Assassinato por escrito*, um "dia" comporta bastante tempo. Eu costumo pegar o trem mais barato para Londres uns dias por semana para alguma entrevista de emprego, seguida de um café da manhã (encontro nº 1). Depois vem o almoço (encontro nº 2), então um drinquezinho "depois do expediente" (encontro nº 3). Jantar nunca: formal demais, íntimo demais, cercado de expectativas e sempre muito caro (eu tento dividir a conta). São em média nove encontros por semana, de segunda a sexta, com os fins de semana reservados à família e aos amigos. *Et voilà!* Com a prática do jornalismo, é impressionante o quanto dá para descobrir a respeito de alguém durante uma hora. E, por mais que eu perceba que a situação não parece muito agradável aos inocentes "entrevistados", é uma estratégia que eleva superficialmente a minha autoestima destroçada, preenche os meus dias e – polêmica – me faz embarcar na loteria inevitável que são os encontros amorosos. Eu não beijo muitos sapos, mas pergunto a respeito de tudo, desde a opinião sobre a pena de morte e a reforma do código penal até Phil Collins ("bom ou ruim?"), o personagem favorito de *Neighbours* (Plain Jane Superbrain, óbvio) e a opinião sobre a última lista de indicados do Booker Prize. Sou *muito divertida* nos encontros. Em qualquer tempinho que me sobra, saio muito. Saio *mesmo*.

Nessa fase meio doida, eu me libero como nunca, culminando numa bebedeira de 24 horas em Miami, numa viagem de trabalho em que, coisa rara, fui solicitada a redigir as reportagens e fotografar. Fotografia não é o meu forte, mas o período é de recessão e eu não estou em posição de recusar trabalho, então me familiarizo com a câmera bacana de uma amiga e mando ver, sentindo-me uma versão barata de Annie Leibovitz. Jornalistas não ganham muito, mas vira e mexe são mandados a lugares onde jamais poriam os pés de outra maneira. Essa viagem é assim. Ficamos hospedamos no hotel que James Bond frequentava em *007 contra Goldfinger* e somos presenteados com drinques de manhã até a noite. Eu não me dou muito bem com esse tipo de dieta, ainda mais sofrendo de *jet lag* e coração partido. Sigo desfilando, de short e salto alto (estamos nos anos 2000 e isso é considerado aceitável, sabe-se lá como). Luto para não cair e fotografo bravamente tudo o que imagino que meu editor vá gostar de ver. Conhecemos a praia onde James Bond tomava sol. *Clique*. O lugar onde Goldfinger jogava cartas. *Clique*. O local onde aquela coitadinha foi besuntada de uma tinta metálica maravilhosa, mas totalmente fatal. *Clique*. Recebo uns olhares estranhos, mas deve ser porque o povo não está acostumado a ver uma repórter batendo as fotos.

Talvez estejam intimidados, imagino, e me vejam como uma tripla ameaça: uma jornalista que também fotografa e anda (mais ou menos) de salto alto!

As pessoas não estão me encarando porque eu sou uma tripla ameaça.

Como descubro mais tarde, com uma ressaca terrível e tentando não vomitar no voo de volta para casa, as pessoas estavam me olhando porque eu "bati" centenas de fotos... sem tirar a tampa da lente. A viagem acabou. Eu não tenho nenhuma foto. Sou uma idiota. Sentindo-me febril e incapaz, pego meu travesseiro inflável, vou até o banheiro dos fundos do avião e grito, expulsando toda a raiva. No travesseiro. Por dez minutos. Não sou exatamente um Michael Douglas em *Um Dia de Fúria* (ainda), mas essa é a sensação mais próxima da fúria que já senti até hoje. Quando termino, me sinto melhor.

Eu começo a não dar a mínima. Quanto mais faço isso, mais as coisas começam a dar certo. Eu ganho mais comissões. Recebo convites para fazer coisas divertidas com amigos que não vejo há um tempo, pois ao que parece eles não curtiam muito o cara alto e aquele monte de Phil Collins (quem podia imaginar?). Começo a usar roupas macias e confortáveis num mundo que não é nem macio, nem confortável. E desacelero a programação exaustiva de encontros, concluindo que talvez desista de uma vez por todas e vire uma freira secular de calça moletom. Tenho um último encontro na agenda, marcado por um site de encontros em que meu amigo Tony gentilmente fez um perfil para mim (valeu, Tony; valeu, My Single Friend).* O encontro número cem é com T: um loiro de Yorkshire, de óculos de armação quadrada e o dedo indicador meio torto, resultado de um acidente com um serrote na época de escoteiro (Deus abençoe a saúde e a segurança dos anos 1980). Eu gosto de T. Consigo conversar com ele. Não preciso ser ninguém além de "mim mesma". Assim, no espírito de "não dar a mínima", concluo que a honestidade é a melhor política e digo a T que quero muito ter filhos; que não sei se posso ter; e que já fiz muita bobagem antes, de modo que daqui para a frente só aceitarei candidatos sérios à posição de "metade da laranja". Depois de se recuperar do bombardeio e recompor o rosto numa expressão menos assustada, ele meneia a cabeça. "Tudo bem." Ele quer me encontrar de novo. Eu também quero. Então, nos encontramos.

Eu avalio cada frestinha desse novo relacionamento: parece tudo bem.

Dali a um ano, eu e T estamos rejuntando nossa cozinha (como diz minha mãe, "esse aí é pra casar!").

Dali a mais um ano, estamos tentando engravidar.

Talvez leve algum tempo.

---

* O website de encontros escolhido, numa época mais simples, pré-Tinder. Os perfis são criados pelos amigos dos solteiros, não pelo solteiro em si. Ligeiramente menos constrangedor.

Parte II
Como falar sobre a tristeza

Como livrar-se da vergonha e aprender a não pedir desculpas pela tristeza; por que conseguir o que queremos não "resolve", e como os contos de fadas russos podem ajudar todo mundo a se sentir melhor; dos "anos ginecológicos" à vida dinamarquesa; amor *versus* dureza nos relacionamentos; a dor da infertilidade; viver sem filhos, mas não por escolha própria; o medo do fracasso e o que podemos aprender com ele. Nesta seção, exploramos como é de fato o divã de um terapeuta, as primeiras lições sobre as drogas e por que devemos parar de sintonizar na "Merda FM". Incluindo o ponto de virada, esgotamento, privação de sono, diagnósticos, "dupla jornada", síndrome do internato, traumas, colapsos de meia-idade, um alerta global e "eu sou porque nós somos".

Apresentando o pai que educa em casa; o doutor incrível, Casper; minha amiga Jill e o cara da Hotpoint. Participações de Nompumelelo Mungi Ngomane, autora de *Everyday Ubuntu* [Ubuntu todos os dias]; do médico que virou escritor, Adam Kay; do explorador polar Ben Saunders; de Thomas Dixon, o historiador das emoções; dos jornalistas Yomi Adegoke, Bibi Lynch e Matt Rudd; do professor John Plunkett; do escritor Henry Hitchings; da podcaster Marina Fogle; e do psicólogo evolucionista Robin Dunbar.

7
Livre-se da vergonha

Deitada numa maca ginecológica, nua da cintura para baixo, as pernas escarranchadas sobre os apoios, poucas vezes na vida me senti tão vulnerável. Durante os últimos dois anos tenho passado várias manhãs por semana nessa posição, mas não está ficando mais fácil. Isso não deveria surpreender – fui socialmente condicionada a *não* mostrar meus genitais a desconhecidos. Mesmo assim, sinto vergonha e constrangimento – tanto pela ignomínia da situação quanto por tudo o que me trouxe até aqui.

"Desculpa", digo à médica, enquanto ela enfia um bastão envolto numa camisinha por entre minhas pernas abertas e me informa que não encontrou nenhum folículo.

"*Depois de tudo isso!*", exclama ela. Como se tivéssemos feito muito estardalhaço por nada.

"Nada de bebê este mês", acrescenta, sem necessidade. "Talvez você esteja trabalhando demais."

"Desculpa", digo a meu chefe ao chegar no trabalho atrasada mais uma vez, pois a consulta médica se estendeu demais. Eu enfim consegui um emprego, então já é alguma coisa. Depois de sobreviver à pior parte da recessão trabalhando como *freelancer* e cobrindo licenças-maternidade, conquisto um cargo de editora na MarieClaire.co.uk.

É um trabalho importante e grandioso, e eu não quero estragar tudo. Mas estou tão entupida de hormônios que tenho a leve suspeita de que vou sabotar mais essa. Além do mais, estou envergonhada. Sinto vergonha por meu corpo não trabalhar como eu gostaria e sou afetada pela linguagem de "fracasso" atrelada a isso. Atrelada a mim. Pelo fato de "não ter respondido" ao tratamento. Mais uma vez.

Não conto o que está acontecendo aos colegas de trabalho, mas tento conversar com minhas amigas quando elas perguntam por que não estou bebendo ("Cadê a 'Helen divertida'?"). Explico que o Clomid – o remédio que estou tomando para estimular a ovulação – me deixa enjoada. Em seguida, que os hormônios para estimular os folículos provocam vômito, diarreia, inchaço, dor pélvica e acne. Eu entupo a geladeira de casa de frascos e seringas hipodérmicas cheios de líquidos. Carrego a tiracolo uma bolsinha térmica lotada de remédios, para o caso de precisar administrar alguma dose na rua. Aplico injeções no aeroporto, na estação de trem, no escritório e uma vez até nos bastidores da London Fashion Week (que glamour).

"Desculpa", digo a T, agora meu marido, quando ele precisa injetar o hCG, o "gatilho da ovulação", na minha bunda, pois minhas mãos estão trêmulas e escorregadias de tanto suor.[1] Ele esfrega a barba por fazer, como faz sempre que está ansioso, e arregaça as mangas, feito um veterinário se preparando para encarar o parto de uma vaca. "Era assim que você imaginava a felicidade conjugal?", pergunto.

"Não", admite ele, enfiando a agulha.

As pessoas à nossa volta engravidam. Algumas bem depressa. "Bebê de lua de mel" é um termo que ouço cada vez mais frequentemente. *Parabéns!* Eu sorrio, depois choro. Fico grata pelos que me informam as boas-novas por e-mail ou mensagem de texto antes de me verem pessoalmente, permitindo que eu me recomponha até encontrá-los cara a cara. Assim sou capaz de direcionar minhas emoções e ficar feliz por eles. Porque eu fico feliz por eles. Só queria que estivesse acontecendo comigo também.

Enquanto minhas amigas conversam sobre as melhores botinhas da Baby Gap e trocam receitas de bolo arco-íris, eu me vejo obcecada em detectar a consistência de "clara de ovo" em minhas calcinhas – objetivo de todo e qualquer casal que está "tentando", já que é um bom indicativo de ovulação. Sempre que circulam e-mails do trabalho sobre presentinhos a alguma colega prestes a entrar de licença-maternidade, eu inclino a cadeira para trás, belisco a mão para não chorar e enfio um chocolate da Marks & Spencer na boca, para não ter que falar nada. Estou me superando na arte de "comer de tristeza". Tento ser sempre a primeira na fila de despedida da futura mamãe, para encerrar logo o assunto. Depois me tranco na última cabine do banheiro feminino do terceiro andar e deixo as lágrimas rolarem. Estou tão retesada – tão inchada de hormônios que não são meus – que alguns dias eu mesma pareço uma grávida de seis meses. Só que não sou.

Segundo o serviço de saúde britânico, um em cada sete casais no Reino Unido apresenta dificuldades de concepção. Eu não sou especial. Mas estou muito triste com a ideia de que talvez jamais possa segurar meu próprio bebê nos braços.

Estudos sobre o impacto psicológico da infertilidade afirmam que o processo de sucessivas tentativas e fracassos cobra seu preço – para todos os envolvidos. Uma pesquisa conduzida pela Universidade de Middlesex e pela Fertility Network UK revelou que 90% dos entrevistados que tentam engravidar relatam sentimentos de depressão, e 42% expressam pensamentos suicidas. Mais de dois terços afirmam que a infertilidade impactou negativamente o relacionamento, e 15% admitem que o relacionamento terminou ou sofreu desgaste devido às questões de fertilidade. Ah, e metade das mulheres e 15% dos homens entrevistados afirmam que a infertilidade é "a experiência mais perturbadora" de sua vida.[2]

De sua vida.

A jornalista Bibi Lynch conversou comigo abertamente sobre a dor de não ter filhos. "Eu vi meu pai morrer, minha mãe morrer e meu tio morrer; já vivenciei violência e alcoolismo – mas não ter filhos sem dúvida foi a pior coisa que já me aconteceu." Meu primeiro contato com a dor de Lynch por não ter filhos foi lendo o *The Guardian*, na sala de espera de um hospital, antes de ser "interrogada" sobre por que meu corpo havia "falhado na resposta" a mais uma rodada de tratamento. Nunca esqueci suas palavras, embora me lembre muito pouco do resto daquele dia. Ela relata com uma franqueza impressionante como passou a pertencer ao grupo de pessoas "sem filhos, mas não por escolha própria" (CFNBC [Childfree not by choice], na sigla em inglês), então fiquei ansiosa por conversar com ela enquanto escrevia este capítulo.

"Eu sempre quis o pacote completo", conta ela, "viver com alguém e ter um filho. Mas não conheci ninguém. 'Infertilidade social', como chamam." Irmã mais velha entre sete, ela sempre presumiu que teria uma família e que a maternidade "simplesmente aconteceria. Mas não aconteceu".

"Fui levada a crer que teria mais tempo", conta ela, "iludida por tantas histórias de 'bebês milagres' e mulheres que engravidam bem mais tarde, pela famosa de Hollywood que engravidou aos 48. No íntimo, pensava: 'Ainda consigo!'." Então, o pai de Lynch morreu. "O luto nos faz refletir sobre todo o ciclo da vida", diz ela, "e isso me aguçou o foco." Aos 42 anos, resolveu tentar ter um filho sozinha. "Eu era 'velha demais', por isso o serviço de saúde não cobria meu tratamento de fertilização *in vitro* (FIV), então comprei esperma, paguei a contagem de folículos – para verificar a ovulação –, fiz exames de sangue, de imagem. Gastei uns milhares", conta Lynch. A fase final da FIV, a implantação dos folículos, custaria mais 3 mil libras. "Daí veio a recessão de 2008. Eu perdi meu apartamento, fiquei sem dinheiro e foi... horrível."

A dor que ela descreve é devastadora. "O pior é que a nossa sociedade não nos permite chorar pela criança que não tivemos – pelo futuro que não viveremos", diz ela, "isso não é aceito. Ou seja, nosso luto também é deslegitimado." Lynch desconhece a razão por que isso acontece ("Não sei por que o luto de alguém incomoda outra pessoa"), mas afirma que claramente causa "desconforto" nos outros. O que também não é muito bacana para ela.

"Então a pessoa vive a tristeza visceral de querer ter um filho e não poder", conta, "somada à tristeza de não experimentar aquele amor que a sociedade afirma ser 'nossa razão de viver'... e ainda à sensação de ter que encontrar outro caminho. Pois, do contrário, qual é o nosso papel? Onde é que eu me encaixo na sociedade sendo uma mulher de setenta anos sem filhos? Não creio que ninguém *deva* ser julgado por isso", explica ela, "mas nós somos." Sem contar a gama de comentários dolorosos que as pessoas dispensam rotineiramente às que não têm filhos.

Ah, sim. Esses.

"Por que você não adota?", "Já pensou em barriga de aluguel?" ou "Tente relaxar um pouco!" são as clássicas sugestões que recebo durante esse período. Às quais respondo, respectiva e respeitosamente: "Não, por causa de tais e tais motivos"; "Não, veja bem: 'motivos'"; e "Meu Deus, nossa, que boa ideia. Não tinha pensado nisso". Eu *acho* que as pessoas são bem-intencionadas. Mas histórias de "bebês milagres" concebidos sob o luar, sugestões de comer melancia e ficar voltada para o oeste não melhoram meu estado de ânimo, nem me fazem engravidar.

"Eu ouvia coisas do tipo: 'Passe uma semana com os meus filhos que você desiste rapidinho'", diz Lynch. "Um sujeito já insistiu comigo que estava mais exausto que eu porque tinha filhos", conta ela, "num momento em que meu tio estava morrendo, eu sofria de depressão profunda, tinha perdido minha casa e não dormia à noite. Eu ficava me perguntando: 'Por que você só não me deixa sentir a minha exaustão?'" Lynch conta que certa vez alguém a abordou no meio de um funeral e perguntou: "'Você se casou? Não? Teve filhos? Não? Ah, bom... não é para todo mundo...'" Um belo soco no estômago.

E como ela reage diante desses comentários?

"Ou fico irritada e reviro os olhos ou respondo alguma coisa. Daí estrago tudo por ter 'aberto a boca'. Ou seja, tenho que sofrer a dor e também defender meu direito de sofrer. Sou atacada por fazer isso, e depois o outro ainda espera que eu peça desculpas!"

Para quem deseja ter um filho, não poder ter é algo doloroso e aflitivo, muito difícil de superar. Hoje em dia, Lynch tem 54 anos, e há apenas dois parou de pagar as taxas do banco de esperma. "É dilacerante" diz ela, "mas estou superando tudo." Por "tudo" ela se refere à dor do luto. "E talvez existam outras coisas na vida", diz ela. "Não vão ser iguais, mas talvez sejam igualmente válidas, igualmente gratificantes. Isso tudo está me fortalecendo. Não vou me desculpar pela minha tristeza."

Qualquer pessoa que deseje ter filhos e não consiga provavelmente sentirá uma tristeza profunda. Converso com Richard Clothier, que vivenciou a infertilidade de fator masculino e se pronuncia para quebrar o estigma ligado ela. "Minha mulher e eu nos casamos no dia seguinte ao príncipe William e Kate Middleton", conta ele, "então brincávamos que haveria uma competição para ver quem engravidaria primeiro." Depois de dois anos, contudo, nada aconteceu. "Nosso médico falou que meu esperma estava meio lento, mas que continuássemos tentando e engravidaríamos até o Natal." Chegou dezembro, e nada de bebê. "Por fim, consultamos outro médico, que falou: 'Me desculpem, mas com esses números vocês não vão engravidar pelas vias naturais'." Clothier ficou em choque. Começou a investigar o significado daquele diagnóstico e descobriu que não estava sozinho. A infertilidade de fator masculino aumenta a cada dia, e nos últimos quarenta anos a contagem de esperma dos homens nos países ocidentais caiu pela metade, segundo análises de 2017.[3] Os estudos sobre a experiência da infertilidade de fator masculino são relativamente escassos, mas as boas pesquisas disponíveis revelam que ela muitas vezes é vista como um "fracasso" da masculinidade – uma experiência vergonhosa, traumática e isoladora.⁴ "Havia uma culpa real atrelada a mim", diz Clothier, "pois a causa da infertilidade estava em mim, e eu via o quanto a falta de um bebê estava afetando minha mulher." Ele e a mulher começaram o processo de FIV, mas o primeiro ciclo do tratamento não deu resultado ("Descobrimos no Dia das Mães"). Ele então desabafou com um amigo: "Pouco tempo depois, porém, a mulher *dele* engravidou. Quando fui dar os parabéns, ele deu de ombros e disse: 'Foi bom saber que eu funciono direitinho'. Isso machucou". Em seguida, Clothier se fechou. "Eu não tinha onde ou como escoar minha tristeza. Sentia que precisava apoiar minha mulher, então basicamente enterrei os meus sentimentos."

Seu único santuário? O carro.

"No caminho para o trabalho havia um trechinho de estrada em que eu parava e deixava toda a minha tristeza lá. Ali eu sofria e chorava, durante períodos muito difíceis em que eu sentia não poder demonstrar tristeza em casa, no trabalho, com os amigos, em lugar nenhum. Eu me lembro de dirigir na neve certa vez e viver aquele momento em que você vira o volante, mas o carro continua avançando em linha reta. Acho que reconhecer a tristeza parece um pouco a derrapagem de um carro. Equivale a reconhecermos o que está acontecendo." Eu gosto da analogia entre a tristeza e um carro derrapando. O motorista precisa virar o volante no mesmo sentido da derrapagem, pois, se pisar no freio, vai travar as rodas e fazer o carro derrapar ainda mais.* Para escapar tanto de uma derrapagem quanto da tristeza, precisamos aceitar o que está acontecendo e voltar a atenção ao que nos apavora, em vez de tentarmos nos afastar. Apesar de contraintuitivo, é necessário. E isso sem dúvida ajudou Clothier. Depois do fracasso na primeira fase da FIV, a comissão do sistema de saúde de sua área alterou a regra em relação ao número de ciclos que os casais tinham direito, o que significou que ele e a mulher tiveram de bancar o restante do tratamento – a um custo considerável.

---

* Não foi Kevin, o instrutor de direção, que me ensinou isso: foi o inverno do ano 2000.

O casal juntou dinheiro e se preparou para o segundo ciclo da FIV, já fazendo planos: "Se não desse certo, a gente ia ter que se mudar. Nós moramos numa cidade pequena e sentíamos que seria doloroso ver as pessoas da vizinhança começando a ter filhos. Eu pensei que poderíamos construir uma vida nova, buscar a companhia de outros casais sem filhos. Assim, pelo menos, saberíamos estar em companhia 'segura'. E que ninguém à nossa volta chegaria com uma 'surpresa', uma 'novidade'". Notícias que talvez fossem dolorosas demais. "De todo modo, eu precisava pôr alguma coisa no papel", conta ele, "queria um protocolo para recorrer caso nada desse certo."

Clothier também percebeu, enfim, que não deveria sentir vergonha nem culpa, nem se desculpar pelos próprios sentimentos, e em vez de esconder a tristeza foi a público falar sobre ela. "Àquela altura eu já tinha passado por bastante coisa – o tratamento, a loteria que é o serviço de saúde em cada canto do Reino Unido, os cortes no financiamento para a FIV em nossa área. 'Por que as pessoas não estão falando sobre isso?', pensei, então escrevi para a imprensa, os parlamentares, todo mundo." Ele esperava sentir algum alívio ao redigir tantas cartas. "O que eu não esperava era que as pessoas fossem me apoiar." Mas apoiaram. Clothier foi à tevê e ao rádio – experiência que ele descreve como catártica. "Um amigo me ouviu na rádio BBC e me escreveu: 'Eu não tinha ideia de que você estava passando por isso. Se quiser escalar uma montanha, berrar, desabafar, estou por aqui'. E eu adorei. Pois a verdade é que a experiência da infertilidade havia ofuscado a minha visão. Parecia um luto."

Anne Chien, conselheira de infertilidade e presidente da British Infertility Counselling Association [Associação Britânica de Aconselhamento à Infertilidade], concorda que essa infelizmente é uma experiência comum. "É notório que os indivíduos que passam por um tratamento de fertilidade vivenciam altos níveis de sofrimento emocional, o que pode impactar seu relacionamento com o parceiro, a família e os amigos." Ela encoraja a terapia como parte de um tratamento integral de fertilidade – mas é mais fácil falar do que fazer, pois as terapias profissionais verbais são de difícil acesso para muita gente. Em vez disso, as pessoas incapazes de ter filhos tendem a receber conselhos – solicitados ou não – de amadores.

Eu sigo em frente, abatida por uma estranha vergonha – carregando-a comigo, feito uma mochila feia, malfeita, nada ergonômica e muito desconfortável. A mochila da vergonha. Para este capítulo, passo umas semanas imersa na vergonha que senti àquela época. Aprendo que a vergonha, embora desagradável, guarda uma função – pelo menos em termos evolutivos. Tal e qual ocorre com todas as emoções negativas, a vergonha tem uma razão de ser. Segundo a Teoria da Autopreservação Social, situações que ameaçam nosso valor ou nossa posição social – como mostrarmos os órgãos genitais a pessoas desconhecidas ou sermos incapazes de gerar um filho quando a sociedade acredita que isso é necessário – *reduzem* nossa autoestima e *elevam* nossos níveis de cortisol e a sensação de baixo valor social.[5] Em outras palavras: provocam vergonha. A *função* da vergonha é nos defender da "desvalorização social" que pode ocorrer quando informações negativas a nosso respeito chegam aos outros. Dessa forma, nos desviamos de atitudes que nos desvalorizem.[6] Sua função é nos ajudar a nos comportarmos bem e não mostrarmos os genitais a desconhecidos. Por isso sinto vergonha ao me ver nua com as pernas nos apoios da maca ginecológica, pois a sociedade incutiu em mim a importância de *não* mostrar os órgãos genitais a desconhecidos. Infelizmente, eu preciso mostrá-los para tentar ter o bebê que a sociedade (e eu) também quer. Achou confuso? Eu também (culpo todos os medicamentos de infertilidade). Infelizmente, para muitos, o impulso natural da vergonha pode acabar descontrolado.

Carl Jung, psiquiatra e psicanalista suíço e fundador da psicologia analítica, definiu a vergonha como uma "emoção que devora a alma", e, enquanto a culpa gira em torno da sensação de termos "feito algo ruim", a vergonha está ligada à sensação de "sermos ruins". A vergonha faz com que nos enxerguemos como falhos ou desprezíveis, além de – como descobrimos no capítulo 3 – guardar forte relação com a dependência e os transtornos alimentares. Ela também está fortemente ligada à depressão, à violência, à agressão, ao bullying e ao suicídio.[7] A vergonha afeta todos nós, mas a forma como ela permeia nossa vida e nossos momentos de maior suscetibilidade é, muitas vezes, uma questão de gênero.

Quando a revista *Elle* publicou a matéria "Os quatro momentos mais prováveis em que uma mulher sentirá vergonha na vida", em julho de 2015, eu e minhas amigas reagimos com muitos meneios de cabeça, um e outro "a-hã" e uns poucos e justos *"não diga"*. A jornalista Victoria Dawson Hoff pediu a uma equipe de profissionais de saúde mental feminina que especificasse os momentos em que uma mulher está mais propensa a sentir vergonha na vida, e não causa espanto ver que a adolescência conquistou a primeira posição: "um fosso de hormônios e emoções em estado bruto". Sentir-se constrangida, assertiva demais ou incompetente no local de trabalho levou o segundo lugar, seguido da vergonha pós-parto, quando a mulher é pressionada a ser a "mãe perfeita". Por fim, o quarto momento mais relatado foi a pressão para se casar e ter filhos vivida pelas mulheres solteiras com mais de trinta anos.

Com cerca de meia década a mais de experiência desde que a reportagem foi publicada, eu acrescentaria outros momentos. Tentar conceber um filho e "fracassar" não é nenhuma delícia. Términos de relacionamento, separações familiares e abusos também podem suscitar uma vergonha indesejada. Ainda há o trauma do aborto espontâneo – que muitas amigas sofreram em silêncio nos últimos anos. De acordo com o serviço de saúde britânico,[8] estima-se que uma em cada oito gestações termine em aborto espontâneo, mas poucas pessoas sentem que têm "permissão" de vivenciar o luto pela perda de seu bebê ou da vida que esperavam ter. Quase 20% das mulheres que sofrem um aborto espontâneo apresentam sintomas de depressão e/ou ansiedade, segundo uma pesquisa publicada em 2015 pela revista *Primary Care Companion for CNS Disorders*.[9] Esses sintomas costumam durar entre um e três anos, impactando a qualidade de vida e as gestações subsequentes. Ainda assim, o aborto espontâneo é um assunto raramente abordado. "Em razão do silêncio, as pessoas não compreendem como esse evento é traumático – até que aconteça com elas", escreveu a jornalista Hadley Freeman no *The Guardian*, em 2017. "Eu certamente não compreendia."[10] O silêncio com frequência é tóxico e conduz à vergonha. A escritora Christen Decker Kadkhodai descreveu em 2016, também no *The Guardian*, seu aborto espontâneo: "Dói fisicamente, claro, mas a dor maior é a da vergonha. Eu me sinto envergonhada, inferior e impotente".[11] A vergonha está em toda parte. Mas parece que a forma como a vivenciamos depende do corpo que habitamos.

A pesquisadora, escritora e professora Brené Brown afirma que as mensagens de vergonha em nossa sociedade são comumente organizadas com base nos gêneros: "Para as mulheres, há constelações inteiras de expectativas com frequência contraditórias que, se não forem atendidas, tornam-se fontes de vergonha. Para os homens, contudo, a mensagem principal é que a fraqueza é vergonhosa. Como a vulnerabilidade é normalmente percebida como fraqueza, torna-se um risco especial para os homens transmitir vulnerabilidade".[12]

James Mahalik e seus colegas do Boston College, nos Estados Unidos, conduziram um estudo em que foi feita aos participantes a seguinte pergunta: "O que uma mulher precisa fazer para se adequar aos padrões femininos?". As principais respostas mencionaram que ela deve ser "simpática", "magra", "comedida" e usar "todos os recursos disponíveis" para aprimorar a aparência.[13]

Meu Deus...

Quando Mahalik perguntou sobre o que um homem precisa fazer para se adequar aos padrões masculinos, as respostas foram: "Sempre demonstrar controle emocional, trabalhar, almejar o *status* e a violência".

Apesar de ser muito deprimente, não é de se surpreender. Uma amiga que viveu um relacionamento abusivo foi consumida pela vergonha imaginando o que os outros pensariam se ela falasse sobre o assunto – se parasse de disfarçar os hematomas. Ela temia que os outros a enxergassem da mesma forma que *ela* enxergava as mulheres que escolhiam continuar com homens que as agrediam. Temia ser julgada duramente, e assim passou anos em silêncio, cultivando a própria vergonha. A vergonha a subjugava – como subjuga tantas pessoas que sofrem violência doméstica. No momento em que escrevo este livro, a ONU descreve o crescimento mundial da violência doméstica como uma "pandemia oculta" que caminha ao lado da covid-19. Estima-se que os casos de violência tenham aumentado 20% durante os períodos de isolamento, pois muitas pessoas estão confinadas com seus abusadores.[14] Isso é assustador. A violência não é um assunto particular, nem é uma "escolha". Como sociedade, precisamos realinhar o conceito do que consideramos "vergonhoso".

O fenômeno chamado "alexitimia masculina normativa" desempenha um papel na típica vergonha "masculina". A alexitimia é definida como "a incapacidade de identificar e expressar ou descrever os próprios sentimentos"[15] e atinge cerca de 10% da população. Mas o psicólogo dr. Ron Levant, ex-presidente da Associação Americana de Psicologia, cunhou há algumas décadas a expressão "alexitimia masculina normativa" para descrever a incapacidade de alguns homens de expressar em palavras as próprias emoções, graças à aprendizagem social do papel masculino tradicional. Resumindo, a formação da identidade "masculina" conflita com as emoções que os homens sentem e acreditam ter permissão para expressar. O "padrão masculino" tradicional também é convencionado e endossado – e as "emoções" acabam não tendo muita chance. Assim, quando elas inevitavelmente vêm à tona (visto que: naturais, normais, humanas), a vergonha aparece. Uma imensa vergonha. A aprendizagem social masculina do medo em demonstrar vulnerabilidade ou "fraqueza" é tão penetrante que hoje em dia um certo grau de alexitimia parece ser um "padrão" para a maioria dos homens (daí a palavra "normativa").[16]

Levant investigou a relação entre a alexitimia masculina normativa, a satisfação no relacionamento, a qualidade da comunicação e o medo da intimidade. Num estudo conduzido em 2012, ele confirmou que (surpresa!) a alexitimia masculina normativa de fato está atrelada a níveis mais baixos de satisfação no relacionamento, à baixa qualidade de comunicação e ao medo da intimidade.[17]

Segundo a pesquisa de Brené Brown, o antídoto para essa vergonha é a vulnerabilidade. A vulnerabilidade, afirma ela, está longe de ser uma fraqueza: na verdade, ela é uma força. Coragem, inclusive. Não devemos nos envergonhar de nossas emoções, nem pedir desculpas por nos sentirmos vulneráveis. Jamais.

Nós *devemos* pedir desculpas se fizermos algo errado. Só não devemos ter a obrigação de nos desculpar por nossos sentimentos. Isso, contudo, é o que muitos fazem com frequência.

8
Não se desculpe por seus sentimentos

Na época em que eu "mostrava os genitais a desconhecidos" (período que chamo de "anos ginecológicos"), percebia amigos se desculpando diariamente por seus sentimentos. Certo dia, uma colega chega ao trabalho com os olhos inchados.

"Tudo bem?", pergunto.

"Tudo", responde ela, e então: "Não. Minha tia morreu."

"Ai, eu sinto muito!"

"Não, *eu* sinto muito." Ela pressiona as pálpebras. "Já faz um ano..."

"Ah!" A essa altura já entendi que o luto não tem prazo específico. Mas ela prossegue:

"Minha mãe me contou ontem à noite."

"Sua mãe só contou agora que a sua tia morreu?"

A colega meneia a cabeça.

"Caramba. Vocês duas eram próximas?"

"Bom", ela hesita, "a gente não se falava tinha mais ou menos um ano."

"Ah..." Faz sentido. "Eu lamento *tanto*..."

"Não, tudo bem. *Eu* é que peço desculpas. Por ficar tão emocionada..."

Como assim? Uma pessoa morreu! E ninguém avisou?! E VOCÊ me pede desculpas? Que mundo louco é este em que as pessoas pedem desculpas por lamentar uma morte?

Outra colega me conta que o namorado acabou de descobrir que está com câncer. Eu a mando para casa, para ficar com ele.

"Obrigada", diz ela, e então: "Desculpa!".

Você está se desculpando pelo câncer do seu namorado? Ou está se desculpando por não poder trabalhar hoje? Seja como for: pare de pedir desculpas!

Outro amigo é atropelado por um carro durante um passeio de bicicleta. Sua reação automática? "Desculpa."

A palavra "desculpa" é usada desde os tempos medievais. *Sarig*, em inglês antigo, é um adjetivo que significa "pesaroso";* um estado de ser, portanto – uma emoção, até –, em vez de um simples pedido de desculpas. A "desculpa", em seu sentido tradicional, podia ser usada para expressar nosso reconhecimento da angústia existencial, da inevitabilidade da dor mortal e, em última instância, da futilidade da existência. Hoje, contudo, a palavra é empregada para expressarmos remorso por *nos sentirmos* tristes, não pela tristeza em si.

Na maioria das culturas, as pessoas só pedem desculpas quando fazem algo errado. Mas uma pesquisa coordenada pela YouGov revelou que os britânicos dizem "desculpa" oito vezes por dia, em média – 2.920 vezes por ano e 233.600 vezes durante toda a vida.[1]

Henry Hitchings é o autor de *Sorry! The English and Their Manners* [Desculpe! Os ingleses e seus modos],[2] entro em contato com ele para ouvir sua opinião sobre nossas desculpas pela tristeza e o constrangimento por nossas emoções. Ele pensa a respeito. "Acho que nós, no Reino Unido, somos *intolerantes* à tristeza", afirma, "as pessoas não sabem como lidar com ela."

Como assim?

---

* Segundo o diretório *Old English Core Vocabulary*, no site da Universidade de St. Andrews. Como assim você nunca leu? Vai lá. É fascinante.

Ele respira fundo, então ilustra com um exemplo da própria vida. Revela que quando sua mãe morreu, há nove anos, ele viveu sua primeira experiência de "profundo pesar".

"Eu tive a consciência de que muita gente não sabia o que dizer ou fazer. Ninguém sabia direito qual era a atitude mais correta, e as pessoas estavam preocupadas em não fazer nada que fosse socialmente inaceitável." Alguns seguiam a "fórmula das condolências" e diziam "se houver algo que eu possa fazer, me avise!". Hitchings continua: "Eu não tive necessidade de recorrer a essa ajuda, mas posteriormente, quando perdi um emprego que adorava, ouvi a mesma coisa. Então, quando decidi aceitar a oferta, as pessoas ficaram horrorizadas, como se eu tivesse levado a sugestão embaraçosamente ao pé da letra". Ou seja, oferecemos ajuda por pura etiqueta, não como um ato intencional de cuidado. E o "lamento" contido em "lamento muito a sua perda" inclui uma parte implícita: *"mas não falemos nunca mais sobre isso"*. Pois a tristeza, de alguma forma, é constrangedora. "Vergonhosa", até.

Julian Barnes escreveu sobre a perda de sua mulher, a agente literária Pat Kavanagh, no livro *Altos voos e quedas livres*,[3] e relata que falava dela nas conversas e os amigos não respondiam: "Por medo de mencionar seu nome, eles a negaram três vezes, e eu os julguei muito mal por isso".

Hitchings recebeu respostas similares de amigos britânicos após a morte da mãe e relata que as reações mais francas vieram de "não britânicos". "Um conhecido português, por exemplo, de quem eu nem era muito próximo, me falou coisas muitíssimo profundas."

E como ele se sentiu?

"Foi estranho", admite, "mas não desconfortável. Foi muito *humano*, além de surpreendente – pois os ingleses não sabem ficar tristes; de modo geral, nós ficamos constrangidos com demonstrações de emoção. Não gostamos de parecer vulneráveis. Veja no críquete..."

Não era esse o rumo que eu imaginava para a conversa, mas tudo bem.

"Quando eu era criança, os treinadores martelavam isso sem parar: 'Não demonstre dor'."

Uau, reflito: que pessoal difícil. Mas ele explica que não era nenhum timezinho de interior, não: Hitchings jogava pelo renomado colégio Eton. Mesmo assim, a mensagem era clara: não demonstrar fraqueza.

"Isso vai se alastrando para outras áreas da vida", afirma ele, "é a ideia de que estamos cedendo em termos psicológicos se demonstrarmos fraqueza, dando vantagem ao inimigo." Ele acredita que uma boa porcentagem da população britânica, por esta ser uma nação esportiva, pode ter sido criada com essa regra em mente: "Nós crescemos com a ideia de que é desvantajoso revelar sinais de vulnerabilidade". Sobretudo quando se trata de tristeza.

Enxergar a tristeza como uma imposição constrangedora parece algo especialmente cruel, haja vista que ela acontece nos momentos em que mais precisamos de apoio. Sentir tristeza é normal. Sentir angústia é normal. E não devemos pedir desculpas por nossas emoções.

"Quando alguma coisa triste acontece, nós mesmos nos pressionamos a fingir que está tudo bem e a levar a vida normalmente", afirma Marina Fogle, professora de pré-natal da iniciativa The Bump Class e apresentadora do podcast *The Parent Hood*. "Mas é impossível vivermos uma vida normal quando algo muito triste acontece. E devemos ser capazes de falar a respeito sem sentir necessidade de pedir desculpas." Marina e seu marido, o locutor e aventureiro Ben Fogle, passaram por uma tragédia em 2014, com seu filho, Willem, natimorto. Quando os médicos informaram que o bebê havia morrido, Marina entrou em choque. "Parecia mentira: eu o peguei nos braços e... paralisei. Só no terceiro dia foi que as lágrimas enfim brotaram, e eu chorei como se meu coração estivesse despedaçado... e estava, mesmo."

Nos dias e semanas que se seguiram, Fogle descobriu que não só estava de luto como tinha que contar aos outros o que havia acontecido e enfrentar as mais diversas reações. "Eu me lembro de uma conhecida perguntando se eu já tinha tido o bebê. Quando respondi que não, que ele tinha nascido morto, a mulher ficou pálida. Eu a amparei, fisicamente, e fui *eu* quem pediu desculpas. O meu bebê tinha morrido, e *eu* estava sentindo culpa por ter estragado a manhã daquela mulher... por tê-la deixado 'desconfortável'. Foi ridículo!" Ela vivenciou a estranha e perversa vergonha que muitos de nós relacionamos ao luto e a sentimentos de profunda tristeza. Logo depois desse episódio, Marina entrou no "modo ocupado" e voltou ao trabalhar nas aulas de pré-natal que coordena com a irmã, a dra. Chiara Hunt.

"Eu não conhecia ninguém que tivesse perdido um bebê. E ninguém que eu conhecia conversava sobre morte – ou, se o fizesse, pedia desculpas por isso. Como se não fosse permitido falar sobre nada muito perturbador. Como se tocar nesses assuntos pudesse piorar a situação. Mas falar sobre a perda *não* piora nada – pois o pior já aconteceu. Não é como se eu andasse por aí *sem* pensar nisso. Não dava para 'esquecer' a morte de Willem. Ou seja, falar sobre o assunto não vai me fazer 'recordar' a morte: eu já convivo com ela. Falar sobre a perda só ajuda." Com o auxílio da psicoterapeuta Julia Samuel e da terapia de luto, Marina foi começando a falar e parando de se desculpar. "Eu aprendi que não é minha função impedir o desconforto dos outros a respeito do que aconteceu – nem pedir desculpas pela minha tristeza."

Ao que parece, poderíamos nos beneficiar se compreendermos isso. Naturalmente, existem diferentes graus de perda, dor e tristeza. Mas todos seremos afligidos por perdas e eventos tristes algum dia, e não podemos evitar a sensação de tristeza quando ela é necessária. Dor ainda é dor. E podemos ter empatia pelos outros ao mesmo tempo que cultivamos empatia por nós mesmos. "Isso não deslegitima a nossa tristeza", afirma a psicoterapeuta de crianças e adolescentes Jane Elfer, "e não devemos nos envergonhar por sentirmos tristeza."

Dentro das famílias, não é raro que aconteça um "ranking do luto", para apurar quem tem prioridade e quem precisará "adiar" seus sentimentos. Mas Harvey Peskin, falecido psicólogo e acadêmico da

Universidade da Califórnia em Berkeley, afirmava que, embora esse "ranking" seja comum, na verdade não deveria ser, pois o "direito ao luto" é um direito *humano* fundamental.[4] Não há nenhuma declaração juramentada em relação à tristeza – há no mundo tristeza para dar e vender, e todos a sentiremos quando ela bater à nossa porta.

Eu gostaria de afirmar que chego a essa percepção graças a meus insights e minha sabedoria natural. O que acontece, a bem da verdade, é que fico esgotada e acabo pifando, numa quarta-feira chuvosa, no noroeste de Londres.

Depois de mais um dia carregando minha "mochila da vergonha", eu chego em casa e fecho a porta, aliviada. Tiro os sapatos apertados e começo a vasculhar a geladeira atrás de algo para o jantar. Estou nessa posição, a cabeça enfiada numa caixa de queijos, quando T chega e diz que recebeu uma oferta de emprego na Dinamarca. Um recrutador entrou em contato, e ofereceu ao meu marido seu emprego dos sonhos na famosa fabricante dinamarquesa de brinquedos, a Lego. Não em Copenhague (o lugar divertido que todo mundo vive dizendo ser "maravilhoso"), mas no interior da Jutlândia.

"Interior da Jut-o quê?", imagino você perguntando, e recebendo em resposta: "Isso mesmo".

No momento dessa oferta, nunca havíamos visitado a Dinamarca. Não sabíamos localizar a Dinamarca num mapa (*da* Dinamarca). Então passamos um fim de semana por lá, só para conhecer e dar uma olhada no lugar. Tudo é verde, limpo, vazio. As pessoas parecem mais relaxadas do que estamos acostumados a ver. Param e comem juntas. Ou conversam. Ou só... respiram. E nós ficamos impressionados. T embarca na ideia e implora para que eu a considere.

A essa altura, após doze anos em Londres, estou cansada. Meu corpinho combalido está exausto. Minha alma, que a cada mês vive uma decepção, também anseia por um sabático. Então, eu aceito. Peço demissão do meu excelente emprego e nós emigramos, trocando o brilho e o tumulto de Londres pelo interior da Jutlândia no meio do inverno. Eu não conheço ninguém, não falo a língua, e T sai para trabalhar às sete e meia da manhã e eu fico por minha conta. Disparo e-mails aos editores, implorando por trabalho, depois vou caminhar. Por horas. Numas florestas que mais parecem cenários da série *The Killing – Além de um crime*. As árvores tremulam, cheias de neve, vez ou outra despejando um tanto na minha cabeça. Subo encostas íngremes e desconhecidas à procura de trilhas e me vejo derrapando no gelo, caindo de bunda. Depois de passar de minutos a horas perdida, todos os dias, eu em geral emerjo num mundo envolto em cinza (bem-vindos à Escandinávia) e vejo colunas de nuvens se aproximando, vindas do mar. Observo o tempo até meu nariz ficar dormente de tanto frio, depois vou para casa. Quase sempre pego um atalho por alguma padaria. Há padarias em abundância até nas menores cidades da Dinamarca, e os doces e bolos são deliciosos. Então me convenço de que essa é uma parte importante da "integração cultural".

Começo a escrever sobre esse admirável mundo novo e os hábitos dinamarqueses para um jornal britânico, com uma irreverência que me é nova. Abraçando uma franqueza radical, eu paro de pedir desculpas, mando a vergonha embora e encontro minha voz. "Não dar a mínima" fica mais natural, e me pedem para escrever mais. Pela primeira vez na vida, escrevo sem vergonha, como se tivesse a pele em carne viva. Então alguém diz que quer transformar minhas palavras num livro.

Essa é oficialmente a melhor notícia que já recebi.

Na metade do processo de escrita do que viria a se tornar *O segredo da Dinamarca*, noto que meu cabelo está parecendo uma juba de leão e eu me assemelho muito a Aslan, de *As crônicas de Nárnia*. Também ando enjoada, e meus seios tamanho GG voltaram com tudo e bem doloridos. Ao pesquisar os "sintomas" no Google, sou informada de que talvez valha a pena fazer xixi numa fitinha. Então eu faço. Incrédula do resultado, mijo em outras quatro.

Estou grávida.

Parece um verdadeiro *milagre*, bem ao estilo de Jesus, Maria, José e todos os amigos carpinteiros. Mas uma parte de mim também sente culpa por "desertar" para o "lado fértil". Começo a pedir desculpas por abandonar a causa e me unir ao #clubedasmães. Como é que pode isso? Eu me lembro da sensação que tinha quando amigas que eu pensava estarem na minha "turma" de repente eram brindadas com um golpe de sorte. Por isso, tenho cuidado.

Uma parte de mim se convence de que "não vai dar certo" ou de que não conseguirei levar a gestação até o fim. Os bebês, isso aprendi com uma dolorosa experiência em primeira mão, são frágeis. Os bebês, eu sei, podem morrer. Alguns nem chegam a dar o primeiro suspiro, lembro a mim mesma todos os dias. No entanto, apesar das probabilidades, permaneço grávida. Por uma eternidade.

Na quadragésima segunda semana, sou induzida ao parto, e uma pulsação enjoativa se transmuta numa ruptura bárbara e agonizante. Não existe jeito fácil de parir um bebê, e a metade superior do meu corpo se separa e sai flutuando. Vivo dezoito horas de agonia. A parteira tem tempo de tricotar um chapeuzinho de lã durante meu trabalho de parto. Alunos entram para dar uma olhada. Então, enfim: um gemidinho, e uma coisinha pequenina e tenra é colocada em meu peito por um instante, depois levada para a unidade neonatal de cuidados especiais.

Desculpa, desculpa, mil desculpas... em meio a um nevoeiro de dor, eu me repreendo: como ousei pensar que seria capaz de fazer isso? Engravidar, gestar e dar à luz um bebê saudável?

Finalmente, numa cadeira de rodas, sou levada para ver meu filho – um menino. Ele está vivo. Está bem. Quero pedir desculpas a ele outra vez: dizer que estraguei tudo. Todos os livros enfatizam a importância de um parto natural, tranquilo e tântrico, seguido do contato imediato de pele com pele, e eu ainda nem segurei meu bebê. Sei tudo sobre os benefícios da amamentação, mas ele está sendo alimentado por um tubo. E respirando por outro tubo. E está agarrado não em mim, mas num bichinho amarelinho... um *polvo*? Olho em volta. Todos os outros bebês da unidade de cuidados especiais também parecem segurar um pequeno polvo de crochê. Uma enfermeira explica que os bebês apertam os tentáculos do polvo com a lembrança do cordão umbilical, o que os acalma e os ajuda a respirar. "Quando estão com as mãozinhas ocupadas, eles também ficam menos propensos a puxar os tubos", explica a enfermeira. Nem em meus devaneios mais inseguros a respeito da maternidade eu imaginei *tentáculos* (que bobinha).

Enfim consigo segurar meu filho, e meu coração triplica de tamanho. Ele tem o cabelinho ruivo feito fogo (ninguém sabe de onde veio), o rostinho vermelho e amassado e um par de pulmões impressionantes. Recebe alta depois de três dias, mas eu passo uma semana no hospital. O parto é classificado como "traumático", e meu corpo ao que parece fica tão horrorizado com a experiência que tenta entrar na menopausa e para de produzir estrogênio. Cheia de acessos nas veias, conectada a monitores e a uma "bolsa de drenagem", vejo alguém empurrar uma cadeira sanitária para dentro do quarto.

"O que é isso?", pergunta T, inocente.

"Você conta ou eu conto?", indaga a enfermeira, de sobrancelha erguida. Que sorte eu ter praticado mandar a vergonha embora, penso. Nas últimas 24 horas, o número de gente com acesso às minhas partes baixas dobrou, e agora é esperado que eu defeque diante de uma plateia. Mas nada disso importa: nós temos um bebê.

9
A falácia da chegada

No nosso primeiro Natal, T me deu um enfeite de árvore personalizado que dizia "Book & Baby". Ele me deu esse presente, em primeiro lugar, porque sou enjoada para presentes (gosto de livros, acessórios para livros e audiobooks), e em segundo porque essas duas coisas eram tudo o que eu queria. Livros e bebês eram as únicas aspirações de minha vida adulta. Todos temos algum desejo. Pode ser chegar a um certo patamar na carreira ou ganhar o suficiente para não precisar fazer contas mentais na hora das compras de mercado. Ou conhecer sua alma gêmea. Ou transar com várias centenas de almas gêmeas. Ou conquistar tanto fama quanto fortuna (e muito sexo). Sempre haverá algo que nos convencemos de que vai nos "completar".

Ter um bebê e participar do mundo mágico dos "livros" era tudo o que eu desejava. E agora eu tinha essas coisas. Eu *tinha* o meu enfeite de árvore de Natal! Jamais voltaria a ficar "triste"!

Exceto quando eu ficava.

Porque, às vezes, eu ficava.

Porque a vida é assim, e nós não passamos de meros mortais iludidos.

Tenho muita consciência da ironia de reclamar por não ter um bebê e depois reclamar por ter um bebê. Mas, graças a um parto problemático e à posterior permanência do meu corpo num "estado de menopausa", meus pontos levam três meses para cicatrizar e eu fico tendo que voltar ao hospital para ser cauterizada. *Por dentro.* Nunca vou esquecer o cheiro de carne queimada.

Meu bebê chora muito. Contorce todo o rostinho vermelho-escuro. Os diminutos punhos vivem erguidos e cerrados; os braços, de uma força surpreendente, se debatem como se ele estivesse fazendo um exercício aeróbico.

"Ele é esquentado!", brinca uma amiga.

"Deve ser o cabelinho ruivo!" é um comentário comum. Bastante.

"Existe bebê nervoso?", pergunto a T.

"Parece que sim." Ele leva a mão ao rosto, onde acaba de levar um murro.

"Ah."

Eu compreendo que todos nós somos uma loteria genética. Pode ser que seja apenas isso. Mas provavelmente sou eu, reflito, a culpa é minha. Se nossa personalidade e nossas inclinações se devem à genética, às primeiras experiências e ao estilo de vida, então os pais potencialmente carregam a culpa pela maioria das coisas, raciocino.

Concluo, de forma vaga, que meu bebê deve estar irritado porque não pratiquei suficientemente a hipnose no parto. Porque fiz pouca ioga. Porque estava muito estressada durante a gestação. Pesquisadores do King's College de Londres descobriram que o estresse materno antes e durante a gravidez pode afetar o desenvolvimento cerebral do bebê,[1] e um estudo da Universidade de Bristol revelou que filhos de mães ansiosas têm o dobro de chances de apresentar hiperatividade na adolescência.[2] *Namastê!*

Minha agente de saúde materna me põe num grupo de mães dinamarquesas, para "me tirar de casa", mas eu descubro que todas as outras mulheres são mães de criaturinhas deliciosas, gorduchas e dóceis. Seus bebês dormem contentes, acordam vez ou outra para uma mamada superbem-sucedida e tornam a desmaiar, saciados e felizes.

Já o meu, mais chegado à escola de pensamentos de Gordon Gekko de *Wall Street: poder e cobiça*, está convencido de que "almoço é para os fracos" e dormir é coisa de otário. Persuadi-lo a mamar enquanto ele se contorce e revira a cabecinha mais parece um jogo de pescaria magnética: tentar pescar carpas girando numa roda mecânica, abrindo e fechando a boca a esmo.

"Como é que pode ser tão difícil?", pergunta T. "As pessoas têm bebês desde que o mundo é mundo."

Eu balanço a cabeça: não faço ideia.

"Talvez as pessoas sejam infelizes desde que o mundo é mundo, mas não comentem a respeito", murmura ele.

Vários amigos ingleses, muito prestativos, me apresentam a uma paródia no YouTube da música "Uptown Funk", de Bruno Mars, intitulada "Danish Babies Don't Cry" [bebês dinamarqueses não choram].[3] Descubro que a Dinamarca, além de ser um dos países mais felizes do mundo, tem também os bebês mais contentes do mundo ("momento ostentação"). Segundo uma metanálise publicada no *Journal of Paediatrics*, os bebês dinamarqueses, alemães e japoneses choram menos, ao passo que os britânicos e italianos choram mais. Os bebês dinamarqueses também são os que menos sofrem de cólicas, e as mães dinamarquesas são as que mais amamentam no mundo.

Isso em tese se deve ao fato de que as parturientes dinamarquesas vivem menos estressadas e dispõem de mais tempo, graças às generosas licenças-maternidade e paternidade e à proximidade com a família estendida – outro bom indicador de bebês e mães felizes. Infelizmente, como uma *freelancer* britânica morando na Dinamarca, longe de qualquer parente, uma rede firme de apoio familiar não é uma opção para mim, e eu não tenho um bebê feliz. Tenho um bebê que se recusa a dormir e a comer e grita comigo o tempo todo. E aí o meu leite seca.

Eu estraguei tudo!, penso. *O bichinho tem só três meses e eu já estraguei tudo!*

Cerca de 10 mil matérias de jornal me informam que não amamentar os filhos até que eles tenham idade para votar é sub-humano, então eu também me martirizo por isso. Tenho um cérebro que foi treinado para massacrar tudo, inclusive a mim mesma. Sou momentaneamente consolada por uma pesquisa conduzida pela Universidade de Liverpool[4] que afirma que as mães vivenciam emoções negativas – culpa, estigma e necessidade de defender as próprias escolhas alimentares – *a despeito* da forma como alimentam seus bebês. Pela primeira vez, mas de forma alguma a última, concluo que as mães nunca vencem. E também não dormem.

Uma manchete do *Daily Mail* clama: "Pais de recém-nascidos perdem o equivalente a SEIS MESES de sono nos primeiros dois anos de vida dos filhos".[5]

Segundo uma pesquisa conduzida pela Universidade de Warwick, pais de primeira viagem enfrentam quase seis anos de privação de sono depois do nascimento de um filho.[6] Descubro estudos que afirmam que o desajuste no sono da criança respinga em toda a família, aumentando as chances de depressão e prejudicando a dinâmica familiar de modo geral. E um estudo da Universidade da Califórnia em Berkeley[7] revelou que os casais que relatam problemas no sono são muito mais propensos a discussões.*

Para algumas pessoas, a coisa ainda piora. A depressão pós-parto (DPP) afeta entre 7% e 13% das mulheres que dão à luz[8] e é mais comum em mães solteiras, mães que não recebem a ajuda dos parceiros ou da família, mães de bebês doentes ou prematuros e mães sem recursos financeiros ou laços estreitos com amigos e parentes.[9] O renomado psiquiatra infantil Bruce Perry, em seu livro *Born to Love* [Nascido para amar],[10] afirma que, segundo os teóricos evolucionistas, a DPP pode ser uma adaptação desenvolvida para desconectar as mães

---

* Curiosidade: estou escrevendo isso numa sexta-feira. Venho dormindo menos de cinco horas por noite desde o último sábado. Eu e T tivemos um enorme quebra-pau hoje de manhã, quando ele me pediu para não "entulhar" uma gaveta da cozinha no exato instante em que eu limpava um cocô (que não era meu).

dos bebês nascidos em circunstâncias de sobrevivência improvável. Ou seja, não se apegar demais seria uma espécie de defesa. As mães tinham mais probabilidades de ter filhos sobreviventes se reservassem energia às crianças mais velhas ainda vivas ou a novas tentativas de reprodução, quando a comida e o apoio emocional estivessem outra vez disponíveis. O desapego auxiliava as mães a se protegerem da dor de perder um filho – apesar do fato de que o desapego em si também reforçava a certeza de que o bebê não sobreviveria. Duro, pois é. Mas plausível, considerando as altas taxas de mortalidade infantil que caracterizaram a maior parte da nossa história evolutiva.

Até as mulheres que conseguem se esquivar da bomba destruidora que é a depressão pós-parto precisam enfrentar a monotonia, a loucura e a alegria completa e imprevisível das novas atribuições e de uma vida novinha em folha. Eu passei por uma porta pela qual não há volta. T retorna ao trabalho depois da licença-paternidade, e de repente a bola está comigo. Mesmo que eu tivesse um filho com alguém que não fosse obcecado por Lego e não perdesse a chave/a carteira/o celular todos os dias, muito provavelmente ainda haveria um cuidador primário "principal". E essa pessoa sou eu.

Essas novas responsabilidades sobrecarregam nossa relação. Nós costumávamos nos divertir. Costumávamos sair. Comíamos *dim sum*. Mas onde é que eu estava com a cabeça para achar que uns jantares divertidos são garantia de que duas pessoas vão conseguir criar um filho juntas? Será que eu estava DOIDONA? Será que ele estava? Estamos fazendo uma coisa totalmente nova e muitíssimo estressante, e quase sem dormir. A parentalidade é diferente de tudo o que já experimentamos, e não existe "linha de chegada" quando se trata de criar um filho. Essa função nunca "termina". Fico pensando se nossa relação dá conta.

O falecido psiquiatra americano Daniel Stern afirmou em *A constelação da maternidade*[11] que a chegada de um bebê altera a percepção da mãe em relação a seu parceiro "como marido, pai e homem" (o livro foi escrito em 1995, portanto é bastante heteronormativo). A chegada do primeiro filho é um período de conflitos, que perturba um pouco todo casal. Stern aponta também que os termos usados na cultura popular para descrever o impacto de um bebê numa relação são problemáticos. Os bebês costumam ser descritos como uma "cola conjugal", unindo um casal ou até sustentando a relação e sugerindo que pelo menos um dos dois já teria dado no pé se não fosse a "cola" do recém-nascido pegajoso. A representação do bebê como o "queridinho da mamãe" ou mesmo como o "maior amor da vida dela" relega o pai ao papel... de quê? "Provedor? Protetor? Inimigo?", sugere Stern. Muitos homens com quem converso me contam que se preocupam com isso – com não receber atenção suficiente quando um filho entra em cena.

"Como se eles *também* fossem bebês?", pergunta, com certa incredulidade, uma amiga que escolheu não ter filhos. Eu não digo nada. A amiga então sugere que, talvez, "o outro bebe" pudesse aproveitar para cozinhar as refeições da semana ou dar uma passadinha de aspirador de pó na casa em vez de engatar numa crise existencial, "mas cada um no seu quadrado".

O momento anda desesperador para todos, então eu dou um desconto. Mas a questão é que, a menos que estejamos falando de um bebê super-relaxado e pais abnegados, sábios e competentes, é provável que o cenário todo vire um show de horrores. Na altura do sétimo mês – idade em que minha irmã morreu de SMSI –, eu entro no modo hipervigilante. Começo a tomar cuidados excessivos com a temperatura do meu filho; com a roupa de cama; com as posições de sono e com a segurança dele. T tenta ser compreensivo – mas como é que ele vai compreender? É difícil. Para nós dois. E um bebê é a prova de fogo de qualquer relação.

Paul Dolan, professor de ciências psicológicas e comportamentais da London School of Economics, escreveu um livro sobre a falácia do "felizes para sempre".[12] Dolan observou que, embora muitos consideremos o casamento muito importante, a ciência mostra que *estarmos* de fato casados não é lá muito divertido. Sobretudo para as mulheres. No Hay Festival de 2019, ele afirmou à plateia: "O subgrupo populacional mais saudável e feliz é o das mulheres que nunca se casaram nem tiveram filhos".[13] Eli Finkel, psicólogo social da Northwestern University, argumenta que estamos mais do que nunca insatisfeitos com a vida matrimonial porque nossas expectativas sobre o casamento aumentaram absurdamente nas últimas décadas. "[Um] casamento que seria aceitável na década de 1950 é hoje uma decepção, por causa desse crescimento nas expectativas", contou ele à NPR, a rádio pública norte-americana, em 2018.[14] Um estudo que integrou a Semana da Saúde Mental de 2019 revelou que os chamados "marcos" da vida – como amor, casamento e filhos – deixam muita gente triste e aborrecida quando nossas experiências inevitavelmente não correspondem às expectativas infladas e a todos os estímulos das mídias sociais.[15]

O amor pode ser tudo do que precisamos no início, mas é preciso coragem para levar adiante. Um novo relacionamento envolve sexo, supressão de flatulências, café da manhã na cama e o engodo de que somos mais legais e inteligentes do que realmente somos. Estar numa relação envolve Netflix, avisos tipo "espera um minutinho antes de entrar no banheiro", aquela descarga de "cortesia" e e-mails sobre organização doméstica. Quando há crianças envolvidas, duas pessoas que apreciam estar juntas se transformam em duas pessoas tentando criar um ser humano – à base de pouquíssimo sono e dispondo de uma renda bem menor do que antes. Nas trincheiras da maternidade e da paternidade, a ideia de ser legal ou inteligente escapa pela janela, e ocupamos boa parte dos dias limpando bumbuns, lembrando de comprar leite e lembrando de lembrar de comprar leite, pois o cansaço tornou a vida miserável.

Como a única filha sobrevivente de uma mãe solteira que nunca foi muito bem-sucedida no amor, não tenho nenhum modelo prático do funcionamento de uma relação saudável de longo prazo. O que tenho é uma seleção de retratos: fotografias posadas, emolduradas na parede do nosso quarto. Uma de mim e T nos abraçando e beijando, em cima de uma ponte qualquer. Uma do nosso casamento, os dois com o maior sorrisão. *Então acho que éramos felizes, não é?* Por outro lado, todo mundo parece feliz nas fotografias de casamento. É assim que funcionam os casamentos: o pessoal é fotografado todo sorridente, a foto é emoldurada, e anos mais tarde qualquer pessoa pode presumir que aqueles eram tempos de grande alegria.

Olhando retratos na parede ou qualquer álbum de fotografias, vemos que todo mundo teve uma vida maravilhosa, livre de dores, sofrimentos ou dias de cabelo rebelde. Só que, ao que parece, não é verdade. Pois as pessoas à nossa volta começam a se divorciar. Algumas se casam de novo, depois se separam outra vez. Um homem obscenamente lindo que eu conheço afirma que se separou da mulher quando os filhos nasceram "porque a diversão foi para o brejo", mas me garante que ainda espera se casar de novo e "ter mais filhos", e que "vai ser diferente da próxima vez". Meu primeiro ímpeto é cair na gargalhada. Então me vem a sóbria constatação de que na verdade, com aquela genética incrível, ele provavelmente *vai* se casar de novo. E procriar. E dar no pé quando "a diversão for para o brejo". Uma amiga revela sua teoria: ninguém deve se casar quando está apaixonado. "Quando está cego de paixão", diz ela, "pois só depois de ultrapassar essa fase é que a gente conhece alguém de verdade." Em tempos de coronavírus, vimos quantos relacionamentos dependiam dos momentos de afastamento entre o casal. Pois se relacionar é difícil.

Você se lembra das estatísticas? Estima-se que 42% dos casamentos terminem em divórcio.[16] Contudo, num triunfo da esperança sobre a experiência, algumas pessoas resolvem embarcar no carrossel do casamento pela segunda, terceira ou até quarta vez (o que parece exaustivo, francamente). Não há dados específicos em relação ao segundo, terceiro ou quarto casamentos no Reino Unido, mas os números norte-americanos sugerem que cerca de 60% dos segundos casamentos e 70% dos terceiros terminam em divórcio.[17] Nesse momento, sinto que preciso descansar um pouco.

A loteria dos romances está claramente jogando contra nós, e ainda assim perseveramos, com desenfreado otimismo. Até que não dá mais. Até que a palavra com "d" começa a ser debatida. Eu vejo os amigos que estão se divorciando e penso: o quanto será que a relação deles é, de fato, diferente da nossa?

Não sei ao certo.

Nesse mesmo período, meu livro sai. *Meu* livro. Repleto das *minhas* palavras. Todas as 100 mil. Elas são impressas em papel offset em algum lugar de St. Ives, depois encadernadas numa bela capa e transportadas às livrarias de todo o país. Daí para a frente, estão soltas no mundo. Tenho a plena confiança de que só minha mãe vai ler, visto que a) T lê muito devagar (se tiver chegado até aqui, parabéns!) e b) quem eu penso que sou, Danielle Steel? (Não sou, por mais que adore um brinco pesadão.) Presumo que meu livro vá mergulhar na obscuridade, junto com 99,9% dos tomos publicados a cada ano. Mas no dia da publicação recebo um telefonema dizendo que a primeira tiragem esgotou e uma nova será impressa. A segunda tiragem esgota na semana seguinte, e os direitos são vendidos pelo mundo todo. Resenhas do meu livro são publicadas na imprensa. A maioria é boa. Uma é ruim. Dessa eu me lembro vividamente.

O chefe de T lê meu livro. O chefe do chefe dele lê. Eu dou entrevistas. Minha experiência no jornalismo não oferece qualquer orientação sobre como me portar na outra ponta do bloquinho de notas (Não preencha o silêncio! Não embarque nas ideias!), e eu saio patinando, e muito mal. Equipes de reportagem querem vir à minha casa. Eu não tenho forças nem sabedoria suficientes para dizer "não", então permito. Todas, exceto uma, são gentis e simpáticas comigo. Mas é estranho. Num mês recebo em casa duas equipes de filmagem japonesas e uma austríaca. Pensando em retrospecto, em minha avidez por agradar os outros eu me permito ser dirigida com muita facilidade. Quando dou por mim estou cortando enroladinhos de brócolis enquanto a neve cai lá fora; fingindo ler um livro à luz de velas, como se a eletricidade ainda não tivesse chegado ao interior da Dinamarca (já chegou); e trocando a mobília inteira de lugar em prol do "clique perfeito". Dou uma entrevista ao vivo na tevê durante uma crise de gastroenterite, com um baldinho de vômito ao lado. Aprendo sobre enquadramentos – num deles sou filmada por trás, enquanto o entrevistador assente gentilmente com a cabeça. Durante uma dessas entrevistas, em alemão (eu não falo alemão), me perguntam se podemos "repetir a tomada", já que eu estava sorrindo enquanto o entrevistador perguntava sobre a ocupação da Dinamarca na Segunda Guerra Mundial. "Ai! Meu Deus. Desculpa. Pode. Claro." Claro.

Certa manhã, enrolo meu bebê numa trouxinha para levá-lo à entrevista mais horripilante de todos os tempos, e ao sair de casa encontro o filho adolescente do vizinho encostado no meu carro, vomitando violentamente. Ele me encara com olhos injetados de bêbado e ergue a mão, como se dissesse "espera um pouco...". Após um último jato, ele se levanta, limpa a boca com o dorso da mão e faz um sinal de "pode vir". Eu agradeço, com meu péssimo dinamarquês, e conduzo o carro pela poça de vômito. Não consigo chegar ao estúdio da rádio a tempo, então dou a entrevista no estacionamento de um supermercado, enquanto meu filho defeca com tanta fúria que a coisa toda vaza pelo macacão e eu fico nauseada com o cheiro de excremento. Realizar o meu desejo não é bem como eu esperava.

Eu imaginava que um bebê e um livro me deixariam imune à "tristeza" e àqueles dias apáticos. Imaginava que morar na Dinamarca, o país mais feliz do mundo, e pesquisar sobre a felicidade me tornaria – por osmose, talvez – uma dinamarquesa feliz com DNA viking.[18] Esperava muitos arco-íris, reprises de *Assassinato por escrito* e batatinhas sabor sal e vinagre. No entanto, o que vivencio é uma estranha sensação de [*baixando a voz*] anticlímax.

O dr. Ben-Shahar, psicólogo da Universidade Harvard, sabe tudo a esse respeito. Ele cunhou o termo "falácia da chegada" em 2006, depois de vivenciar seus efeitos quando era um jovem jogador de *squash*. "Eu tinha o sonho de ser atleta profissional, conquistar campeonatos", conta ele, quando conversamos, "mas o processo em si não foi agradável; a jornada foi repleta de dores físicas e dificuldades emocionais." Ainda assim, ele se confortava com o fato de que quando "ganhasse", quando "conseguisse", a dor iria embora. "A recompensa viria e, com ela, um novo amanhecer!" Só que nunca veio. "Depois de ganhar, nós *ainda* não somos felizes, ou nos sentimos ainda pior", diz ele, "pois perdemos a ilusão."

Ben-Shahar precisou abandonar o *squash* profissional aos 21 anos por causa de uma lesão, e dedicou-se então ao estudo do comportamento humano e dos padrões de pensamento (perde o *squash*, ganhamos nós). "Cheguei à conclusão de que expectativas irreais resultam numa sensação de 'anticlímax'", afirma ele. "Todas as vezes."

Então, por que é não atentamos para isso?

"A sabedoria convencional nos informa que a felicidade está relacionada ao cumprimento dos nossos objetivos", diz ele. "Essa ideia é universal; somos nutridos por ela desde que nascemos. Aprendemos desde muito cedo que o caminho para a felicidade é o 'sucesso'. Nós herdamos a ideia de que quando conseguirmos tal coisa enfim seremos felizes, em vez de nos concentrarmos em apreciar o trajeto até o destino que temos em mente." Isso acontece porque as "atividades com foco nos resultados" estimulam os centros de recompensa do cérebro e comunicam uma sensação de realização, como explica Ben-Shahar. Somos todos programados para desfrutar da empolgação da caçada. Os níveis de dopamina aumentam quando antecipamos um objetivo, e quando o atingimos eles despencam. Somos biologicamente guiados pela busca. Mas e depois que conseguimos o que queremos? Não sentimos... nada.

Alcançar nossos objetivos costuma ser menos satisfatório que o esperado. E somos mais suscetíveis ao anticlímax ou à falácia da chegada se os objetivos que perseguimos forem "externos", explica Ben-Shahar. Dessa forma, a busca por dinheiro, poder, aceitação pública ou validação dos pais tem sempre grandes chances de acabar em decepção.

A motivação interna sob a forma de um objetivo *intrínseco* é uma abordagem mais inteligente. "Significa desejarmos algo com base em nossos valores", afirma Ben-Shahar, "algo que é importante e valioso para nós. Não apenas o que nossos pais ou a sociedade valorizam". Praticar exercícios para se sentir bem seria um exemplo de valor intrínseco, ao passo que praticar exercícios para ficar mais gostoso ou gostosa e impressionar os outros seria uma motivação extrínseca. Trabalhar porque gostamos de aprender ou somos apaixonados pelo que fazemos = intrínseco. Trabalhar porque queremos conquistar *status*, prestígio ou muito dinheiro = extrínseco, e assim por diante.

No entanto, mesmo considerando os objetivos intrínsecos, precisamos lidar com nossas expectativas. "Estudos mostram que quanto maior é a expectativa, menores são a felicidade e a autoestima", afirma ele. "Se você nutre expectativas irreais, sofrerá decepções com mais frequência. Só que muitas pessoas se escoram na ilusão de 'sucesso' para perseguir objetivos nada realistas", conta Ben-Shahar.

Tipo o quê? Ter um filho?, pergunto, desconfiada. Será mesmo que uma das "coisas mais naturais do mundo" (supostamente) poderia entrar no rol dos objetivos irreais?

"Isso", responde ele, e rapidamente completa: "Ainda mais atualmente. Ter um filho é o maior dos objetivos irreais hoje em dia. Para a maioria das pessoas, filhos são um acontecimento importantíssimo. Envolvem muitos momentos de prazer, mas também frustração, ansiedade e pânico. Quando o assunto é ter filhos, existe uma grande gama de expectativas não realistas."

E quanto a escrever livros?

"Idem."

E quanto ao casamento?

"Mesma coisa."

Ah.

Fico achando que deveria carregar um cartãozinho na bolsa contendo a seguinte frase: "Meu nome é Helen e sofro de falácia da chegada devido a expectativas irreais acerca do casamento, da maternidade e do sucesso como escritora".

No instante em que descubro o termo "falácia da chegada", começo a enxergá-lo por toda parte. Nos amigos, nos familiares, nos homens divorciados obscenamente lindos, até nos sonhos vendidos pelas redes sociais e a televisão. Entre as coisas que costumo dizer a mim mesma estão:

Assim que eu fizer [isso], vou entrar nos trilhos.

Depois dessa semana/mês/ano superenrolados, não vou precisar trabalhar tanto.

Quando terminar isso, vou poder fazer as coisas que gosto de fazer.

Dentro em breve eu tiro o pé do acelerador...

Só que eu nunca tiro. Acredito, equivocadamente, que alcançar meus "objetivos" me trará sensações incríveis, e que quaisquer agonias ao longo do caminho são inevitáveis efeitos colaterais. Pois o "objetivo" vai "valer a pena". Porque: "é um objetivo!" Certo? *Errado.*

Diversos estudos revelam que nós constantemente superestimamos a dose de alegria que alguma coisa nos proporcionará e que avaliamos mal as sensações que serão suscitadas por futuros acontecimentos. Um artigo de 2007 na *Harvard Business Review* chegou a afirmar que os ultraesforçados podem acabar viciados na adrenalina oriunda dos constantes desafios, dando a essa condição o nome de "síndrome do topo".[19] Eu conheço alguns viciados em adrenalina – homens e mulheres que anseiam pelo clímax dos desafios físicos extremos. Alguns até ganham a vida com isso.

Como o Ben.

Está na hora de conhecer o Ben.

10
A síndrome do topo

Ben Saunders é um dos principais exploradores polares do mundo e percorreu a pé mais de 7 mil quilômetros de regiões polares. Liderou a Expedição Scott, a mais longa jornada polar empreendida na história humana, concluindo a expedição que tirou a vida do capitão Robert Falcon Scott e de Sir Ernest Shackleton. Ele também é amigo do meu amigo Tony (sim, o mesmo Tony que fez meu perfil no My Single Friend...).

Conheci Saunders em 2004, quando ele se preparava para esquiar sozinho até o polo Norte e eu me preparava para comer chocolatinhos no jantar (ver capítulo 4). Era uma época em que The Streets liderava as paradas musicais, mas me recordo de Saunders contar que andava ouvindo muito Whitesnake.

Whitesnake?

"Whitesnake", confirma ele, com a cabeça. O clássico do rock "Here I Go Again", de David Coverdale, se mostrou um hino bastante apropriado para que Saunders ganhasse confiança antes de enfrentar o gelo sozinho. Desde então eu o culpo pelo meu amor por rock de tiozão e pelo fato de "Jump", do Van Halen, ser há quinze anos a minha "música de emergência".

Em 11 de maio de 2004, Saunders se tornou a pessoa mais jovem a esquiar sozinha até o polo Norte e foi convidado a falar sobre essa proeza num TED Talk (na época em que os simples mortais não faziam TED Talks). Em tese, estava vencendo na vida. Mas não se sentia assim.

"Chegar ao polo Norte foi o derradeiro anticlímax", conta ele quando voltamos a conversar, "especialmente porque lá não tem nada."

Como é que é? Nem um ursinho?

Ele continua. "Na verdade, pelo menos racionalmente, eu sabia que não haveria nada lá; o gelo marinho vive se deslocando, então nada é permanente no polo Norte. Mas mesmo assim eu esperava... alguma coisa."

Tipo o quê?

"Eu esperava me sentir diferente."

Ah, sim.

Em vez disso, ele sentiu um estranho vazio. Depois de olhar para todo aquele imenso nada, sentou-se no trenó, pegou o telefone por satélite e ligou para três pessoas: a mãe, a namorada e o patrocinador.

"As três ligações caíram na caixa de mensagens." Eita. Ele voltou para casa, ainda esperando uma recepção digna de herói. Mas no aeroporto não havia uma multidão, nem jornalistas: só a mãe e o irmão.

"Aquela viagem era o meu objetivo, a minha missão. Eu esperava explodir de alegria de uma hora para outra", conta ele. "Então, quando isso não aconteceu, fiquei bem mal."

Ele afirma que se identifica bastante com a ideia de falácia da chegada.

Sempre otimista, em 2013 Saunders embarcou em mais uma expedição recordista, dessa vez na intenção de retraçar a malfadada viagem do capitão Scott ao polo Sul, na mais longa jornada polar realizada a pé.

"Era revolucionário: essa foi a viagem que definiu Shackleton. A viagem que matou Scott. Um dos maiores desafios da humanidade. E nós conseguimos!"

Viva! Estourem os fogos de artifício! E aí?

"Bom... e aí que, para um lugar ao qual eu passei a vida dando tanta importância – o polo Sul –, fiquei surpreso em ver que o polo, na verdade, tinha um jeitão de *fajuto*." Cento e um anos antes, o capitão Scott estivera naquele exato lugar e escrevera em seu diário: "Deus do céu! Que lugar horrível".

"Ou seja, as pistas estavam lá", admite Saunders. "Mesmo assim, rolou uma decepção. Essa viagem era uma obsessão que consumiu grande parte da minha vida adulta." Ele esperou a sensação de euforia – seu momento *Carruagens de Fogo* –, que nunca aconteceu. "A bem da verdade, a vida depois disso continuou bem normal."

Com admirável honestidade e humildade, ele admite ter procurado o próprio nome na lista de Honras de Aniversário da Rainha e na lista de Honras de Ano-Novo, "buscando alguma aclamação pública". Mas foi em vão. "Meu ego esperava um pouco mais de reconhecimento pelo que eu tinha feito, mas isso não aconteceu. Tanta motivação, tanta energia, tantos anos..." Ele vai murchando, então explica: "Eu acreditava que com ambição, empenho e persistência um dia encontraria felicidade, paz interior e validação. Só que nada disso veio. Na verdade, depois de cada expedição eu ficava era meio deprimido".

Eu afirmo que ele ganha de mim na falácia da chegada e na síndrome do topo. Mas suas motivações para o sucesso vêm de um lugar semelhante ao das minhas. Sei um pouco sobre a infância dele – em especial por conta de Tony, que gosta de um bate-papo, e Kirsty Young (idem), que em 2016 convidou Saunders para o programa *Desert Island Discs*, da BBC Radio 4. Agora, porém, ele revela: "Meus pais se divorciaram quando eu era pequeno, e meu pai desapareceu da minha vida quando eu tinha onze anos. E eu passei a integrar a imensa lista de homens muito determinados e desprovidos de figura paterna, como Bradley Wiggins, Lance Armstrong, Ranulph Fiennes e uma alarmante porcentagem de políticos". Ele hoje admite que no início sua motivação estava muito atrelada ao "desejo de se mostrar", na tentativa de se provar ao pai ausente. "Não me recordo de nenhuma sensação consciente de perda, mas agora, em retrospecto, fica claro que eu estava atrás de um modelo masculino. Eu sentia necessidade de me provar. Uma coisa meio 'pai, olha pra mim!'."

No livro *Davi e Golias*,[1] Malcolm Gladwell observa que a perda de um dos pais costuma impulsionar uma pessoa à vida adulta com níveis de ambição superiores aos da média. O chamado "órfão eminente" é o indivíduo que vivencia a perda do pai ou da mãe antes de completar dezoito anos. Gladwell não foi o primeiro a perceber isso; em 1978, o psicólogo clínico norte-americano J.M. Eisenstadt relacionou a perda dos pais à genialidade.[2] Muitas figuras celebradas cresceram sem os pais: de Malcolm X a Marilyn Monroe; de Steve Jobs a Jamie Foxx; de Andy McNab a Aristóteles. Outros tantos cresceram sem a mãe (Tina Turner, Madonna, Bono, Eleanor Roosevelt, Marie Curie, René Descartes, a rainha Elizabeth I – embora isso claramente se deva ao fato de que Henrique VIII, pai da rainha, mandou decapitá-la). Os políticos dominam com folga a categoria de órfãos eminentes, e a historiadora Lucille Iremonger descobriu que 67% dos primeiros-ministros britânicos, do início do século XIX ao começo da Segunda Guerra Mundial, perderam um dos pais antes dos dezesseis anos de idade.[3] Quase um terço dos presidentes norte-americanos perdeu o pai na juventude (George Washington, Thomas Jefferson, James Monroe, Andrew Jackson, Andrew Johnson, Rutherford Hayes, James Garfield, Grover Cleveland, Herbert Hoover, Gerald Ford e Bill Clinton). No fim das contas, muitos de nós crescemos com *daddy issues*.

Aos trinta e tantos anos, Saunders reencontrou o pai e descobriu que ele guardava recortes de jornal com notícias a seu respeito numa latinha de biscoitos, registrando com orgulho cada proeza de seu rebento.

Quando ouço isso, meus olhos ficam marejados.

Queria que o meu pai também tivesse feito isso.

Na mesma hora eu me repreendo por pensar nele. Por nutrir esperanças. Fico irritada comigo mesma por ainda permitir que essa perda me afete. Preciso. Me. Esforçar. Mais. No entanto, movidos pela perda e pela rejeição, nós avançamos. Não é saudável, mas a sensação de abandono certamente nos incentiva a levantar a bunda da cadeira e *fazer* alguma coisa.

Será que precisamos sentir dor para perseguir nossos objetivos?

"Não", responde Ben-Shahar quando lhe pergunto (ele é bem direto). "Uma pessoa pode ter sucesso sendo otimista e não perfeccionista. Desse jeito, inclusive, é menos provável que seja infeliz." Para quem vive perseguindo o sucesso às custas da própria paz e alegria, não é fácil receber esse recado. A ideia de que é possível sermos bem--sucedidos *e* menos estressados tem o poder de irritar qualquer um que passou anos da vida cortando um dobrado. "Porém, eu prefiro pensar nisso como um 'custo irrecuperável'", diz Ben-Shahar. "Mas mesmo que você tenha dedicado sua vida à perfeição, *ainda* há tempo de minimizar as perdas. Todos cometemos erros. [*arrasou!*] A questão é aprendermos a ser suficientemente bons."

Ah, sim: "Suficientemente bons". A esse respeito...

O pediatra e psicanalista britânico Donald Winnicott cunhou a expressão "mãe suficientemente boa" em 1953, depois de estudar milhares de mães e bebês e observar que é *vantajoso* para o bebê que sua mãe cometa falhas dentro de um certo limite. No fim das contas, a "mãe devotada comum" é muito melhor do que aquela que nutre ideias fantasiosas e irreais a respeito da maternidade. "Winnicott se referia às mães, mas podemos aplicar a ideia do 'suficientemente bom' à vida, à carreira e às relações", afirma Ben-Shahar. "E digo mais: nós *devemos* fazer isso."

Ele é a segunda pessoa na mesma semana a sugerir que eu me "winnicottize". A primeira é a neurocientista Marwa Azab, com quem entro em contato depois de ver seu TED Talk sobre pessoas altamente sensíveis [*oi!*]. Durante um bate-papo tarde da noite, acabamos conversando sobre falácia da chegada e Winnicott. Depois da graduação em psicologia e de concluir um mestrado em pesquisa psicológica, Azab estava no meio do doutorado em neurociência quando engravidou do terceiro filho. "Foi difícil. Muito difícil: três crianças e um doutorado? Eu passei *muitos* dias chorando, mas o desejo de concluir o doutorado me impulsionou."

E ela conseguiu – "em 2 de dezembro de 2012!" –, mas em seguida enfrentou uma leve depressão. "Eu pensava 'e agora?'. Tinha me esforçado muito para alcançar esse objetivo", conta Azab, "e sofri 100% de falácia da chegada. Do ponto de vista neurocientífico, faz todo sentido. Mas, sabendo o que sei, também me veio uma sensação de 'e o que é que eu faço com isso?'". Donald Winnicott deu a dica. "Pois é", explica ela, "a resposta estava na teoria de Winnicott sobre o suficientemente bom." Pode ser difícil para o ego, afirma Azab, "ainda mais para uma mulher no meio científico. Eu preciso ser 'suficientemente boa' em mais quesitos do que alguns de meus colegas homens".

Tipo o quê?

"Eu quero ser boa mãe, boa companheira, quero ser boa na minha profissão, mas preciso dizer 'não' muitas vezes", diz ela. "Recebo ofertas que acabo tendo que recusar, pois também tenho minha família. Tenho compromissos. Conheço muitos homens que podem ficar trabalhando até tarde, viajar, aproveitar certas oportunidades. Já eu não tenho esse luxo. Trabalho até tarde, começo a trabalhar cedo, e isso tem um preço. Mas eu me dedico ao trabalho. Pode não ser o melhor que sou capaz de fazer, mas eu cumpro a minha função. Estabeleço uma base de referência, e enquanto ela ainda for aceitável fica tudo bem. Tem que ficar tudo bem."

Para abraçarmos a "tristeza construtiva" em vez de sermos "dominados pela tristeza do autodesprezo", precisamos seguir os trilhos do "suficientemente bom". Ben-Shahar recomenda termos a certeza de que realmente queremos o que *achamos* que queremos. "É preciso garantir que o objetivo almejado seja de fato importante, não somente uma ideia a respeito do que queremos", explica ele. "Tem que ser um objetivo intrínseco ou oriundo de uma profunda convicção pessoal ou um forte interesse –, não uma motivação externa ou extrínseca."

Em seguida, é preciso apreciar a jornada.

"Sentir prazer no avanço rumo à realização de um objetivo", diz Ben-Shahar. "Isso é conhecido como efeito positivo de realização pré-meta, quando nos concentramos no processo e desfrutamos dele, sentindo prazer na atmosfera de crescimento e no momento presente." Ele me conta de uma pulseira que usa para se lembrar de permanecer atento ao presente – uma pulseira com a letra N, de "NOW!" [agora].

"Também mantenho um lembrete no celular para não me esquecer de meditar diariamente."

Eca: meditação. Não tenho talento para meditar. Me distraio com muita facilidade.

"Você *gosta* mesmo de meditar?", pergunto, incrédula.

"Eu preciso", responde ele.

E ainda precisa de lembrete?

"Todos precisamos de lembretes, e isso é um processo contínuo. Pense numa atleta: ela não para de treinar só porque é capaz de concluir a corrida." Muito justo. Por outro lado, se um psicólogo de Harvard ainda precisa de lembrete, eu calculo o trabalho que o resto de nós vai ter para frear esse rolo compressor.

Saunders já começou. "Bem devagar, comecei a 'entender' que alcançar um objetivo não é tudo", conta ele. "Eu estava na Antártica, na minha décima segunda expedição, e, por mais que admire Ranulph Fiennes, não queria acabar como ele..."

Como assim? Por quê? Achei que ele fosse seu ídolo!

"E era! Ainda é! Mas eu tenho a sensação de que ele vive ansiando por mais uma grande expedição... até hoje. Então entendi que cabia a mim decidir o que me levaria a alcançar esse ponto de satisfação. Demorou um pouco, mas agora estou... feliz." Eu acredito: ele parece feliz. "Percebi que condicionar minha autoestima à validação externa é inútil, pois quanto mais conquistamos, mais encontramos gente com conquistas que fazem as nossas parecerem insignificantes."

Concordo: entendo *bem*.

Tem sempre alguém melhor que a gente. E a inveja é um sentimento péssimo. Mas será que é evitável? Pergunto a Ben-Shahar, que me coloca no meu lugar: "Só existem dois tipos de pessoas que não vivenciam emoções negativas, como culpa ou inveja: ou são psicopatas, ou já estão mortas".

Eu insisto: até você sente?

"Eu não morri nem sou psicopata, então claro que às vezes sinto essas coisas. A diferença é que aprendi a me observar. Consigo perceber quando chegam certas sensações e penso 'ora, que interessante'. E as aceito, por mais que elas não sejam necessariamente bem-vindas. Quanto mais velho fico, mais me aceito, e mais permissão dou a mim mesmo para apenas ser."

Apenas. Ser.

Tão fácil de digitar. Tão difícil de implementar.

É o conselho menos atraente que já recebi, mas eu tento. Exercito a aceitação. Paro de ler resenhas. Passo um tempo afastada das redes sociais. Tento me aproximar do meu filho. Passo horas brincando e lendo com ele todos os dias. Até que, por fim, ele para de chorar (tanto). Então eu me concentro no casamento.

O dr. John Gottman, especialista em relacionamentos, descobriu que os casais mais felizes trocam pelo menos cinco vezes mais afirmações positivas do que negativas.[4] Então, eu tento ser mais legal. Os psicólogos descobriram também que um dos pecados capitais cometidos pelos casais que começam a se afastar é deixar de lado a própria história e esquecer os motivos por que escolheram um ao outro. O dr. James J. Ponzetti, da Universidade British Columbia, estudou 124 cônjuges e descobriu que aqueles que se lembravam das bases do relacionamento e de todas as razões positivas que os levavam a permanecer juntos tinham mais condições de valorizar e nutrir o casamento.⁵ Recordar com frequência como tudo começou ajuda a suavizar as mágoas cotidianas e as dificuldades de uma relação de longo prazo – pressão dos filhos, carreira, preocupações financeiras e irritações em geral quanto à incapacidade do outro de colocar as meias imundas no cesto de roupa suja (só um exemplo...). Até onde me recordo, eu e T nos aproximamos por amor ao *dim sum*, e talvez às lontras, o que, olhando para ele no frio lusco-fusco de um dia de novembro, não parece uma base sólida de nenhum casamento.

Nós crescemos achando que encontrar o amor é nosso *grande* objetivo. Quando enfim encontramos, tendemos a pensar que os filhos são o próximo passo. Aprendemos que ter filhos é essencial para o desenvolvimento e a manutenção da felicidade na vida adulta, como observou Bibi Lynch. Achamos que as recompensas afetivas excederão os custos emocionais e financeiros associados aos filhos e que uma criança vai nos "completar". A realidade, contudo, é que é difícil.

Tudo bem, penso: "difícil" eu encaro. Foi escolha minha. Eu quis, desesperadamente. E ainda quero. Mas não vou minimizar a experiência da maternidade, tampouco deturpá-la como ela me foi deturpada. Muito bem.

As pesquisas mostram explicitamente que a satisfação com a vida despenca com a chegada de um bebê⁶ (ainda mais quando ele esguicha vômito nas paredes de casa), e os sociólogos da Wake Forest University descobriram que os indivíduos com filhos são mais deprimidos que os sem filhos, quaisquer que sejam as circunstâncias.⁷ Num estudo realizado em Princeton, os pais classificaram os cuidados com os filhos como "tão agradáveis quanto as tarefas domésticas".⁸ Mas a coisa não é de todo ruim: pesquisadores da Universidade de Heidelberg, na Alemanha,⁹ descobriram que pais e mães aposentados são ligeiramente mais felizes que os indivíduos sem filhos, mas somente depois de os filhos saírem de casa. "Isso não é felicidade, é alívio", argumenta T. Provavelmente ainda teremos dezoito anos disso tudo pela frente. Eu adoro ser mãe. Sinto gratidão por meu filho e daria a minha vida/mataria uma criatura selvagem de tamanho médio com as próprias mãos por ele, de bom grado. E as crianças são muito divertidas, então é isso. Mesmo assim, ter um filho = difícil. E também não há qualquer garantia de que nós, ou a pessoa que escolhemos, teremos talento natural para essa empreitada.

Três amigas acabam vivendo com indivíduos que são pais incríveis, mas péssimos parceiros. Outros se revelam ótimos parceiros, mas tenebrosos com os filhos. Podemos nos relacionar com alguém por admirarmos seu desprendimento infantil. No entanto, quando tentamos administrar uma creche sem fins lucrativos com a outra pessoa, isso já não é tão atraente. Podemos nos unir a alguém maravilhoso, mas incontrolável em termos financeiros. Ou cuidadoso com dinheiro, mas questionável no quesito "administração doméstica". Ou limpeza. Nos casais que vejo à minha volta, a maioria dos parceiros (de ambos os sexos) está longe de colher os louros da glória. Como diz uma amiga solteira: "Não entendo por que todo mundo inclina a cabeça e pergunta se eu estou bem, como se eu estivesse em segundo lugar na vida por não estar num relacionamento. Eu não ganhei a medalha de prata: ganhei uma medalha de ouro diferente. Relacionamento é coisa braba!". Ela está certa. É mesmo.

E chega o primeiro aniversário do nosso bebê. Temos bolo e balões, seguidos de uma discussão sobre de quem é a vez de esvaziar a lixeirinha de fraldas (é de T, óbvio). Certo dia, num café, estamos com os ânimos meio aflorados, tendo uma "divergência de opiniões" a respeito de alguma coisa, quando percebo que nossa "discussão acalorada" está sendo narrada em dinamarquês por um grupo atrás de nós. *Ah, que beleza: agora as nossas brigas têm tradução simultânea.*

A coisa está tão ruim que nós viramos "entretenimento".

Num dado momento, eu e T procuramos uma terapia de casal. Poderia ter sido útil, não fosse o fato da terapeuta insistir em chamar meu marido de "James". O nome dele não é James. Não é nada nem minimamente parecido com "James". Delicadamente, tentamos corrigi-la: eu me refiro a ele seguidas vezes como "não James". Ele conta piadas e fala de si mesmo na terceira pessoa, chamando-se de "não James". Eu até mando um e-mail em que assino "Helen e não James". Mas não adianta. Toda semana é a mesma coisa: "Então, James, como vem passando?".

O episódio "James" fica tão ridículo que temos que segurar o riso e precisamos apertar a mão um do outro para não cair na gargalhada. Isso, estranhamente, tem o poder de nos aproximar. Continuamos de mãos dadas mesmo depois de nos despedirmos da terapeuta. Na semana seguinte acontece o mesmo. Depois de uns meses de terapia, estamos tão unidos pelo episódio "James" que resolvemos interromper as sessões. Não sei bem se é assim que a coisa funciona, mas eu e "James" começamos a nos entender melhor. Dormimos melhor. Dormimos juntos. Talvez fosse esse o plano sagaz da terapeuta desde o início. Talvez ela seja uma transgressora, que não segue as regras, mas cumpre sua função. Tipo um detetive de série de tevê, mas de cardigã feminino. Ou o Axel Foley de *Um tira da pesada*, mas no corpo de uma mulher branca de meia-idade. Vai saber?

Nenhum de nós mudou, particularmente. E ainda não somos imunes à falácia da chegada, nem à síndrome do topo – embora pelo menos agora tenhamos *consciência* disso. Eu ainda me jogo no trabalho quando a vida real parece impor alguma ameaça; meu marido gastador continua entrando na "onda das compras" sempre que tem a chance, e ao que tudo indica continua alérgico ao cesto de roupa suja. Mas está se tornando um bom pai, consigo ver agora. Alguém que deseja dar tudo ao filho. Inclusive um irmão.

A estranha comichão de procriar – uma espécie de loucura – começa, desta vez, a despontar nele primeiro. Eu penso que estou "a salvo", até ouvir um bebê chorando no mercado e perceber que choro também. Depois disso, as fisgadas recomeçam. Os meses seguintes não aliviam a sensação: também desejo outro filho. Em teoria, não é nada sensato: estamos num país estrangeiro, a primeira gravidez foi difícil e nós acabamos de nos reaproximar graças ao episódio "James". Nem sabemos ao certo se vai ser possível. Mas os hormônios têm muita culpa no cartório. Nós ficamos gananciosos. Abusamos da sorte. O repouso e o relaxamento dessa vez não colaboram – é impossível relaxar com uma criança a tiracolo, e a cota de "milagres" se esgotou. Então, acabamos numa clínica de fertilidade. Outra vez. Lotamos a gaveta da geladeira destinada a vegetais com caixas de remédios para fertilidade. Outra vez. Agora, porém, a FIV funciona.

Vai ficar tudo bem, dizemos a nós mesmos, famintos de punição que somos. Dessa vez temos bastante clareza: bebê é coisa difícil, lógico, mas a gente sabe em que está se metendo! Já fizemos isso antes! Já temos todo o material! Não fazemos a menor ideia.

"Aqui está um", diz a médica, inclinando o monitor para mim durante o primeiro ultrassom, "e aqui, o outro."

São gêmeos.

Estou grávida de gêmeos.

11
Explore outros pontos de vista

Enquanto Beyoncé anunciava ao mundo sua gravidez de gêmeos publicando no Instagram uma foto de lingerie que derrubou a internet, eu anuncio a minha vomitando na lata de lixo da escolinha do meu filho.

As respostas são variadas. "Parabéns" sem dúvida figura entre as dez mais, mas quase perde para "Como é que você vai dar conta?", "Vai ser exaustivo demais!" e "Nossa, gêmeos eu não aguentaria...".

Eu também não sei se aguento. Então o pai de um coleguinha me conta, no portão da creche, que cresceu com mais oito e que foram "todos educados em casa".

"Como?", pergunto.

"Com paciência", responde ele.

Aposto que sim.

"Além disso, nossos pais nos mantinham na linha: a cada um era permitido um interesse – uma *coisa*. Podia ser um hobby, um esporte, um instrumento ou 'amigos'. Mas a gente tinha que escolher um só. E não podia trocar." Certo. Ótimo.

Uma mãe de trigêmeos recebe a notícia com um olhar combativo, que me informa: "Nem *pense* em reclamar na minha frente: seja mulher!". Então, eu tento. Meu corpo tenta. Mas dentro de mim estão crescendo, ao mesmo tempo, dois bebês e duas placentas, o que podemos concordar que *não* é normal.

Não pretendo me comparar a Beyoncé (que mentira, esse é basicamente meu objetivo de vida), mas nós duas evoluímos de forma similar na gestação dois-em-um. Partindo de dois grupos distintos de células, começo a inchar feito a Violet Beauregarde de *A fantástica fábrica de chocolate*. Fico mais redonda a cada semana e, como bem informa uma vizinha bondosa, chego a crescer "uns bons centímetros" numa única tarde. Tanto eu quanto Beyoncé engordamos 27 quilos durante a gravidez, só que ela é uma deusa amazona medindo 1,69 metro, e eu sou um hobbit de 1,60 metro que há dez anos se recuperava de uma anorexia.

É difícil respirar, física e metaforicamente, pois meus pulmões dispõem de menos espaço que o normal. O coração trabalha 50% a mais durante a gravidez, e eu sinto calor o tempo todo. Redonda feito um Psammead,* não consigo mais dormir deitada nem me sentar num ângulo de noventa graus, pois meu tamanho ultrapassa o ponto em que meu corpo normalmente se dobraria. Isso dificulta o processo digestivo. Nos dois extremos.** Minha pélvis fica igual a uma geleia, então sou levada às consultas semanais para acompanhamento da "gravidez geriátrica de alto risco" numa cadeira de rodas, e um corrimão é instalado em meu chuveiro. Quando caminho, sinto o abdômen dilacerado por várias facas. Ninguém sabe ao certo se nós três vamos sair dessa vivos, então, a dois meses do parto, sou orientada a fazer repouso total.

Apoiada em várias dezenas de travesseiros para formar um ângulo de 45 graus – o meio termo entre "bebês esmagados" e "órgãos internos esmagados" –, permaneço deitada. O dia todo. Todos os dias. Desenvolvo escaras no quadril e no cóccix – úlceras na epiderme e na derme, resultantes da pressão prolongada. Preciso de ajuda para me

---

* Para os não iniciados: criatura mítica do livro *Cinco crianças e um segredo*, de Edith Nesbit.
** Se não dá para *sentar* na privada, fica complicado *ir* ao banheiro... é o que eu descubro.

deitar e levantar da cama e mudo de posição de tempos em tempos, feito uma costeleta de porco numa grelha. A essa altura, a única coisa que posso fazer por mim mesma é pensar, sentir, recordar e... me preocupar. Será que meus bebês vão sair vivos dessa? Será que eu vou sair viva? O que vai acontecer se T tiver que cuidar sozinho do nosso filho? O que vai acontecer se nós sobrevivermos em corpo, mas não em mente? Eu já li *O papel de parede amarelo*,[1] sei como a banda toca.

Meu mundo fica reduzido a quatro paredes. Os amigos vêm me visitar. Na maior parte das vezes, porém, sou eu comigo mesma. Já me conheço o bastante para saber que estou equilibrada numa corda bamba. Então escrevo, até não conseguir mais, pois a dor é terrível e eu fico cansada e as palavras começam a sair assim: kj8f7g****%0q9rjw/;-fu'yfw.f (pós-moderno demais para o gosto literário de hoje em dia).

Eu lembro que isso tudo é temporário, que em dois meses terei meus bebês. Recordo o quanto sou absurdamente sortuda, em tantos (tantos) níveis – e que isso, na história do mundo, não é nada. Penso que para muita gente as coisas desde sempre são muito mais sombrias. Mas o "eu" não acredita muito em "mim" (o "eu" é mesmo muito descrente). Então, como prova, resolvo mergulhar numa breve história da tristeza. Isso a) é menos sombrio do que parece e b) é excelente para pôr as coisas em perspectiva. Além do mais, c) deveria vir com o aviso de que, conforme descobrimos no capítulo 6, a "história do mundo" ensinada às crianças dos anos 1980 e 1990 estava longe de ser profunda. Então, eu tento outra vez.

As antigas civilizações do Egito, da China e da Babilônia, segundo aprendo, enxergavam a tristeza como uma forma de possessão demoníaca e lançavam mão de castigos corporais e privação alimentar para "expulsar" os demônios. Pois bem, pelo menos hoje em dia ninguém diz que eu estou possuída pelo demônio. No antigo Egito surgiu também o conceito de "útero errante", mais tarde chamado de "histeria" – derivado de *hystera*, palavra grega para útero –, que supostamente explicava todo e qualquer descontrole emocional nas pessoas que tinham útero.² Segundo a crença, o útero "passeava" pelo corpo, obstruindo certas áreas e ocasionando todo tipo de enfermidades e sensações indesejadas. Na época dos gregos e romanos as coisas não eram muito melhores, embora os médicos considerassem o humor deprimido uma questão tanto biológica quanto psicológica e para alívio dos sintomas costumassem dispensar aos pacientes prescrições dignas de Instagram, que incluíam ginástica, massagens, dietas especiais e banhos regulares. A *melancolia* surge como "doença" nos escritos de Hipócrates, supostamente oriunda de um desequilíbrio de fluidos ou "humores" corporais. Hipócrates acreditava que o corpo era composto de quatro substâncias: sangue, bílis amarela, bílis negra, e – vejam só – *catarro*. Toda doença física resultaria do excesso de um desses fluidos, e era função do médico reequilibrar os humores, normalmente por meio de expurgos ou sangrias (muito justo afirmar que Hipócrates nunca deve ter passado muito tempo com crianças, que são, pela minha experiência, 80% catarro, porém altamente energéticas).

Na Idade Média, a tristeza significava basicamente que Deus nos odiava. Para os clérigos da Europa medieval, a melancolia era sinal de que uma pessoa vivia no pecado e precisava de contrição. E dá-lhe rodadas de ave-marias. Em *Contos da Cantuária*, escrito por Chaucer no século XIV, a desesperança e a apatia eram relacionadas à preguiça – um dos sete pecados capitais. Alguém de posse de uma "tristeza estarrecedora" ou um humor deprimido era incapaz de cumprir sua quota de boas ações cristãs e decerto acabaria no purgatório (valeu, Chaucer).

Os escritores e filósofos renascentistas pegaram um pouco mais leve com a tristeza, relacionando-a à criatividade e se empolgando com o conceito do "artista torturado". Na mente de muitos homens da Renascença (pois vamos combinar que ninguém escutava muito as mulheres naquela época), estar triste também significava estar mais *perto* de Deus. Em 1590, o escritor Edmund Spenser chegou ao ponto de defender a tristeza como indicativo de compromisso espiritual. Parece uma forma conveniente de duplipensar, visto que o envolvimento da Grã-Bretanha no comércio de escravizados também foi instaurado no século XVI – atividade que os britânicos viriam a dominar como os principais negociantes de vidas humanas do oceano Atlântico –, ou seja, coisa que não faltava nessa época era "tristeza". Em fortíssimo contraste com a teoria de Chaucer, no século XVI também ganhou força a ideia de que a "felicidade" seria derivada de fontes nada sagradas – como sexo ou álcool. O que é um infortúnio se lembrarmos que em 1590 o galão de cerveja era considerado artigo de primeira necessidade – em pé de igualdade com o pão. Cada integrante da Marinha inglesa recebia *oito pints* de cerveja por dia (quatro litros e meio, para os refinados).[3] Em outras palavras, eles viviam mamados.

Infelizmente, meu conhecimento de história medieval de altíssimo nível para por aí, e os velhos livros empoeirados e a leitura doméstica só me levam até os anos 1600. Mas já é útil para que eu explore outros pontos de vista, e fico querendo mais. Assim, para continuar "tendo uma palavrinha comigo mesma", tenho uma palavrinha com outra pessoa: Thomas Dixon, professor do Centro de História das Emoções da Queen Mary University, em Londres. Dixon explora a história das lágrimas e da firmeza britânica no livro *Weeping Britannia: Portrait of a Nation in Tears* [A Grã-Bretanha chora: retrato de uma nação em prantos][4] e defende a importância de uma perspectiva histórica acerca das emoções. "A vida foi tão árdua para tanta gente, por tanto tempo – com altos índices de mortalidade infantil, por exemplo –, que a história sem dúvida tem muito a nos ensinar", afirma.

No século XVII, por exemplo, crianças, mulheres e idosos eram considerados por natureza mais propensos às lágrimas, mas o choro de modo geral não era visto com bons olhos. Corria também a ideia de que transpiração, choro e chuva eram *literalmente* a mesma coisa: instâncias de vapor, fosse no corpo ou no ar, convertidas em água. Assim, a "sudorese ocular", apesar de não ser exatamente culpa da pessoa, era sempre meio inadequada e decerto poderia ser evitada com um pouco de disciplina.

Com o avanço da ciência e da tecnologia durante o Iluminismo, os pensadores começaram a refletir sobre o funcionamento do corpo do ponto de vista mecânico, passando a ver a tristeza como um "defeito" da máquina humana. George Cheyne, médico inglês do século XVIII, teorizou que a "melancolia" seria ocasionada pelos novos luxos e confortos proporcionados pela mecanização. Pouco trabalho árduo com a terra, muito tempo de ócio e *reflexão*. Para contrabalançar os efeitos dessa poderosa extravagância, o velho George prescrevia o vegetarianismo (regime ao qual ele próprio, aparentemente, não conseguia aderir). "A melancolia também foi apelidada de 'enfermidade inglesa' no século XVIII", revela Dixon, "por conta da umidade, da poluição e da sudorese." Ao que tudo indica, os ingleses tinham fama de suar muito.*

Então, em 1789, veio a Revolução Francesa e, como afirma a acadêmica Rachel Hewitt em *A Revolution of Feeling* [Uma revolução do sentir]:[5] "a década que forjou a mente moderna". Ela sustenta a hipótese de que as emoções tal como as conhecemos hoje são consequência direta da irritação dos franceses com a díade pobreza/brioche (paráfrase minha). "A Revolução Francesa é descrita como 'humanismo sentimental'", explica Dixon, "e a percepção britânica é a de que esse período originou um novo 'culto ao sentimento' que descambou rapidamente para a 'brutalidade'. Havia uma sensação de 'vejam só o que acontece quando *sentimos* demais!' Os britânicos, então, naturalmente se opuseram: 'Nós não somos católicos. Não somos *estrangeiros...*'"

Essa "alienação" da tristeza aconteceu no Reino Unido, também. Dixon conta sobre um médico que afirmava que os casos de "melancolia agitada" eram mais comuns na "raça celta e nas mulheres". Eu

---

* Tempos depois, meu editor polonês me informa que os ingleses, de fato, ainda têm a reputação de transpirar em excesso. ("Ah, sim, nós achamos que os ingleses suam demais!" Ah. Valeu...)

digo a ele que, honrando minha ascendência católica e irlandesa, vivo à beira de uma explosão de melancolia agitada. Você se lembra de Darwin, que afirmou que as lágrimas eram "inúteis"? Pois bem, eis o que mais ele escreveu: "Os ingleses raramente choram, exceto sob a pressão de dores muitíssimo agudas, enquanto em outros pontos do continente os homens vertem lágrimas com muito mais liberdade e facilidade".[6] A partir do século XIX, os poderes imperiais sofreram forte racialização, promovendo a ideia de que os europeus eram, de alguma forma, "superiores". "Nessa época, as lágrimas eram consideradas uma espécie de apêndice", explica Dixon, para ambos os sexos, "um inútil resquício de nosso passado." Um incômodo desnecessário para os homens e uma lamentável inevitabilidade para o "sexo frágil": as mulheres. Mas havia muito por que chorar, com as elevadíssimas taxas de mortalidade infantil e uma vida difícil para tanta gente.

Em 1840, Charles Dickens publicou *A velha loja de curiosidades*, e o país inteiro chorou pela pequena Nell. "Dickens viveu numa época em que as taxas de mortalidade infantil eram inimagináveis para a maioria de nós", observa Dixon. Durante o curso da vida, todo mundo perdia uma filha ou um filho, uma irmã ou um irmão – em muitos casos mais de uma vez. No fim do século XIX, um quarto de todas as mortes no Reino Unido era de bebês – e a morte era um evento indiscriminado. Dixon conta que uma família rica e instruída chegou a perder cinco dos sete filhos para a escarlatina, num cenário inaceitável de tão angustiante. Com a explosão populacional e o crescimento da urbanização, cada vez mais as pessoas viviam amontoadas, não raro em condições insalubres.

"Foi necessário um lugar para abrigar os corpos quando os cemitérios atrás das igrejas passaram a não comportar mais, então a morte passou a ser inserida no planejamento cívico", explica o professor John Plunkett, da Universidade de Exeter, quando entro em contato para saber mais sobre a Grã-Bretanha vitoriana. "A morte estava por toda parte e passou a ser uma conversa aberta e constante." Antes do surgimento da declaração de óbito médica, na década de 1840, o padrão era olhar o cadáver para verificar sua identidade e tocá-lo para confirmar a morte. Para lidar com vidas tão breves e mortes brutais, muitos se convenciam de que esse era o "plano de Deus" e assim aceitavam o destino – honrando a tradição do sofrimento cristão. Mas os vitorianos também tinham seus rituais, suas atividades simbólicas para aliviar o sofrimento. As pesquisas mostram que os rituais auxiliam a aceitação do luto relacionado a qualquer perda, seja de um trabalho, um relacionamento ou um ente querido. Uma pesquisa realizada em 2014 pela Universidade Harvard revelou a extrema importância dos rituais de luto para a retomada da sensação de controle[7] – o que muitos de nós certamente sentimos ter perdido nos primeiros momentos da pandemia de covid-19, quando a proibição dos encontros em grupo impossibilitou a realização de funerais. Por contraste, os vitorianos, com tantas perdas que sofriam, usavam e abusavam dos rituais.

Numa época de crescente fartura e ascensão da classe média, os funerais se transformaram em eventos grandes e ostentosos – em seu primeiro emprego, Oliver Twist tem que caminhar à frente de um carro funerário, fazendo a apropriada cara de luto e desamparo. Os velórios eram eventos comuns, e os vitorianos adotavam diversos costumes e tradições para assinalar a morte de um ente querido. Os relógios eram parados, para marcar o momento exato do falecimento e permitir que os mortos "seguissem adiante". Os espelhos eram cobertos para que os mortos não se distraíssem e acabassem presos no reino dos humanos, sem contar que cobrir as superfícies refletoras garantia que os familiares abandonassem a vaidade pessoal no momento do luto. Quando os corpos eram retirados de casa, a cabeça tinha que cruzar a porta primeiro – para que o falecido não resolvesse voltar e "convocar" outras pessoas para a morte.

Depois disso, veio a fotografia pós-morte. "O advento das fotografias a preços baixos permitiu que mais pessoas pudessem obter imagens de seus familiares – como forma de recordação simbólica", afirma

Plunkett. Esses registros com frequência eram encenados para que o falecido parecesse estar dormindo, e não morto, embora por vezes os corpos fossem toscamente escorados ou posicionados de modo a parecer vivos.[8] Uma pesquisa de imagens no Google que eu jamais poderei esquecer confirma minha intuição a respeito disso: meio assustador.

O melodrama e o sentimentalismo vitorianos proporcionaram um caminho de expressão das emoções e um conjunto de gestos, comportamentos e rituais que ajudavam a população a enfrentar suas dores – embora grande parte dessas "emoções" ainda fosse questão de gênero e sentimentos costumassem ser classificados como "femininos". Noutro trágico romance de Dickens, *Dombey and Son* [Dombey e filho], de 1848, o personagem central Dombey é viúvo, mas parece muito pouco abalado pela morte da esposa e logo torna a se casar, como era costume na época. Das mulheres era esperado um luto de dois anos pela morte do marido, mas aos homens que perdiam a esposa eram permitidos apenas três meses (afinal eles eram muito ocupados... [*revirando os olhos*]). As viúvas vestiam preto durante o primeiro ano, em geral roupas de crepe – tecido rígido e áspero, com pouca textura e que absorvia muito a luz –, depois entravam num luto "mais leve" e podiam usar tons de cinza e lavanda e joias modestas, em geral feitas de linhito ou cabelo. Não joias *para* o cabelo, mas *feitas* de cabelo. Cabelo humano. Cabelo do falecido, a bem da verdade, envolto numa grinalda ou num broche de ouro. Um *memento mori* ("lembrança da mortalidade"). Pode parecer estranho hoje em dia, mas não é muito diferente de transformar as cinzas de um ente amado em diamante.

Em 1861, após a morte do marido, a rainha Vitória elevou um pouquinho esses padrões. Encomendou um dossel de 54 metros de altura, todo de ouro, para abrigar uma estátua de seu falecido marido – o Albert Memorial, que fica em Kensington Gardens, em Londres –, e mandou construir o Royal Albert Hall, uma casa de espetáculos com 5 mil lugares, bem à frente do monumento. Vitória embarcou num período de luto que se estenderia até sua morte, quarenta anos depois.

"Na época da morte de Albert, no entanto, a cultura já começava a mudar", afirma o professor Plunkett. "As gerações mais novas já consideravam toda essa ostentação um pouco antiquada, e os surtos de cólera em Londres [só a epidemia de 1866 matou mais de 5 mil pessoas] indicavam que o luto cheio de pompas era impossível." A Guerra Civil norte-americana (1861-1865) levou 620 mil vidas (de uma população de 35 milhões de pessoas), tornando-se o conflito mais dispendioso da história dos Estados Unidos. A Primeira Guerra Mundial (que provocou entre 17,5 e 40 milhões de mortes) e a pandemia de gripe espanhola de 1918 (50 milhões) aboliram os funerais e rituais extravagantes, pois o número absurdo de mortes causadas por essas atrocidades impossibilitou esse tipo de luto.

A Primeira Guerra Mundial assolou a vida de toda uma geração, mas o trauma da guerra não se resumiu ao campo de batalha. Dezenas de milhares de homens de ambas as trincheiras regressaram abalados pelo horror da guerra: cegos, surdos, mudos e paralisados; sofrendo de insônia aguda, ansiedade grave, tiques faciais e cólicas abdominais crônicas. Os médicos não encontravam nenhuma lesão física que explicasse esses sintomas, e em 1915, na publicação médica *The Lancet*, foi cunhado o termo "neurose de guerra" para descrever o trauma sofrido pelos soldados. Outro termo poderia ter sido usado, mas, como afirma Stoyan Popkirov, da Ruhr-Universität Bochum, em seu artigo "Different Shell, Same Shock" ["Outra guerra, mesma neurose"][9] para o *British Medical Journal*: "As manifestações da neurose de guerra foram reconhecidas como transtornos funcionais, não restando assim qualquer dúvida de que a 'histeria' também afetava os homens, e em grande número". Acrescentar às feridas da guerra o insulto de uma "doença feminina" seria demais para qualquer homem. Então, permaneceu o nome neurose de guerra.* Oitenta por cento dos indivíduos com neurose de guerra jamais reingressaram no serviço militar e foram, em vez disso, forçados a enfrentar os traumas

---

* O *DSM* só aboliu o conceito de "histeria" em 1980.

em silêncio, visto que admitir suas "fraquezas" era considerado "coisa de mulher". Mais uma vez, o luto e a tristeza eram vistos como tabus. E um novo pilar da cultura britânica surgiria para ditar a forma como os britânicos lidavam (ou melhor, não lidavam) com a tristeza: a escola pública.

No ensaio de 1926 intitulado "Notes on the English Character" [Notas sobre a personalidade inglesa], E.M. Forster observou que as escolas públicas inglesas formavam homens de "corpos superdesenvolvidos, mentes razoavelmente desenvolvidas e corações subdesenvolvidos".[10] Para os não iniciados, as "escolas públicas" no Reino Unido na verdade não são nada públicas, e sim internatos particulares, que existem até hoje. Embora acolham apenas uma pequena parte da população, exercem impacto sobre toda a nação, visto que por elas passam muitos de seus dirigentes. Os internatos britânicos são um fenômeno cultural distinto que influencia imensamente a sociedade britânica e, como tal, são dignos de nota na história da "tristeza" e na exploração de outros pontos de vista.

Apenas cerca de 7% dos britânicos frequentam essas escolas,[11] mas há muitos anos essa fatia da população vem sendo desproporcionalmente representada no Parlamento.[12] O Reino Unido teve 55 primeiros-ministros desde a criação do cargo, em 1721, e 60% estudaram em internatos[13] – 36% deles no Eton. No momento em que escrevo este livro, o primeiro-ministro do Reino Unido é Boris Johnson, ex-aluno do Eton. Ele foi mandado para o internato aos onze anos de idade.[14] Isso é importante não porque essas pessoas são privilegiadas, mas porque, nos âmbitos que mais importam, elas *não são*. O jornalista George Monbiot se refere aos internatos como "uma peculiar forma britânica de maus tratos",[15] onde rapazes e homens, sobretudo, são ensinados a não demonstrarem fraqueza nem emoções (sendo as duas palavras vistas como sinônimos). A psicoterapeuta Joy Schaverien cunhou o termo "síndrome do internato" num artigo publicado em 2011 no *British Journal of Psychotherapy*,[16] para identificar a gama de persistentes questões psicológicas apresentadas por adultos que, muito novos, foram afastados de casa e mandados para um colégio interno. Esse movimento, diz ela, suscita efeitos similares aos do ingresso num orfanato, com a diferença de ser solicitado pelos próprios pais. E pago, vale lembrar. Schaverien afirma que a separação prematura da família resulta em profundos prejuízos ao desenvolvimento, repressão das emoções na idade adulta e até numa forma de TEPT. Muitos pais, tradicionalmente, enxergavam essa separação como uma forma de "torcer o pepino", formando crianças "mais fortes" no longo prazo. Mas as consequências de passar os principais anos da infância numa "prisão de luxo", como descreve um ex-aluno, são muitíssimo amplas.

Eu já me relacionei com ex-alunos de internato, e agora, em retrospecto, vejo que eles sofriam de todos os sintomas descritos por Schaverien. E também viviam num mundo diferente daquele em que eu fui criada.[17] Enganados por meu sotaque, abriam suas portas douradas, só uma brechinha, para avaliar minha adequação (considerada insuficiente), de modo que tive alguns vislumbres de como é a vida "do outro lado". Pouco depois da *Take A Break*, fui entrevistada para um emprego numa revista especialmente ~~babaca~~ bacana (minha carreira tem sido uma grande aventura). Um editor chiquérrimo, de fala empolada, me fez duas perguntas:

1. "Onde você estudou?"
2. "Onde o seu pai estudou?"

Minhas respostas, "com as freiras" e "sei lá", não foram consideradas aceitáveis. Não consegui o trabalho, nem me uni às fileiras de moças e rapazes confiantes que exalam camaradagem, mas mantêm certa distância. Não frequentei a escola "certa" para isso.

Nem todas as experiências de internato são idênticas, claro, e nem todos os alunos têm o coração cascudo. Henry Hitchings, o escritor com quem conversei sobre nosso hábito de pedir desculpas, também é ex-aluno do Eton e insiste: "Eu não saí de lá emocionalmente atrofiado!". E me garante que "cada escola é diferente, claro – cada uma tem sua cultura e seus valores. Mas ninguém *nunca* me impediu de expressar minhas emoções".

"Só no críquete?", pergunto, relembrando os comentários dele sobre a importância de não demonstrar fraqueza em campo.

"Só no críquete", admite ele. "Mas acho que tem a ver com o tipo de pessoa que é mandada para o colégio interno. Pode ser que a própria família os encoraje a ver com maus olhos a expressão das emoções. Certas pessoas que eu conheço que eram infelizes no internato seriam muito infelizes em qualquer lugar."

Eu entendo esse ponto de vista. Ainda assim... família potencialmente tensa, emocionalmente reprimida + educação institucional num internato com alunos do mesmo sexo (em geral) = anos de terapia.

De volta a 1882, na St. George's School, na cidade de Ascot, Inglaterra, um garoto de oito anos foi açoitado por ter estragado o chapéu do diretor e afanado açúcar de uma despensa. "As chicotadas com vara de vidoeiro seguindo a moda do Eton eram um grande destaque do currículo", escreveu ele.[18] O nome do rapaz era Winston Churchill. Um homem que se tornou símbolo da rigidez britânica na cultura popular.

Muita culpa pela repressão de emoções foi imputada a Churchill nas entrevistas que fiz até agora. Ele é uma figura histórica bastante problemática, que acreditava em hierarquia racial, eugenia e ocupava a ponta mais "bruta e cruel do espectro imperialista britânico", como descreve o biógrafo Richard Toye em seu livro *Churchill's Empire* [O império de Churchill].[19] Diversos psicólogos apontam que o ex-primeiro-ministro popularizava a repressão emocional nos discursos e na retórica do período de guerra e sugerem que seu impacto na cultura do Reino Unido – e dos Estados Unidos, até certo ponto – foi bastante significativo. Para atravessar a Segunda Guerra Mundial,

Winston Churchill encorajou os britânicos a serem corajosos, manterem a calma e seguirem em frente (as palavras não eram suas, mas foram definitivamente associadas a ele). Apesar da melancolia e do humor sombrio de Churchill, a repressão que ele provocou na psique dos britânicos suscitou um efeito cascata que até hoje impacta toda a sociedade – pelo menos é o que dizem. Contudo, como relembra Dixon, "Winston gostava de uma choradeira".

No dia 13 de maio de 1940, em seu primeiro discurso como primeiro-ministro, Winston Churchill afirmou: "Não tenho nada a oferecer além de sangue, labuta, lágrimas e suor". Churchill chorava em público e na vida privada. "Quando autorizou a destruição de uma frota francesa na África, por exemplo, ele chorou", afirma Dixon, "e chorava quando assistia ao filme *Lady Hamilton, a Divina Dama*." Aparentemente, a história do luto de Emma Hamilton pela morte de Nelson era uma das favoritas de Churchill. "Ele deve ter visto umas oito ou nove vezes, e obrigava todo mundo próximo a ver também", conta Dixon. Por outro lado, o choro pela "arte" sempre foi historicamente muito mais bem aceito.

Chorar pela arte significa que não choramos por nós mesmos, mas pelo sofrimento alheio. Atitude muito mais "nobre", mas que, como aprendemos com Ad Vingerhoets, o professor das lágrimas, ainda proporciona alívio. Podemos passar boa parte da vida cotidiana "segurando as pontas", mas nos sentirmos livres para expressar as emoções diante do estímulo de representações artísticas. Isso é elegante, contido. Pois em seguida podemos "abandonar a arte" e retornar a nossos assuntos. Naquela época, afinal de contas, uma guerra estava em curso e "todos" tinham, de alguma forma, que sobreviver a ela. A contenção das emoções guardava outras motivações compreensíveis. Para começar, havia poucas rotas de escape para a tristeza e pouca gente com quem conversar, já que todos estavam sofrendo. Além do mais, havia muito trabalho a ser feito. Dessa forma, toda uma geração cresceu acreditando que a melhor alternativa era "seguir em frente" – e que o que não fosse dito não poderia machucar.

No Reino Unido, o orgulho nacional foi atrelado à supressão das emoções e ao repúdio aos exemplos observados no restante da Europa – cenário meio similar ao da Revolução Francesa. Dixon escreve: "A resiliência britânica contrastava com o 'espetáculo patético', relatado por correspondentes de guerra, dos líderes alemães e japoneses caindo no choro ao se renderem aos conquistadores Aliados".[20] A vitória na Europa suscitou rápidas lágrimas de comemoração, seguidas do regresso de homens e mulheres muito magros e abatidos – incluindo meu avô, depois de passar anos num campo de prisioneiros de guerra. Mas ele nunca falou a respeito, permanecendo resoluto e jovial pelo resto da vida.

Em meados do século XX, os avanços da neurociência proporcionaram aos psiquiatras e psicólogos uma nova compreensão do real funcionamento do cérebro – em vez de "chute atrás de chute". Os cientistas estabeleceram que nossa atividade cerebral é constituída tanto de substâncias químicas quanto de eletricidade, e que diferentes partes do cérebro são responsáveis por diferentes humores e comportamentos. Assim, na segunda metade do século XX, nós ganhamos permissão para pelo menos sentir tristeza, embora ainda não em público.

Nos anos 1970, os hábitos voltaram a mudar. Os *baby boomers* chegaram à maioridade como uma geração mais em contato com as próprias emoções: eram mais ternos e se opunham a seus pais emocionalmente reprimidos, sobreviventes da guerra. Dixon aponta que nessa década surgiram alguns pioneiros no Reino Unido, com destaque para o "homem dos homens" Bob Stokoe, que chorou de alegria ao vencer a Copa da Inglaterra jogando pelo Newcastle United. "Os marmanjos da década de 1970 também foram levados às lágrimas por Joan Baez – ou ao matar por acidente um porco-espinho com um cortador de grama", conta Dixon, apresentando-me ao poema que agora é meu segundo favorito de Philip Larkin, "O cortador".[21] "Sentir" era permitido outra vez. Mas a história não acaba aí.

Os *baby boomers*, nascidos entre 1946 e 1964, criaram seus filhos com mais abertura e priorizando a autoestima. "Esse foi o início de uma ênfase na proteção do ego", explica o professor de psicologia Nathaniel Herr. "Foi aí que começamos a buscar a 'felicidade' acima de tudo", conta ele. Ganhamos permissão para "sentir", mas era bom que o "sentimento" fosse de *alegria*.

Na década de 1980, o psicólogo americano Paul Ekman identificou a tristeza como uma das seis emoções humanas básicas – além de raiva, medo, felicidade, surpresa e nojo (embora hoje em dia se estabeleça que o nojo é uma sensação aprendida. Ver: crianças + catarro). Dessa forma, *sentir* tristeza já não era uma falha moral, mas permitir que as crianças ficassem tristes era cada vez mais visto como #falhaparental.

A morte prematura da princesa Diana marcou o início de um novo período em termos de sensibilidade, quando o mundo entrou em luto por uma figura tão importante para tanta gente.[22] A década de 2000 chegou trazendo uma série de *reality shows* que incluíam – e *se ancoravam* em – variados panos de fundo emocionais. Agora era esperado que os jurados de programas como The X Factor e Britain's Got Talent chorassem e exibissem suas emoções. A artista outrora conhecida por Cheryl Cole conquistou uma foto de meia página e um perfil detalhado no livro intelectual de Dixon como a "quintessência do jurado chorão",[23] invejavelmente "bela quando chora".

"A questão", afirma Dixon, justificando a fotografia, "é que hoje em dia todo mundo chora. Por coisas que historicamente eram vistas como 'bobagens'."

Nesse ponto me sinto impelida a interromper e argumentar que "nem todo mundo", tomando por base os estudos do professor das lágrimas e minha própria pesquisa. Nem *todo mundo* chora. Ainda não. Mas seria bom se chorassem, não seria? Ou pelo menos melhor que a alternativa de não sentir nada?

"Bom..." Dixon hesita. "Chorar por tudo é um imenso luxo", diz, por fim. "A situação geopolítica pode até mudar e não teremos esse luxo." *Ah, meu Deus.* Isso pode também significar que nós, ao longo do último século, desaprendemos a lidar com as coisas importantes. Na busca pela felicidade e com a perda dos "rituais" tradicionais que envolvem a tristeza, estamos mais mal situados do que nunca para identificar, aceitar e vivenciar a dor e o sofrimento da vida normal. Pelo menos na maior parte do Ocidente. Pois contexto é importante. "As lágrimas são produzidas por nossas crenças acerca do mundo, por isso é muito importante não acharmos que as emoções são universais", afirma Dixon. "Existe muito relativismo cultural."

As pessoas não fazem as mesmas coisas; por isso, para aprimorar nossa perspectiva em relação à tristeza e como lidar com ela, precisamos ultrapassar nossas próprias fronteiras e remover os antolhos culturalmente tendenciosos.

Aperte o cinto de segurança...

12
Explore ainda mais pontos de vista

Desde que saí do Reino Unido, passei anos investigando a felicidade ao redor do mundo. E escrevi sobre alguns conceitos culturais singulares relacionados à alegria no livro *The Atlas of Happiness* [O atlas da felicidade].[1] Mas poderia muito bem ter escrito um livro sobre a tristeza no mundo e a forma como cada cultura lida com ela. Pois há bastante coisa que poderíamos fazer de outro jeito, e temos muito a aprender com os rituais muitíssimo fascinantes e esclarecedores que ajudam pessoas no mundo inteiro a sentir tristeza com mais conforto.

Vejamos a Grécia – um país que nos últimos anos teve sua cota de problemas, mas cuja cultura incentiva a expressão das emoções, em vez de reprimi-las, o que ajuda os gregos a não afundar. Assim, o luto na Grécia é um assunto público e relevante, e a tradição grega acredita que o choro coletivo facilita a criação de laços. Como gosta de lembrar uma amiga grega, "a tristeza compartilhada se reduz à metade". No Butão, os crematórios ficam localizados nas áreas centrais, e as crianças crescem compreendendo que perda e morte são inevitáveis. Os espanhóis tradicionalistas costumam velar o corpo dos falecidos por detrás de uma vidraça e passam tempo com eles, contemplando a vida e a perda. Para os que optam por partir à moda catalã, o corpo é colocado numa espécie de caixão de vidro no centro de uma sala, e a família passa o dia todo com o falecido. No judaísmo, o período de luto costuma durar uma semana, e os parentes diretos cumprem *shivá* por sete dias em respeito ao falecido. Os hindus lamentam seus mortos durante treze dias, terminando com uma cerimônia conhecida como *sraddha*, que também é realizada nos aniversários de morte.

Muitas culturas apresentam rituais conflitantes, ou mesmo contraditórios, mas pesquisadores da Universidade Harvard descobriram que não importa muito *o que* fazemos – o importante é fazermos alguma coisa. A pesquisa realizada por eles em 2014 também revelou que não precisamos necessariamente acreditar nos rituais ou endossar sua eficácia para que eles nos ajudem a viver o luto e recuperar a sensação de controle. Como afirmou o sociólogo francês Émile Durkheim, em 1912: "Graças ao luto, o próprio luto é deixado para trás".[2] Os rituais – de qualquer tipo – são muito úteis. Atualmente, porém, diversas culturas ocidentais carecem deles.

Os britânicos, por exemplo, nunca tiveram tão poucos rituais de luto quanto nos dias de hoje. Mas nós precisamos desses ritos coletivos para expressar nossas emoções. Vários países exibem costumes bastante úteis, reservados não apenas à morte. Os brasileiros têm um feriado nacional dedicado aos finados, para sentirem saudade. Imagine só: um dia inteiro dedicado a ficar triste. Na Coreia do Sul, para fomentar a gratidão pela vida, algumas empresas encorajam seus funcionários a encenar o próprio funeral.[3] As pessoas assistem a vídeos de outras que estão numa situação pior que a delas – doentes terminais ou vítimas de guerra –, depois escrevem cartas aos entes queridos e se deitam num caixão de madeira, para contemplar a vida e agradecer por tudo o que têm.

Para os aborígenes australianos e os habitantes das ilhas do Estreito de Torres, as emoções são tradicionalmente estruturadas e compreendidas dentro da construção do espírito, ou *Kurunpa* – a força vital e essência da vida aborígene. *Kurunpa* é vulnerável aos impactos do trauma, do luto e da perda, do caos social, da tristeza e da desesperança;[4] e, tal como acontece com grande parte dos mais de 370 milhões de indígenas em todo o mundo que sofreram todo tipo de abuso, "tristeza" por lá é coisa que não falta. Os povos aborígenes e das ilhas do Estreito de Torres têm o dobro de chances de ser hospitalizados por questões de saúde mental e de cometer suicídio – e as pessoas de quinze a dezenove anos têm *cinco vezes* mais probabilidade de cometer suicídio.[5] Desde 2019, no entanto, uma nova ferramenta, específica para essas culturas, vem sendo utilizada pelos médicos para investigar a depressão entre os australianos aborígenes e os habitantes das ilhas do Estreito de Torres. Trata-se do aPHQ-9, uma versão adaptada do PHQ-9 (*aquelas* perguntas que o médico me fez antes de receitar antidepressivos), que inclui alterações em algumas perguntas, tais como: "Durante as últimas duas semanas você se sentiu infeliz, deprimido, nada bem ou com o espírito triste?". Com isso, espera-se eliminar qualquer estigma persistente – sobretudo entre os homens aborígenes e habitantes das ilhas do Estreito de Torres – a respeito da saúde mental e da expressão de "emoções negativas". Além do mais, é uma forma muitíssimo poderosa de olhar o mundo (seu espírito está triste agora?).

Na cultura maori, a repressão das emoções, sejam boas ou más, é a antítese da famosa *haka* – dança cerimonial cantada, executada em grupo e repleta de batidas de pé, berros e gestos poderosos –, apresentada ao mundo pelos All Blacks, a seleção neozelandesa de rúgbi. Mas a *haka* não simboliza agressão. Para os maori, força e demonstração das emoções são uma coisa só, a mesma coisa. O objetivo da *haka* é reconectar corpo, mente e espírito. Conheci um professor maori que descreveu a *haka* como "a orquestração de uma energia desordenada, que muita gente não sabe que tem, e a devolução dessa energia à pessoa de uma forma compreensível". Tradicionalmente, essa prática ficava limitada às comunidades maori, mas hoje em dia a maioria dos neozelandeses aprende a *haka* na escola desde cedo, seja ou não maori. Em 2019, quando a Nova Zelândia lamentou as vítimas dos tiroteios a duas mesquitas na cidade de Christchurch, o Conselho Maori convocou uma nova *haka*, em repúdio ao ódio e em honra das vítimas do massacre (a letra está nas notas finais deste livro),[6] encenada por todo o país em solidariedade.

A tristeza é inevitável, e o melhor que podemos fazer diante dela é nos unir e fortalecer as relações humanas, em vez de nos separar ainda mais ou fingir que não há nada de errado.

É esse o pensamento por trás do conceito sul-africano de *ubuntu*, a crença no laço universal entre os seres humanos e a ideia de que "eu sou porque nós somos". O arcebispo Desmond Tutu apresentou esse conceito no âmbito da teologia, e agora sua neta Nompumelelo Mungi Ngomane, autora de *Everyday Ubuntu* [Ubuntu todos os dias],[7] dá continuidade à obra do avô e oferece o *ubuntu* também ao público secular. "Eu sinto que há uma resistência à tristeza em diversas partes do mundo, sobretudo nos Estados Unidos e no Reino Unido", afirma Ngomane, que cresceu nos Estados Unidos, mas hoje divide seu tempo entre esse país, o Reino Unido e a África do Sul. "Fica muito evidente quando comparamos o luto nos Estados Unidos e na África do Sul", conta ela, quando nos encontramos. "Nos Estados Unidos, depois do funeral o luto é considerado 'cumprido', e espera-se que as pessoas retornem ao trabalho." No entanto, como afirmou Tutu, "o sofrimento não é opcional". Ele aflige todos nós, e portanto temos que aprender a lidar com ele. "Na África do Sul, as pessoas encaram a tristeza", diz Ngomane, "e apoiam umas às outras. Isso é *ubuntu*." A empatia é a chave: "Nós ficamos tristes quando as pessoas à nossa volta estão tristes. E não tentamos 'consertar' a tristeza o tempo todo, só nos permitimos senti-la. Às vezes isso é necessário".

A vida nem sempre é divertida, mas algumas culturas dispõem de rituais e práticas que nos ajudam a lidar com isso. A palavra chinesa *xingfu* costuma ser traduzida como "felicidade", mas na verdade não se refere a um bom humor, mas a uma boa *vida* – suficiente, sustentável e significativa. Existir não é necessariamente fácil e agradável (o caractere chinês *xing*, inclusive, representa tortura); a vida pode ser difícil, mas não é desprovida de sentido.

A antropóloga Catherine Lutz estudou o povo das ilhas Ifaluk, no Pacífico Ocidental, cuja cultura enfatiza a não agressão, a cooperação e a partilha.[8] As limitações da vida numa ilha requerem compaixão e consideração pelo semelhante, conceito muito bem resumido na singular palavra *fago*, que significa compaixão, amor e tristeza – ao mesmo tempo.

É possível aprender muito sobre uma cultura a partir de seu idioma, e assim como o inglês possui uma gama de palavras para expressar vergonha (*"mortification", "shame", "discomfiture", "awkwardness"* – também conhecido como o pior perfil de Tinder do mundo), os galeses têm diversas palavras para descrever o amor turbulento e a dor que vem com ele. *Hwyl* significa uma forte sensação de paixão, agitação e fervor, enquanto *hiraeth* é uma emoção mais crua, feito a saudade de casa. Na Polônia, *Żal* se refere a uma combinação de amor, perda, tristeza, mágoa, arrependimento, ódio, melancolia *e* raiva – "e mais todas as emoções no meio dessas" (segundo minha editora polonesa). Também se costuma dizer que é um indicativo da história conturbada da Polônia. A palavra tcheca *litost* é um estado de tormento criado pela visão repentina da própria desgraça – feito uma máscara kabuki do desespero (qualquer pessoa que já esteve próxima de uma criança aos berros compreende o conceito; a maioria só precisa dar uma olhadela no espelho para multiplicar a gritaria por dez). *Litost* é uma palavra tão importante para a República Tcheca que o escritor Milan Kundera afirmou: "Acho difícil imaginar como pode alguém compreender a alma humana sem essa palavra".[9]

E ainda tem o Japão. Ao longo dos anos passei algum tempo no Japão a trabalho, e os princípios do *wabi sabi* – apreciar a beleza nas imperfeições e na transitoriedade da vida – foram imensamente úteis nos períodos difíceis que vivi. Há também o *mono-no-aware*, ou "consciência das coisas", termo usado para descrever o *páthos* e a empatia pela vida, sua impermanência e a incerteza inata de nossa existência. *Mono-no-aware* abrange tanto a tristeza quanto a serena resignação e aceitação do fato de que tudo e todos um dia acabam – um conceito difícil, que não tem correspondência na língua inglesa.

A psicóloga Jeanne Tsai, do Laboratório de Cultura e Emoção da Universidade Stanford, acredita que podemos aprender muito com as culturas orientais, que encaram com naturalidade a experiência das sensações positivas e negativas ao mesmo tempo. Ela menciona um estudo que mostra que os estudantes japoneses, ao vivenciar o sucesso, experimentam um misto de emoções. "Por um lado, sentem alegria, mas também sentem medo de incomodar outras pessoas", afirma ela. "E isso diz respeito ao quanto eles acreditam serem responsáveis pelos sentimentos alheios." Como parte de uma coletividade, temos a sensação de estarmos todos juntos, e o Japão abriga o fenômeno cada vez mais popular do *rui-katsu*, ou "busca pelas lágrimas", em que pessoas se reúnem para assistir a filmes tristes e cair no choro[10] (e, só por curiosidade, eles também têm os *ikemeso danshi*, ou "belos rapazes chorões", pagos pelas mulheres para secar suas lágrimas).[11]

Existem claras diferenças na abordagem das culturas ocidentais e orientais à tristeza. Mas, para compreender verdadeiramente a tristeza no contexto global, preciso saber mais sobre um país que ocupa tanto o Ocidente quanto o Oriente: a Rússia.

Não é surpresa que o país que apresentou ao mundo Tchekhov, Turguêniev, Tolstói, Gógol, Górki, Nabokov, Dostoiévski e Púchkin seja craque em tristeza. Expressões como *toská* ("grande angústia espiritual")[12] e *dusha naraspashku* ("alma relaxada") enriquecem a língua, e "na Rússia existe a ideia de que a tristeza nos torna *pessoas melhores*", afirma a dra. Yulia Chentsova Dutton, professora auxiliar do Departamento de Psicologia da Universidade Georgetown. Nascida na Rússia, Dutton hoje explora como as emoções emergem da interação de tendências universais, condutas culturais e situações ocasionais. Nós conversamos por Skype, e ela logo de cara me conta que na Rússia a tristeza não só é permitida como valorizada: "Acreditamos que a tristeza gera crescimento". Ela atribui essa postura à Igreja ortodoxa e aos modelos culturais que associam a tristeza e o sofrimento à virtude moral: "Existe a forte ideia de que, porque Cristo sofreu, o sofrimento nos aproxima de Deus".

Até para os não religiosos?

"Até para eles", responde ela. "A cultura é tão dominante que esse conceito está bastante arraigado."

Nas pesquisas, os adultos russos afirmam "valorizar a tristeza", "e os pais dizem querer que seus filhos vivenciem a tristeza", conta Chentsova. "Eles endossam afirmações como 'a tristeza ajuda a nos conectarmos aos outros' e 'a tristeza ajuda a apreciarmos a riqueza da vida'."

Em função disso, pais e mães russos leem "livros tristes" para os filhos, e Chentsova me apresenta algumas famosas histórias que as crianças ouvem desde muito cedo. Numa delas, uma menininha chora porque sua bola caiu no rio e foi-se embora. Num poema, um coelhinho de pelúcia é largado na chuva e fica todo ensopado.[13] Numa outra historinha, um ursinho de pelúcia despenca de uma janela. *Nossa, muito engraçado!*

"As crianças aprendem que os personagens merecem compaixão", diz Chentsova, "mas a tristeza de suas adversidades não é de forma alguma aliviada. Mais do que isso: é *valorizada*." Ela conta outra história sobre um garotinho cujo pai foi convocado para lutar na Segunda Guerra Mundial. "No final, os soldados todos retornam e fazem uma festança", diz ela. "Mas o pai do garotinho morreu, então não volta.[14] A história acaba com esse belo soco no estômago. Eu tinha cinco anos quando a ouvi pela primeira vez."

Eu penso nas historinhas que leio para meu filho na hora de dormir. Na maioria delas, o ápice do perigo é a Peppa Pig se sujar numa poça de lama, mas tudo sempre termina bem. Todo mundo sempre acaba feliz. Mas será que estamos prestando um desserviço aos nossos filhos ao lhes apresentar somente finais felizes? Será que estamos fracassando em prepará-los para a realidade da vida? Chentsova acredita que sim.

"No Reino Unido e nos Estados Unidos, as pessoas têm uma relação quase conflitante com a tristeza. Quando os livros infantis relatam um evento triste, a reparação é imediata. Já na Rússia, abraçamos a tristeza." Ela me conta de uma época, quando era criança, em que resolveu impressionar um novo professor: "Eu concluí que a melhor forma de fazer isso era parecer melancólica, de modo a comunicar que era boa aluna e atenciosa. Aos onze anos, já sabia que a pior coisa que podia fazer era sorrir".

Eu já tinha ouvido falar que os russos "aprendem" a não sorrir desde muito novos. Mas será que o sorriso precisa de fato – perdoe o trocadilho – ser levado tão a sério?

"Precisa", responde ela. Sem sorrir. "Uma das frases mais usadas para repreender as crianças russas é 'pare de sorrir'." Pois, na Rússia, a tristeza e a reflexão que a acompanha são valorizadas. "Nos Estados Unidos, se perguntarmos a uma pessoa se ela prefere sentir 'alegria', 'tristeza' ou 'nada' ao realizar uma tarefa, a resposta em geral é 'alegria' ou 'nada'." Na Rússia, contudo, as pessoas relatam que *querem* sentir tristeza, pois sabem que isso as deixará mais concentradas. "É difícil testar essas teorias, mas diversas pesquisas endossam a crença de que a tristeza ajuda a concentração e é excelente para as interações sociais." Quando estamos tristes, suscitamos mais empatia e somos mais *amáveis*.

Chentsova tem uma filha, que está sendo criada nos Estados Unidos. "Mas estou tentando incutir nela um pouco da fibra dos russos", conta. Pode ser uma tarefa árdua: "Nos Estados Unidos existe uma enorme pressão social para que as crianças não sintam desconforto, nem tédio, nem tristeza, nem dor". Chentsova recorda que, numa viagem à Rússia, sua filha estava brincando na floresta com outras crianças quando sofreu uma queimadura de urtiga. "Ela começou a chorar e correu para casa, pois estava com as pernas ardendo", conta, "mas as crianças russas ficaram incrédulas. 'Lógico que você está com a perna ardendo', elas disseram, 'isso faz parte da aventura! A gente sofre! Sente dor, sente tristeza, e isso nos ajuda a crescer!'"

Na cultura russa, portanto, a tristeza é uma coisa boa. Podemos aprender com ela, mesmo sentindo dor. Não devemos blindar as crianças da dor nem minimizar a morte, pois isso não contribui para que elas (nem nós) lidem com as perdas inevitáveis da vida. Agradeço a Chentsova e encerro a chamada, firme e resoluta.

Beleza, penso, *eu consigo fazer isso*. A dor nos ajuda a crescer. Literalmente, no meu caso. A tristeza tem valor. Tem um propósito, até. Então, eu foco minha atenção.

Anseio.

Espero.

Desenvolvo... que sensação nova e estranha será essa? Parece... calma... será? *Paciência?*

Na 38ª semana, meus enormes bebês são considerados "prontos", e sou levada de cadeira de rodas até a sala de cirurgia. Um doutor extrai o bebê número um, e eu descubro que consigo respirar novamente. E direito, pela primeira vez em meses. Choro de alívio. T desmaia e é retirado do centro cirúrgico. Ainda assim: *vai ficar tudo bem*, eu penso.

O segundo bebê é extraído com relativa facilidade (relativa).

E assim, não mais que de repente, uma parte da minha vida se encerra e duas novas vidinhas se iniciam.

13
O ponto da virada

É um caos. Durante um bom tempo, a vida vira um caos. Eu e T seguramos todas as pontas: não deixamos brecha para que nada dê errado. Dois bebês gritam; o maiorzinho grita. Eu pego um dos três no colo, para acalmá-lo. Os outros gritam mais alto. E por aí vai. Se trabalharmos em equipe, com precisão militar, todos são alimentados, vestidos, lavados – de vez em quando –, e nós passamos o dia sem contrair nenhuma doença contagiosa. Está ótimo (*"ótimo!"*), pois amo todos eles. Só que eles não amam uns aos outros. Ainda não. O ruivinho de três anos desconfia de imediato do parzinho de oportunistas e me pergunta, em várias ocasiões, quando é que nós vamos "devolver eles". Quando respondo "nunca", ele se aborrece.

Uma amiga de Cingapura diz que eu tive gêmeos "da sorte": um menino e uma menina. E eu me sinto com sorte mesmo. Há três anos e meio, pensava que jamais fosse ter filhos. Agora tenho três. Respiro fundo. Vivo momentos de puro encanto, olhando os três com imensa admiração: um ruivinho "impetuoso" e dois pequenos bichinhos, tão companheiros que às vezes um chupa o polegar do outro. Depois todos acordam, e o caos retorna.

O menininho é igualzinho a mim quando criança: bochechas que dão vontade de apertar e pernocas cheias de dobrinhas. Tipo um bonequinho da Michelin. Minha filha é a coisinha mais delicada: olhos grandes e atentos; cabelinho loiro; pequenina. E familiar, de certa forma. É minha mãe quem por fim aponta a semelhança, o comentário que todos evitávamos fazer: parece minha irmã. Minha mãe fica mexida, o que é compreensível: olha o rosto da filha que morreu ainda bebê. Eu fico mexida: olho o rosto de minha filha e vejo minha irmã. O dia em que ela morreu é a primeira lembrança que guardo na mente, apesar de na época eu ainda não ter completado nem três anos. É estranho e triste. Mais estranho ainda é vê-la ao lado do irmão, que se parece comigo.

Minha mãe se refere à gêmea como "meu anjo", o que deixa todo mundo incomodado ("parece que ela morreu!"), então peço que ela pare. Ela para, e nós suspiramos aliviados.

Quando os dois bebês ultrapassam a marca dos sete meses – idade em que minha irmã morreu –, relaxamos um pouquinho. Outro marco silencioso é transposto pouco antes dos três anos – idade que eu tinha quando formei minha primeira memória. Passo a ter total ciência de que eles [*provavelmente*] vão se lembrar de tudo o que acontecer daqui para a frente. Mas estamos bem. Toda noite vamos dormir cansadíssimos, claro, mas sinto que estou dando conta, pelo menos emocionalmente. Meus filhos não são filhos da minha mãe. Mas sinto uma estranha comoção ao ver uma miniversão de mim dando os primeiros passinhos, de mãozinha dada com a mini-irmã.

Então, o gêmeo precisa passar por uma pequena cirurgia, sob anestesia geral. A manhã já foi difícil, negando comida e bebida a uma criança por causa do jejum para a cirurgia e ao mesmo tempo tentando explicar à outra que pela primeira vez seu irmãozinho não estará com ela, mas de alguma forma consigo arrancar a menina da minha perna e persuadir o menino a entrar no carro. No hospital, ele é preparado para a cirurgia. Preciso vestir uma espécie de touca de banho para entrar no centro cirúrgico, e meu filho na mesma hora começa a ficar apreensivo.

"Chapéu não, mamãe!" Ele torce o nariz.

"A mamãe tem que pôr o chapéu..."

"Chapéu NÃO!" Ele agora é mais enfático. Não é um conselho de moda: é uma ordem.

"O doutor falou que eu tenho que botar..."

"CHAPÉU *NÃO*, MAMÃE!"

Em seguida ele vê a máscara de inalação usada para administrar o anestésico. "Isso NÃO!"

Eu tento explicar.

Ele começa a chorar. O gás é ligado. Os médicos pedem que eu o segure bem quietinho no colo, prendendo suas mãozinhas para que ele não puxe os tubos.

"Máscara fedida não!" Ele agora se debate, aos berros, enquanto tento segurá-lo. Uma anestesista e três enfermeiras vêm ajudar.

"Pú favô, mamãe!" (O "r" é complicado para quem tem dois anos.) A máscara exala vapores. Ele me olha, horrorizado.

Por que você está fazendo isso comigo?

"Me desculpa..."

Depois disso, ele para de pedir ajuda.

Mamãe não presta: mamãe não sabe me proteger.

Ele usa as últimas forças para tentar se desvencilhar: *saio correndo por este hospital se for preciso...* Os médicos o contêm. Ele para de lutar, e o choro vai esmorecendo, ecoando pelo tubo que conduz o anestésico. Os berros enfraquecem. Braços e pernas vão se acalmando. Até que, por fim, ele amolece. Um querubim de dezesseis quilos largado em meus braços (pois é, bem pesadinho: uma criança robusta, como eu também fui).

Quatro médicos o tiram de mim, e meu coração paralisa.

"Eu não posso colocá-lo na mesa cirúrgica? Não posso ficar com ele?"

"Não", ouço, em resposta. "Ele está em boas mãos."

Sou orientada a sair, mas luto para que meu corpo responda, paralisada pelo desamparo. Racionalmente, sei que é uma cirurgia de baixo risco, para a qual meu filho precisa estar sob anestesia geral. Mas minha parte animal, pré-histórica, acha que acabei de vê-lo morrer. E pior: que eu colaborei. E, para piorar, acabo de ver uma criança igualzinha a mim toda molenga e desfalecida. Meu cérebro pré-histórico está destroçado.

Eu me lembro de ouvir o ator Rory Kinnear contar, numa entrevista, que interpretar Hamlet era extenuante demais, pois "o corpo *não sabe* que está atuando". O meu eu mais primário não entende nada de anestesia. O meu eu mais primário acredita que meu filho morreu.

Enquanto aguardo a cirurgia, fico pensando como minha mãe deve ter se sentido. Mas paro, pois é doloroso demais.

Ao retornar, meu filho desconfia de mim e do mundo. Sente medo de dormir e acorda chorando de madrugada – e aí todos nós acordamos.

Toda noite.

De manhã, eu preparo mingau com cereal, o café da manhã preferido dos meus filhos. Encontramos sapatos, casacos e meias e sobrevivemos ao dia até a hora de tomar banho e escovar os dentes (de novo!), depois pijama, historinha, cama. E tudo outra vez. Então T sai para o trabalho. E eu fico sozinha.

Em algum momento entre quatro e meia e seis da manhã, começo o dia acordada por alguém dizendo "fiz pipi!". Os pequenos comem o mingau com cereal, depois eu limpo o resto de papa melequenta da mesa/do chão/das cadeiras/dos rostos; escolho três mudas de roupas; escovo dentinhos de três bocas; e começo três trabalhos de negociação. "Sim, está bem, pode levar a espátula. E o Lego. Não, hoje é o seu irmão que vai com a mochila da Peppa Pig. Não, não pode levar o martelo. Porque a professora falou que não. Não, o ursinho não 'ama aventuras'..." Deixo os três na creche, trabalho, almoço em frente ao computador, busco a criançada e volto para casa, para cozinhar/gerenciar um empório artesanal/limpar fluidos corporais ("Eu precisava fazer xixi!" "Está bem, estou indo! Espera, como assim, precis*ava*?" Pego o pano de chão).

O trabalho agora é diferente. "Você pode cobrir a explosão de uma bomba na Suécia?", alguém me pergunta, certa tarde. "Não! Estou com um empadão no forno", eu me vejo respondendo ao editor da seção internacional de um grande jornal. Trabalho tanto quanto na época em que era contratada, mas ganho bem menos. Leio uma pesquisa muito útil que me informa que as mães que trabalham são oficialmente 18% mais estressadas do que as pessoas em geral,[1] e que as mães de duas crianças são 40% mais estressadas. Para as mães solo ou com mais de três filhos, a porcentagem sem dúvida é ainda maior. Não me surpreendo com esses resultados, embora me sinta culpada na mesma hora por ter concordado. Por reclamar. *Eu tenho sorte*, sei disso. Censuro-me por ser tão ingrata. Repetidas vezes. E sigo em frente.

A síndrome de burnout foi incluída na 11ª revisão da Classificação Internacional de Doenças (CID-11) como um fenômeno ocupacional[2] caracterizado pela sensação de exaustão ou esgotamento de energia; distanciamento mental do trabalho; sentimento de negativismo ou desprezo relacionado ao trabalho; e redução da eficácia profissional. A definição oficial de burnout se relaciona ao estresse no local de trabalho "e não deve ser aplicada na descrição de experiências em outras áreas da vida". Mas ter filhos é um trabalho. Se além dele é preciso dar conta de um emprego remunerado, as chances de desenvolver burnout são imensas. Só que as mães que trabalham não são acometidas por "burnout"; isso é muito masculino. Nós sofremos a "síndrome da mulher sobrecarregada".

Sou convidada a escrever um artigo de opinião sobre essa condição recém-identificada e cunhada pela dra. Libby Weaver, bioquímica nutricional, que afirma que o culto à "vida ocupada" está deixando a mulher moderna infeliz, doente e com os hormônios desequilibrados. Eu declino o convite duas vezes, pois estou sobrecarregada e sem tempo para escrever sobre mulheres sobrecarregadas e sem tempo. A editora insiste. "Por que eu?", pergunto. Ouço uma tosse abafada do outro lado da linha. Eu entendo. E escrevo.

Certa noite, saio para um raro jantar de trabalho com pessoas interessantes, e na manhã seguinte acordo desanimada com a tarefa aparentemente interminável de limpar mingau melequento. Me vejo desejando jamais ter tido conversas interessantes sobre sustentabilidade, política e economia, pois assim não sentiria tanta falta delas.

Leio uma série de livros e artigos sobre "dicas para poupar tempo!" e "como levar uma vida mais centrada!", ainda nutrindo a imensa esperança de que algum deles possa me "salvar". São todos escritos por homens que apenas mencionam, nos agradecimentos, que "nada disso seria possível sem o apoio da [insira aqui o nome da esposa]", ou que "foi por isso que o papai passou tantos fins de semana sumido!". Nenhum desses livros é escrito por uma mulher com filhos pequenos. Pois essa certamente está coberta em mingau. Minha geração cresceu com a promessa de que podíamos "ter tudo", de que era possível ter filhos *e* vida intelectual. Será que sou mesquinha? Ambiciosa demais? As duas coisas? É possível. Por outro lado... meus padrões domésticos são baixíssimos: cozinho apenas o básico, meu mantra de limpeza é fazer "o mínimo necessário para não atrair ratos", e organizo o trabalho a partir do que é possível com as crianças. Mas a tarefa de não afundar parece hercúlea.

As crianças brigam. O mais velho ainda não gosta muito de ver os irmãozinhos bagunçando seus brinquedos/seu quarto/sua vida. Os gêmeos, habituados a dividir tudo, acham isso um absurdo. Ouço o zumbido de vozinhas irritadas. Quando criança, nunca levantaram o tom para mim. Minha "família" – eu, minha mãe e ocasionalmente o homem da mochila laranja – não gritava: nós resmungávamos. Ou caíamos fora. Agora, porém, o ruído é quase incessante. Sempre tem alguém gritando. Ou esfregando cocô na parede.

Mais um dia se passa em que eu talvez tenha, ou não, tido tempo de tomar banho. Uma sensação de inquietação me fisga feito um alfinete, e canções tristes me doem a área atrás dos olhos. Estou oca. A irritação diária de trânsito, contas, impostos e tarefas de casa começa a me deixar um pouco agressiva. Tenho dificuldade de dormir à noite, acordo para cuidar de uma criança por vez e fico horas encarando o teto a cada interrupção. Vejo a chegada das três da manhã com muito mais frequência do que gostaria. Com as quatro não é diferente. Às cinco já sei que alguém vai acordar na próxima hora e não adianta tentar negar a realidade. De manhã, meu corpo todo dói, então eu me espreguiço, saio da cama e recomeço o dia, meio sufocada.

Russell Foster é professor de Neurociência Circadiana na Universidade de Oxford e diretor do Instituto de Neurociência Circadiana e do Sono. Em 8 de dezembro de 2019, no podcast *Desert Island Discs*, ele explicou a Lauren Laverne que as perturbações no sono, mesmo a curto prazo, estão relacionadas a profundas disfunções cerebrais: "O indivíduo perde a capacidade de concatenar lembranças, organizar informações e encontrar soluções inovadoras para problemas complexos. Perde a empatia. Fica mais impulsivo, então comete bobagens e atos irrefletidos". Ele acrescenta: "O cérebro cansado recorda as coisas negativas e esquece as positivas". Me parece familiar. Não admira que eu esteja mal.

"O sono também põe ordem na bagunça do nosso cérebro", afirma o neurocientista Dean Burnett. "Os radicais livres oriundos dos processos neurológicos; os resquícios das decomposições químicas; tudo de que o cérebro necessita para o metabolismo e todos os subprodutos químicos do funcionamento cerebral são organizados durante o sono. Ou seja, se a pessoa não dorme, nada disso acontece. A bagunça se acumula; o corpo fica entulhado e não funciona direito."

Eu não funciono direito. E começo a me sentir muito, muito para baixo.

Minha privação de sono atinge um grau tão extremo que eu começo a alucinar. Primeiro, com as cores. Depois com a mobília, que passa a se movimentar. Depois os carros. As faixas de trânsito. Que são bem fixas. As alucinações costumam ser vivenciadas por usuários de drogas alucinógenas (o próprio nome dá a dica) ou pacientes com psicose, esquizofrenia ou demência. Mas também são muitíssimo comuns em pessoas que passam por uma privação crônica do sono.[3] As razões exatas são desconhecidas, mas os cientistas acreditam que a falta de sono desorganize as partes do cérebro responsáveis pelo funcionamento visual, ou que afete os níveis de dopamina, ou mesmo que esgote o cérebro a ponto de suscitar um novo e estranho estado de consciência. Para evitar que nosso cansaço chegue a causar alucinações, precisamos reconhecer os primeiros sinais de privação do sono – mudanças de humor, impaciência, irritabilidade e dificuldade de concentração. Diante desses indícios, é importante priorizar o sono.[4] Eu tento, mas a vida não deixa. E assim, pouco a pouco, ela vai se descolorindo. Tipo *O Mágico de Oz* ao contrário. Estou presa no Kansas. E sem cachorro.

Isso não, penso. *Isso outra vez não*. Mas as aves param de cantar, e um dia o sol amanhece tão fraquinho que quase não consigo enxergá-lo.

T chega em casa e sugere que eu vá ao médico. Estou relutante, por três motivos. Em primeiro lugar, sou inglesa e não gosto de "fazer drama". Em segundo, moro na Dinamarca, mas ainda não falo dinamarquês muito bem, e os médicos tendem a ser meio críticos em relação a isso (culpa que não preciso sentir neste momento). O terceiro motivo é que o único clínico geral que não liga para o meu dinamarquês ruim e portanto foi oficialmente designado para atender minha família é, infelizmente, muito bonito. E gentil. E tão empático que fica com os olhos ligeiramente marejados quando fala comigo. E eu passei os últimos quatro anos meio apaixonada por ele. Ou seja, não estou a fim de ver o doutor incrível justamente agora.

T insiste.

Os carros imaginários não param de zanzar pela rua.

Então, eu vou à consulta.

Espero estar com alguma doença tropical ainda não identificada e facilmente resolvida com uns diazinhos de antibiótico. Espero ser "consertada" e torço para que meus sintomas não sejam, de forma alguma, decorrentes da "vida". Sento-me na sala de espera lotada, a língua pesada na boca, a garganta contraída, a cabeça apoiada nas mãos. Lágrimas quentes despencam dos meus olhos e caem no carpete, formando um padrão de círculos cinza-escuro. Então, meu nome é chamado.

O doutor incrível me olha como se fosse chorar. Nós percorremos o agora familiar questionário de depressão. Existem nove sintomas principais, e para "fechar" o diagnóstico é preciso que o paciente exiba pelo menos cinco deles num período de duas semanas. Ou seja, duas pessoas podem ter quatro sintomas diferentes, com somente um em comum, e receberem o mesmo diagnóstico. Estranho, não é? Eis a razão: em 1974, um jovem professor da Universidade de Columbia chamado Robert Spitzer recebeu um manual de 150 páginas, encadernado em espiral, (o *DSM-II*, atualizado pela última vez em 1962) com a tarefa de atualizá-lo. Nascia então o *DSM-III*, utilizado durante décadas por milhões de profissionais de saúde mental nos Estados Unidos e no mundo. Um enorme desafio, decerto, mas que Spitzer abraçou com animação. Em 2007, o psiquiatra americano Daniel J. Carlat entrevistou Spitzer e perguntou sobre a decisão de estipular um mínimo de cinco sintomas para o diagnóstico de depressão, ao que Spitzer respondeu: "Foi só um consenso. Perguntamos aos clínicos e pesquisadores: 'Quantos sintomas você acha que um paciente precisa apresentar para ser diagnosticado com depressão?', e chegamos ao número arbitrário de cinco".

Observe: *"arbitrário"*.

Carlat, então, perguntou a Spitzer por que cinco, e não quatro ou seis. A esse respeito, ele escreve: "[Spitzer] sorriu, com um olhar maroto, e me olhou nos olhos. 'Porque quatro não era suficiente. E seis era demais... não existe uma linha divisória precisa a partir da qual se possa afirmar, com confiança, que tal número de sintomas seja perfeito para estipular um diagnóstico'".[5] Porque cada cérebro é diferente. E a psiquiatria é uma ciência imperfeita.

"Não sabemos quase nada sobre a biologia do cérebro", admite o dr. Nelson Freimer, diretor do Centro de Genética Neurocomportamental da UCLA (Universidade da Califórnia em Los Angeles) e professor de psiquiatria. "De fato, não existem evidências suficientes para que se estabeleça uma teoria específica sobre a depressão."

Nem com tanta tecnologia e pesquisa?, pergunto. Nem com tanta ressonância magnética?

"Não", responde ele, "não temos nenhuma informação conclusiva. Ainda não fazemos muita ideia. Para mim, qualquer profissional que afirme o contrário está sendo otimista demais." Os clínicos podem apenas trabalhar com o que têm.

O *DSM-5*, atualizado em 2013, inclui três vezes mais "transtornos" do que a primeira versão, publicada em 1952, e é sete vezes maior. Dada essa ampliação, não espanta que o NIMH, o Instituto de Saúde Mental dos Estados Unidos, afirme que atualmente um em cada quatro adultos norte-americanos sofre de algum transtorno mental diagnosticável durante o curso de um ano,[6] e a Organização Mundial da Saúde (OMS) revela números globais bastante similares.[7] Em 2018, o NHS Digital, o Centro de Informações em Saúde e Serviço Social do Reino Unido, publicou um relatório amplamente divulgado sobre a saúde mental de crianças e jovens, revelando que uma em cada oito crianças e adolescentes com idade entre cinco e dezenove anos preenche os critérios de pelo menos uma doença psiquiátrica, como transtorno depressivo ou de ansiedade.

Mas não esqueça: os diagnósticos são *arbitrários*.

As organizações de saúde mental A Disorder for Everyone [Um transtorno para cada um] e Safely Held Spaces [Espaços seguros] salientam que há poucas provas de que essas vivências, muito reais e difíceis, devam ser compreendidas como "transtornos" e "doenças" causados primariamente por desequilíbrios químicos ou questões genéticas. Afirmam que elas podem, na verdade, se relacionar a acontecimentos da vida, como traumas, perdas, negligência e abusos, bem como a fatores sociais mais amplos como desemprego, discriminação, pobreza e desigualdade. A dra. Lucy Johnstone, defensora da despatologização da tristeza, afirma: "A principal pergunta que se deve fazer diante de alguém que sofre de transtorno mental ou emocional não é 'o que há de errado com você', mas 'o que aconteceu com você?'". Ao transformarmos as ocorrências da vida em problemas psiquiátricos, negamos partes absolutamente normais de nossa trajetória.

E todos já vivenciamos muitas "coisas".

O doutor incrível diz que eu *posso* estar com depressão ("Você cumpre os requisitos, sem dúvida!" "É... obrigada..."). "Por outro lado, pode ser apenas que a vida esteja difícil no momento." Isso é exatamente o que eu não queria que ele dissesse. Pois o que posso fazer em relação à "vida"? Entrar em greve? Sair correndo? Me esconder de minha #Privilégios "vida" muitíssimo afortunada?

Eu penso em todos os homens e mulheres que conheço que não puderam ter filhos e que fariam qualquer coisa para se tornar pais e mães. E eu aqui, resmungando. A culpa me aperta o peito e fica difícil respirar. Como é que pode?

Um estudo conduzido pelos sociólogos George W. Brown, Tirril Harris e Maire Ni Bhrolchain[8] em 1975 revelou que um dos maiores fatores de risco para depressão em mulheres era cuidar de três crianças com menos de cinco anos de idade. Portanto, se eu não sou a única a me sentir assim, talvez esse seja um assunto importante a ser abordado. Quando ser mulher e mãe começa a ficar difícil demais, será que não estamos diante de um problema? Ao ler o estudo sobre mães de três crianças pequenas, me vem à mente que algumas talvez não estivessem sofrendo de depressão, mas de cansaço crônico. Exauridas pela altíssima carga física e mental da "dupla jornada", pelo esforço emocional da vida doméstica; pelas lancheiras, os cuidados de saúde, o aspirador de pó. Um trabalho sem salário, nem benefícios, nem chances de promoção. Um trabalho que vem sendo observado pelos sociólogos desde a década de 1980, mas que ainda hoje é difícil definir.

Nós subestimamos demais as demandas e dificuldades de conciliar trabalho e criação dos filhos, depois nos surpreendemos ao nos ver sistematicamente esgotadas – tentando criar os filhos numa dinâmica familiar nuclear, que já se confirmou repetidas vezes ser totalmente inadequada ao propósito a que se destina, além de solitária [*descendo do tabladinho*].

O doutor incrível não se oferece para cuidar da minha vida enquanto faço um retiro de ioga. O doutor incrível não se oferece para fugir comigo para uma casinha de sapê. O doutor incrível apenas diz, com olhos agora marejados, que tenho duas opções: terapia ou medicação.

14
Buscando ajuda profissional

"Terapia" ou "medicação"? É isso? Nada que envolva ioga? Ou uma casinha de sapê? Fico esperando que o doutor incrível confira outra vez o computador e encontre uma terceira opção, como um "belo e longo sono". Ou um "robô que ajude em casa". Ou um "encaminhamento para a equipe do *Queer Eye*". Mas não: é terapia ou medicação.

Estou na Dinamarca, que atualmente ocupa o sétimo lugar em consumo de antidepressivos entre os países da OCDE [Organização para Cooperação e Desenvolvimento Econômico].[1] Quase meio milhão de dinamarqueses toma antidepressivos – numa população de 5,6 milhões–,[2] então estarei em boa companhia. Assim como na Inglaterra, onde os dados do NHS Digital (o Centro de Informações em Saúde e Serviço Social do Reino Unido) revelam que em 2018 foram prescritos 70,9 milhões de antidepressivos (em 2008, foram 36 milhões).[3] Nos Estados Unidos, o uso de antidepressivos triplicou desde 1986.

Há mais pessoas do que nunca consumindo medicamentos. Então estamos de fato mais deprimidos? Ou estamos sendo diagnosticados mais depressa? Ou estamos mais empolgados em prescrever medicamentos como solução? Ou todas as alternativas anteriores? Será porque a vida moderna é difícil, simplesmente? E estamos *todos* muito esgotados?

"Muita gente observa – e com razão – que o que estamos fazendo hoje vai ser considerado absurdo daqui a vinte, trinta, quarenta, cinquenta anos", afirma o neurocientista Dean Burnett. "Há quem argumente que depressão e ansiedade são, na verdade, expressões saudáveis de uma mente bombardeada pelo estresse e pelas inovações do mundo que criamos." O psicanalista Adam Phillips afirmou ao jornal *The Guardian*: "A razão por que há tanta gente deprimida é que a vida anda muito deprimente para muita gente".[4] A era da internet e da automatização deveria ter liberado nossa vida para o lazer. De modo geral, porém, hoje fazemos mais do que a geração de nossos pais. O mundo digital e toda a sua liberdade implicam que estejamos *sempre* disponíveis. Fazemos compras on-line e brigamos com o *bot* do atendimento ao cliente quando algo dá errado. Passamos nossas próprias compras na caixa do mercado. Planejamos e reservamos nossas próprias férias, fazemos o check-in e imprimimos sozinhos o cartão de embarque e as etiquetas das bagagens. Inúmeras tarefas diárias que em outros tempos seriam realizadas por outras pessoas – o vendedor, o leiteiro, o caixa do mercado, o agente de viagem, o funcionário da companhia aérea – estão agora sob nossa alçada. Os indutores sociais dos transtornos de saúde mental são inequívocos. Como afirma o dr. Mark Williamson, do movimento Action for Happiness [Ação para a felicidade]: "Em muitos casos, ansiedade e depressão são reações totalmente naturais e compreensíveis à realidade da situação em que nos encontramos". Um amigo começou a achar a vida moderna tão insuportável que diminuiu o tempo de tela e começou a usar protetores auriculares e máscaras oculares, de modo a reduzir os estímulos vindos de todos os lados. Eu gostaria muito de fazer o mesmo algumas horas por dia, para compensar as doses diárias de estresse que costumam passar despercebidas. E para reduzir a necessidade de doses diárias de outro tipo de coisa.

Saio da consulta com uma receita para o tipo de antidepressivo mais comum: os inibidores seletivos de recaptação da serotonina, ou ISRS. Os neurotransmissores, ou mensageiros químicos, são os responsáveis pela comunicação entre os neurônios no cérebro, e a serotonina é um dos neurotransmissores mais importantes. Quando liberada, a serotonina atua sobre os receptores cerebrais. Se estiver em excesso, é reconduzida às terminações nervosas para ser reciclada. Quando estamos deprimidos, porém, os níveis de serotonina ficam reduzidos. Aí entram os ISRS, que atuam bloqueando esse processo. Em vez de ser recaptada, a serotonina fica mais tempo em contato com o receptor, de modo a exercer mais efeito sobre nosso humor.

"Durante algum tempo, a principal tese a respeito dos antidepressivos foi a teoria das monoaminas", explica Burnett. "Segundo ela, a depressão resultaria da falta ou da redução de certos neurotransmissores químicos, como a serotonina." Nos últimos anos, porém, essa tese caiu em desuso. "A teoria das monoaminas não é suficiente", afirma Burnett, "pois existe muito mais coisa acontecendo. Talvez a depressão resulte da falta de neurotransmissores, mas por quê? Por que há tamanha deficiência desses neurotransmissores? O que causa essa deficiência? E qual seria a origem dessa causa? A teoria das monoaminas não explica de fato o que está acontecendo." O geneticista psiquiátrico Kenneth Kendler vai mais longe: "A teoria das monoaminas é uma grande bobagem. As evidências diretas que a sustentam são *muito* fracas".

Além disso tudo, os ISRS elevam os níveis de serotonina no organismo de imediato, mas o paciente leva algumas semanas para sentir os efeitos benéficos no humor. Por quê?

[*A ciência dá de ombros.*]

E mais: se os ISRS elevam a quantidade de serotonina ativa em nosso cérebro e a serotonina nos faz sentir bem, será que não nos sentiríamos ótimos se fizéssemos uso desses medicamentos?

"Não", garante Burnett.

Já foi descoberto que os ISRS não exercem qualquer efeito no humor de pessoas "não deprimidas". Para quem não está "deprimido" ou não tem histórico de depressão, nem a redução nos níveis de serotonina suscita alterações de humor. Somente pessoas com histórico de depressão ou sofrendo de um episódio depressivo são sensíveis aos ISRS. O psicofarmacologista[*] Phil Cowen, da Universidade de Oxford, explica essa incongruência aparentemente cruel em termos de "cicatrizes"[5] cerebrais: se já sofremos um episódio depressivo no passado, as vias neurais de nosso cérebro são interrompidas, o que nos deixa mais propensos a desenvolver depressão no futuro.

Então meu cérebro está basicamente marcado para o resto da vida, por causa dessas vias malditas? Valeu, ciência...

"Muitos estudos mostram que os ISRS não são os melhores antidepressivos, mas são os mais bem tolerados pela maioria das pessoas e apresentam menos efeitos colaterais", explica Burnett. Por consequência, costumam ser os mais receitados. Mas existem outros. "Alguns dos mais potentes e mais eficazes contra a depressão e os sintomas depressivos apresentam também os efeitos colaterais mais graves", afirma ele. "Esses medicamentos são tão poderosos que costumam ser reservados apenas para casos de depressão resistente ao tratamento ou situações tão debilitantes que o paciente prefere sofrer dos sintomas colaterais a padecer da depressão."

Outra questão em relação aos antidepressivos é que o desmame costuma ser difícil. O processo de retirada desses medicamentos pode ser árduo e demorado, e alguns argumentam que a explicação de "deficiência de serotonina" para a eficácia dos antidepressivos também normaliza a ideia de que o paciente precisa ser medicado até o fim da vida – visto que tememos, compreensivelmente, um futuro "sem" serotonina.[6] Como afirmou uma paciente em uso de ISRS num estudo clínico randomizado controlado realizado em 2019: "Eu preciso, ponto-final. Para mim essa não é uma doença psicológica, é física. Meu corpo não produz serotonina suficiente, por isso eu tomo o remédio".[7]

---

[*] Campeão de palavras cruzadas...

Nesse estudo de 2019, apenas metade dos participantes se dispunha a sequer tentar interromper o uso de antidepressivos. Isso reflete a minha experiência. Desconfiada dos dolorosos sintomas da abstinência, no passado consumi antidepressivos por muito mais tempo do que seria necessário, temendo um futuro "sem serotonina".

Portanto, se a narrativa da deficiência de serotonina não ajuda, a teoria das monoaminas já foi desmascarada e a tese das ~~vias malditas~~ "cicatrizes cerebrais" é desanimadora demais para que se insista nela, será que existe outra abordagem que possamos adotar? Soem as trombetas e estendam o tapete vermelho, pois existe! É a *neuroplasticidade*! Se trata de nossa capacidade de estabelecer novas conexões físicas entre neurônios. Feito uma enorme e cintilante teia de aranha em nosso cérebro.

Quando estamos deprimidos, explica Burnett, certas partes do cérebro ficam exauridas, basicamente: "Elas perdem a capacidade de se adaptar ao que acontece no ambiente, e já se sabe que num cérebro deprimido a neuroplasticidade fica reduzida". Isso significa que nossos pensamentos se enrijecem: "Quando o cérebro perde a capacidade de mudança e adaptação, a depressão persiste", afirma Burnett. Pode ser que isso, historicamente, tenha sido um mecanismo de proteção (*"O tigre-dentes-de-sabre acabou de devorar minha família inteira: eu serei o próximo. Talvez não seja um bom momento para pintar as paredes da caverna ou planejar um ano sabático..."*), mas hoje em dia não nos ajuda a escapar das garras da depressão. Os antidepressivos que elevam os neurotransmissores com frequência também elevam a neuroplasticidade, o que pode justificar seu funcionamento tempos depois do aumento nos níveis dos neurotransmissores.

No entanto, a novidade mais interessante para mim é que, embora os antidepressivos possam ajudar na formação de novas conexões neurais, uma abordagem livre de medicação também pode. "Assim como os antidepressivos podem exercer efeito sobre a neuroplasticidade, as terapias verbais têm o potencial de fazer o mesmo, ao nos encorajar a utilizar áreas diferentes do cérebro", conta Burnett. "A malha desse sistema pode ter sido interrompida por certos acontecimentos, mas é possível reiniciá-la com terapias verbais como a TCC [terapia cognitivo-comportamental], que fornece uma espécie de construto científico. Não funciona para todos, mas funciona bem para muita gente." Ele aponta diversos artigos contendo falas de pessoas que afirmavam que a TCC seria "idiota e inútil". "Mas então elas experimentam e passam a gostar bastante."

Existe também a abordagem psicanalítica, que tenciona desvendar a raiz dos nossos traumas. "É um mergulho no inconsciente, em que perguntamos: 'Por que eu? Por que agora? O que está causando isso?'", explica Burnett, mas com certo ceticismo. "Cada um no seu quadrado, mas há muitos casos em que a saúde mental não se baseia num trauma específico: não precisa haver um único acontecimento importante, e não adianta muito ficarmos procurando um grande motivo se não houver nenhum."

Pelo menos as terapias verbais não apresentam efeitos colaterais, eu argumento.

"Além da síndrome da memória falsa?" *Touché.* "Acontece", afirma Burnett. "Tem um terapeuta qualificado na sua frente, apontando qual foi o trauma na sua vida que causou tal e tal coisa e afirmando que a sua mente o está recalcando... e o cérebro é muito criativo. Pode acabar sendo sugestionado... e aí surgem outros problemas."

E não devemos nem sequer pensar em mantras de autoajuda ou autoafirmações positivas quando nos sentimos para baixo. A bem da verdade, segundo um estudo realizado em 2009, os indivíduos com baixa autoestima se sentem piores depois de repetir declarações positivas sobre si próprios.[8] Pergunto à principal pesquisadora desse estudo, a psicóloga Joanne Wood, da Universidade de Waterloo, no Canadá, por que é que não se fala mais a respeito disso e por que tanta gente ainda começa o dia repetindo mantras motivacionais, e ela me responde: "Alguns defensores do pensamento positivo se opuseram fortemente aos meus achados. Além disso, as pessoas querem *muito* acreditar na eficácia das autoafirmações positivas! Elas querem muito acreditar, daí os chamados especialistas afirmam que isso funciona, e intuitivamente é razoável que o pensamento positivo funcione, e a maioria das pessoas acaba por não perceber a importância das evidências científicas". Ou seja, não podemos simplesmente sugerir a nós mesmos que fiquemos felizes enquanto estamos tristes sem que acabemos ainda mais tristes.

A depressão em si é episódica. "A gente fica mal, depois melhora", afirma Kendler, o geneticista psiquiátrico. Estudos realizados lá na década de 1890 revelam que os episódios depressivos não tratados costumam se estender por cerca de seis meses. "Mas eu, pessoalmente, não creio que se deva sugerir a uma pessoa com a vida desgovernada que espere seis meses", diz Nelson Freimer, do Centro de Genética Neurocomportamental da UCLA. "Acho que isso contribui para a estigmatização da depressão. Deixa implícito, de alguma forma, que o paciente precisa 'sacudir a poeira'." Além do mais, seis meses de depressão é algo insuportável para muita gente. Freimer me conta que no início de sua carreira, há 35 anos, testemunhou "a desesperança" que acompanha a depressão: "Eu tive um paciente que não sofria de depressão crônica; era veterano de duas guerras e estava sob meus cuidados no hospital, onde ele e a família presumiram, com razão, que ele estaria seguro. E mesmo assim ele conseguiu tirar a própria vida". Uma pesquisa chinesa revelou também que a depressão não tratada costuma retornar com mais intensidade num período de até dois anos.[9]

Existe um intenso debate a respeito do uso de medicamentos no tratamento de transtornos de saúde mental. Mas isso pode acabar por "constranger" ainda mais quem opta por usá-los ou não, esvaziando todo o sentido da discussão. Como diz Kendler, "a depressão é o transtorno mais difícil de todos; não existe outro igual". E, se nem os especialistas conhecem ao certo os motivos que levam à depressão e o que se pode fazer a respeito, nenhum paciente deve se envergonhar de procurar ajuda de todas as formas disponíveis. Ninguém é "melhor" que os outros por *não* tomar antidepressivos – ou por tomar. Quem consegue abandonar a ansiedade sem remédios não é "superior" a quem faz uso de medicação. É ruim para *todo mundo*. Nesse sentido, pelo menos, as questões de saúde mental são dramaticamente indiscriminadas.

É por isso que Burnett acredita na combinação das abordagens médica e psicológica no tratamento da depressão: "Antidepressivos *e* terapias verbais. Não nego que haja uma dependência excessiva dos antidepressivos, mas, para um clínico geral com a opção de prescrever seis meses de TCC ou uma caixa de comprimidos, sabemos a que alternativa um serviço de saúde com poucos recursos irá recorrer. Essa é uma questão prática, não ideológica". Ele descreve o estado atual dos serviços de saúde mental como "um cavalo desenhado a várias mãos. Mas enfim, se a pessoa quer um cavalo e acaba com um camelo, ainda consegue fazer muitas coisas. Dá para puxar umas coisas. Carregar outras. O camelo também é um animal de quatro patas!". Não tenho como argumentar e agradeço a reformulação positiva do *status quo*. Pode ser que estejamos apelando depressa demais para a medicação. É extremamente injusto que as terapias verbais não sejam acessíveis a muita, muita gente. Mas a terapia como solução também não é bem uma panaceia. "Por mais que dinheiro não fosse problema, não seria possível oferecer terapia a todos", afirma Freimer. "Em nenhum lugar do mundo existem terapeutas qualificados em número suficiente para atender a todos." À luz desse fato, Freimer está em busca de outras soluções. Ele atualmente lidera o Depression Grand Challenge [Grande desafio da depressão], um projeto de pesquisa desenvolvido pela UCLA, com duração de dez anos e participação de 100 mil pacientes, que pretende obter resultados que ajudem a reduzir à metade o ônus da depressão até o ano de 2050 e a eliminá-la por completo até o fim deste século.

Ousado, comento.

"Pois é", devolve ele. No entanto, exala uma estranha confiança: "Entre os pesquisadores há neurocientistas, geneticistas, psicólogos, economistas, engenheiros. Estamos trabalhando na identificação de genes e fatores de risco ambiental que atuem como gatilhos da depressão, para *então* desenvolver terapias melhores". Ele quer saber mais sobre o funcionamento de tratamentos como a eletroconvulsoterapia (ECT) e os antidepressivos, além de utilizar estratégias de alta tecnologia para amparar, monitorar e tratar os pacientes e assim evitar a escalada dos sintomas depressivos. Para que a "tristeza" normal não se transforme em algo mais sério e os sintomas depressivos não virem uma depressão clínica. Desse modo, está buscando intervenções no estilo de vida (mais sobre isso na parte III) e opções para o tratamento da depressão além da atual dobradinha "antidepressivos ou divã do terapeuta". Freimer menciona a recente aprovação pela FDA [Food and Drug Administration, a agência norte-americana reguladora de alimentos e medicamentos] da escetamina – spray nasal derivado da ketamina, medicamento que atua como anestésico e estimulante do humor – como um marco de referência: "É o primeiro medicamento realmente novo para o tratamento da depressão nos últimos trinta anos".

A ketamina entrou em cena de novo? Parece que retornei ao meu grupinho de jornalistas do ano 2000 e à dieta Special K...

Ousado, penso outra vez.

"Além disso, temos hoje bons indícios da eficácia das sessões de psicoterapia pela internet", conta Freimer, "e é disso que precisamos: empregar tratamentos que sejam escaláveis e atendam a pacientes que antes não tinham acesso a eles." Se existe um objetivo nobre, é esse.

Para mim, dessa vez, a terapia é uma opção. E me sinto grata. Mas há uma lista de espera (que surpresa), então opto por tomar um antidepressivo no curto prazo. E funciona, *mais ou menos*. Pelo menos sinto que estou fazendo alguma coisa antes de iniciar a terapia, empreitada pela qual não estou exatamente ansiosa. Já passei por "terapias ruins", bem como já passei por boas. A psicoterapia é um processo caro, demorado e emocionalmente desgastante.

É possível que encontremos, logo de cara, um terapeuta que nos agrade – nesse caso, maravilha. Não o deixemos escapar. Mas podemos topar com alguém com quem passar uma hora por semana numa sala fechada acabe sendo uma amostra do inferno. Podemos sentir que estamos entregando um dinheirão por hora para enfrentar um silêncio doloroso pontuado por piscadas lentas e robóticas, num consultório que fede a sopa. Só um exemplo. Ou para olhar uma múmia enrolada em xales de seda de nariz empinado, com aquele ar arrogante. Ou encontrar alguém que erra seu nome (Olá, "James"!). Ou para ser inferiorizada por um homem que insiste que o término da relação anterior se deveu à repulsa do parceiro pelo sexo, a troco de nada ("Ele se levantava para tomar banho logo depois, não é? Louco para limpar os fluidos, certo?" Eu: "É... não?").

Devo dizer que jamais, em terapia, me deitei num divã. Não uso rímel quando prevejo uma choradeira (mesmo que seja à prova d'água: o olho coça quando choramos de soluçar). Não há necessidade de levar lenço de papel, aviso logo, pois os terapeutas compram caixas no atacado. Mas é fundamental se organizar. Sob hipótese alguma marque entrevistas importantes, encontros ou reuniões de pais e mestres logo após uma sessão de terapia, e se o dia estiver minimamente ensolarado, separe os óculos escuros para usar depois das lágrimas.

Pouca gente encara a terapia como primeira opção, afirma o analista junguiano James Hollis em seu livro *Encontrando significado na segunda metade da vida*.[10] Em geral, ele observa, entramos em negação. Tentamos levar a vida normalmente, fazendo as mesmas coisas de sempre e esperando resultados diferentes, como num passe de mágica. Depois tentamos nos distrair – lançando mão de trabalho, sexo, compras e outros comportamentos viciantes. Até que por fim reconhecemos a questão que nos colocou, para começar, dentro do radar de um psicólogo e nos rendemos a ela. Baixar a guarda para um desconhecido é uma aventura perigosa. Mas é uma aventura que decido empreender.

Descubro que Marina Fogle é uma grande defensora das terapias verbais. Ela me conta que esse recurso foi útil depois da morte de seu filho, Willem. "A psicoterapia me trouxe revelações que eu jamais teria tido sozinha", diz ela. "Como segurar o choro na frente das crianças. O que equivale a passarmos a mensagem de que elas também não podem chorar. Isso é muitíssimo importante." A terapia bem conduzida é um espaço confidencial e livre de julgamentos, onde podemos falar e exercer nossa vulnerabilidade. O comediante e âncora da BBC Radio 4 Robin Ince também se beneficiou da terapia, tendo vivenciado síndrome do impostor e hipervigilância depois de um acidente de carro sofrido aos três anos, que deixou sua mãe em coma. "Eu conversei com muitos neurocientistas e terapeutas, e todos diziam: 'Quem vive uma catástrofe nessa idade sem dúvida é muito afetado'. E eu pensava, 'Meu Deus, que tédio! Justificar meus sentimentos pelo que me aconteceu na infância parecia muito fácil. Muito certinho. E eu não queria menosprezar a dor alheia – a dor de pessoas que tinham passado por coisas muito piores". Me parece familiar. Mas todos os terapeutas com quem Ince conversou presumiram que ele já estivesse fazendo terapia, e num dado momento ele captou a deixa e resolveu marcar uma sessão. "Achei todo o processo muito desconfortável, claro", conta ele. Mas seguiu em frente. "O momento em que menos falo com outro ser humano é na terapia. Não me preocupo em ser divertido. Passo quinze minutos em silêncio, então em cinco minutos vou direto ao que desejo compartilhar. Minha terapeuta é boa: ela sabe quando estou atuando. E não permite. Eu me preocupava com a repetição de ideias, até que aprendi que na terapia é *esse o objetivo*. Algo aparentemente pequeno ao observador externo pode ser o que nos constitui", diz ele. "E não devemos sentir vergonha de expressar ideias sobre as razões de sermos como somos."

Como afirma a psicoterapeuta Julia Samuel em seu livro *Grief Works* [A angústia funciona], um terapeuta é "uma pessoa que você não tem que proteger das suas sensações ruins. E com quem pode explorar as mesmas questões repetidas vezes".[11]

Convencida, eu procuro um terapeuta. Vou chamá-lo de "Casper". Nós entramos no consultório. *Prepare-se para uma choradeira!*, desejo gritar. *Tenho muitas lágrimas e elas estão à flor da pele!*

Na parede, vejo a reprodução de um cartum de Robert Mankoff para a *The New Yorker*, em que um terapeuta diz ao paciente: "Olha, fazer você feliz está fora de cogitação. Mas eu posso fornecer uma narrativa convincente para o seu sofrimento".

Penso que talvez consigamos nos entender. Mais tarde, procuro a citação no Google e descubro que posso, caso queira, imprimir o cartum numa cortina de chuveiro. Uma útil lembrança diária da realidade confusa da vida, sem sombra de dúvida.

"Então, me conte tudo", diz ele, enquanto me sento.

"Tudo?"

"Desde o começo."

Então, eu conto. Falamos da minha mãe. Falamos da minha irmã. Eu conto a ele que a minha primeira recordação é da manhã em que aconteceu a Grande Tristeza. Que ninguém me explicou aonde minha irmã tinha ido, só que ela havia desaparecido e ninguém estava feliz. Conto a ele sobre meu pai. "Ele não é uma pessoa ruim. Não é nem um pai ruim. Ele só não *me curtia*." Conto sobre a partida dele. Num dado momento, rio de nervoso.

"Por que está rindo? Não tem graça."

"Não", concordo, pois ele tem razão.

Ele pergunta sobre minha experiência com a maternidade, depois de passar tanto tempo tentando ser mãe sem conseguir. Eu conto.

Ele me diz ter a impressão de que eu gosto de estar no controle – e a insinuação é "demais" para mim. Inflamada e na defensiva, tento persuadi-lo de que não sou obcecada por controle: "Sou uma entusiasta do controle". Mas ele não compra o que eu estou querendo vender.

Sem qualquer pista física, ele supõe que a anorexia foi o vício escolhido por mim. "Foi no que você escolheu se 'aperfeiçoar'. Você era perfeccionista."

Ele pergunta sobre meu trabalho, e eu discorro sobre passar meses escrevendo sozinha numa sala. Ele suspeita que eu considere mais fácil lidar com livros e palavras do que com pessoas: é mais fácil escrever sobre uma conversa que participar dela; é mais fácil escrever sobre a vida que viver. Ele me diz coisas que eu já sei, mas que ninguém parece ter visto antes: que eu me escondo atrás do trabalho. Que o uso para me distanciar. Para me descolar. Observa que eu falo bastante a palavra "interessante" e pergunta se faço isso com os amigos e a família.

"Claro...?"

Ele insinua delicadamente que eu tenho tendência a analisar, racionalizar e intelectualizar, "em vez de *sentir*". Acredita que uso minhas ocupações para criar distância emocional. Como anestésicos. Diz que tenho medo de intimidade.

Faz-se um silêncio longo e constrangedor. À distância, um cachorro late.

"Talvez eu só estabeleça limites saudáveis?", argumento, sem firmeza.

"Ou talvez seja tipo o funcionário de um banco das antigas, que aperta o botão de pânico e faz descer uma grade quando alguém chega perto demais?"

Duplamente desmascarada.

Eu conheço a rejeição e a sensação que ela traz. Sei que as pessoas podem deixar de nos amar. E não gosto. Casper compreende.

"A partida do seu pai ensinou a você que as pessoas não são confiáveis. O abandono abala a nossa confiança. Então agora você tem medo de confiar. De se aproximar demais."

Eu recordo algumas relações do passado e lembro que me sentia analisada. Examinada, até, e achava muito enervante. Aquele momento de vertigem, quando estamos prestes a nos apaixonar, costumava ser para mim a coisa mais assustadora do mundo. Mal consigo dissociar as sensações de ouvir pela primeira vez as palavras "eu te amo" e ser acometida por um inconfundível enjoo. Eu ficava nauseada – e pior, sentia ingratidão ao ver que essas palavras não me faziam "mais feliz". E que eu não era capaz de retribuir.

"Mas por quê?", pergunto a Casper dali a uns meses. "Por que isso veio à tona agora?"

"Porque você está exaurida. Porque você cresceu achando que para ser amada era preciso ser perfeita. Porque agora você tem filhos que se descabelam. Porque eles são capazes de se comportar muitíssimo mal e *mesmo* assim serem amados." Ele explica, basicamente, que a criança de quatro anos que habita em mim está se mordendo de inveja. Eu sinto vergonha e tristeza. Inveja dos próprios filhos parece o verdadeiro auge do tabu. Mas acontece. Mais do que gostaríamos de pensar. A psicóloga Philippa Perry escreve em *O livro que você gostaria que seus pais tivessem lido*:[12] "Não é tão incomum sentir inveja dos filhos". O antídoto para os pais, acredita Perry, é pensar em como era a vida para nós na idade que consideramos nossos filhos mais desafiadores.

É isso, penso. Todas as coisas com as quais não lidei à época. Toda a tristeza que empurrei para debaixo do tapete. Bom, já chega.

Sinto uma sensação de alívio por ser vista. Ouvida. Validada. Por receber permissão para viver meu luto e enfim abraçar a tristeza. Espero poder dominar essa arte antes de bagunçar meus próprios filhos (em vez disso, cometerei outros erros!). Não vou fingir que o processo terapêutico é divertido: não é. Mas ele pode ajudar.

Essa noite, durmo bem. De manhã, minha filha mais nova pula na cama e apoia a cabecinha em meu rosto. Essa vem sendo a posição preferida dela. Se pudesse, dormiria sempre assim. De preferência segurando minhas mãos. É desconfortável, mas não me mexo. Não quero que nada altere esse momento.

Depois de mais umas sessões, Casper me informa que posso passar um período comigo mesma. Tal e qual Mary Poppins em seu vestido de lã merino, ele desaparece. Eu sinto medo de enfrentar tudo – a vida – sem ele. Mas é preciso. E eu dou conta.

É isso o que um bom terapeuta pode fazer: nos conhecer, relativamente depressa e – às vezes – melhor do que conhecemos a nós mesmos. Eles desenterram traumas. Erguem um espelho à nossa frente e nos entregam as ferramentas para lidarmos com o que estamos vendo.

Todos precisamos destravar nossa caixinha de dificuldades. Se tivermos a sorte de conseguir ajuda para fazer isso, vale aceitar. E não sentir culpa por aceitar ajuda, por mais que haja pessoas numa situação pior que a nossa (sempre tem alguém numa situação pior que a nossa). Se você acha que pode estar deprimida ou deprimido, precisa consultar um médico (ainda que seja um doutor incrível). E, se você acha que precisa de ajuda contínua, mas não tiver acesso a uma terapia, mesmo assim é possível obter apoio. Ainda precisamos falar sobre nossa tristeza. Se não for possível obter ajuda profissional, precisamos de uma Jill – uma amiga. Alguém capaz de desligar o rádio ao ver que estamos há vários dias na Merda FM. Vou explicar...

15
O sistema de duplas

São nove da manhã de uma terça-feira, a conversa se dá mais ou menos assim:

Eu: Merda FM tocando já faz dois dias.

Jill: Café?

Eu: Daqui a vinte minutos?

Jill: Emoji de polegar para cima, seguido de mulher dançarina [por quê?], muque, xícara de café.

Guardo meu celular na bolsa, com a certeza de que em vinte minutos a Merda FM vai sair do ar.

"Merda FM" é o termo que eu e minhas amigas hoje usamos para nos referir a nosso monólogo interior: aquela estação de rádio inútil que nossa mente sintoniza para afirmar que nada – nem ninguém – presta. Incluindo nós mesmos. A Merda FM tem uma vasta e variada seleção musical, de melancolia e insatisfações persistentes (chamemos de problemas "Coldplay") a questões convulsivas de ansiedade que nos fazem querer arrancar o cabelo de tanta frustração (techno). Todos sintonizamos na Merda FM vez ou outra. Mas, se o sintonizador travar – ou se escangalhar e ficar travado na Merda FM por mais tempo que o habitual –, é o momento de pedir ajuda a um engenheiro do humor. Um amigo.

Depois do alerta Merda FM, eu e Jill entabulamos um debate regado a cafeína sobre os males do mundo, ou melhor, os nossos males. Quando ela fala, eu escuto. Quando eu falo, ela escuta. Nenhuma tenta "consertar" a outra. Só vamos nos abrindo com alguém de confiança e tentando desvendar nossas sensações. E acabamos mais leves. A "coisa triste" não vai embora, mas ganha uma arejada. Feito um casaco velho. É um sistema que venho considerando cada vez mais útil, depois do sumiço de Mary Poppins/Casper do meu dia a dia. Eu já sabia que agora não poderia mesmo (mesmo) encarar nenhuma tristeza sozinha. Assim, convoquei alguns amigos para o que agora chamo de "Sistema de Duplas Como Ser Triste".

O sistema de duplas [*Buddy System*, no termo original em inglês] teve origem no exército norte-americano, como forma de garantir a segurança das tropas durante manobras militares complicadas. O primeiro registro de uso do termo na língua inglesa foi nos anos 1920, de acordo com o dicionário Merriam-Webster.[1] No mergulho autônomo, os mergulhadores sempre trabalham em grupo e mergulham em duplas ou trios, de modo a poder ajudar ou resgatar uns aos outros em caso de emergência. À parte os pés de pato engraçados e o cabelinho desgrenhado de sal, o pessoal do mergulho sempre se vale dessa importante carta na manga. A regra mais famosa dessa atividade é "jamais mergulhe sozinho" – lema que pode ser igualmente aplicado à vida, trocando um verbo pelo outro: "Jamais viva sozinho". No mergulho, a "dupla perfeita" é um amigo ou conhecido de longa data em quem podemos confiar nossa vida – não é má ideia contar com alguém assim nas atividades em terra firme.

O sistema de duplas também é utilizado em outra explosiva arena de vida e morte: o escotismo. Os grupos de escoteiros no mundo todo utilizam o sistema de duplas para ensinar as crianças a realizar tarefas coletivas, acender fogueiras, vender biscoitinhos e não se perder na mata (dependendo da patrulha). Pois, como Barbra Streisand sempre soube muito bem, *people need people*, gente precisa de gente.

"Durante anos, os profissionais de saúde mental ensinaram às pessoas que elas podiam ser psicologicamente saudáveis sem apoio social, e que 'se você não amar a si mesmo, não será amado por mais ninguém'", escreve o psiquiatra americano Bruce Perry no livro *O menino criado como cão: histórias reais de um psiquiatra infantil*.[2] A verdade, contudo, é a seguinte, escreve Perry: "Ninguém consegue amar a si mesmo se não for amado e não tiver sido amado. A capacidade de amar não pode ser construída no isolamento".

Tanto Platão quanto Aristóteles reconheceram que a amizade era fundamental aos seres humanos. No fim das contas, eu não sou uma pedra: não sou uma ilha. E você também não é. Precisamos falar sobre as coisas, sobretudo quando estamos tristes. Até a psicoterapeuta Julia Samuel concorda que as conversas sobre a tristeza "não precisam ser com um terapeuta". O mais importante, afirma ela, é "conversar com alguém que não interrompa". Isso nos ajuda a desenvolver uma narrativa em torno de nossa situação, e, como explica Samuel: "ao enunciarmos as palavras, os sentimentos vêm à tona".

Se temos algo na mente, devemos compartilhar. De preferência não num textão no Instagram ou numa atualização enigmática de status no Facebook, mas com um ser humano de carne e osso. Um amigo. Alguém que possamos contatar regularmente. Para muita gente, no entanto, é mais fácil falar do que fazer.

Falar cara a cara pode assustar mais do que escrever comentários pelas redes sociais ou trocar mensagens por WhatsApp, e a "ansiedade social" é um problema crescente. A Associação de Ansiedade e Depressão dos Estados Unidos estima que 15 milhões de americanos sofrem de transtorno de ansiedade social.[3] A fobia de telefone (ou "telefonofobia") é a relutância ou o medo de efetuar e receber chamadas telefônicas; embora esse transtorno exista há quase tanto tempo quanto existem os telefones (o poeta Robert Graves escrevia sobre o medo de usar o telefone já em 1929),[4] os casos oficiais vêm aumentando bastante. Uma pesquisa realizada em 2019 com funcionários de empresas no Reino Unido revelou que 40% dos *baby boomers* e 70% dos *millennials* vivenciam pensamentos ansiosos quando toca o telefone.[5]

A ansiedade diante da perspectiva de falar aumentou à medida que nos afastamos da comunicação oral e nos aproximamos das mensagens de texto, dos e-mails e das interações nas redes sociais. Quando digitamos, temos tempo para pensar, editar e aprimorar a mensagem. Na conversa falada, a comunicação é em tempo real. Eu, por exemplo, sou com frequência atormentada pela ideia de que um "erro" cometido na comunicação verbal "se perde no mundo", e não há nada a fazer para voltar atrás (ver "perfeccionista em recuperação").

Quando comecei a escrever este livro, em 2019, muitos especialistas temiam que o maior acesso à tecnologia pudesse exacerbar ainda mais a ansiedade social, à medida que os smartphones, tablets e computadores fossem se tornando onipresentes. Então veio a covid-19, e com o isolamento social tivemos que aprender a nos conectar digitalmente. E conseguimos. Zoom, Discord e Microsoft Teams, de ferramentas que interessavam apenas aos jovens e entendidos de tecnologia, passaram a ser usados até pelos avós. Eu bebi vinho de uma caneca do Phil Collins no Zoom. Entrei na onda dos joguinhos on-line, que teve vida curta. Me vesti de morango na fase, também de vida curta, dos vídeos temáticos de WhatsApp. Ficamos conectados digitalmente por tanto tempo que foi meio estranho, e eu comecei a ter vergonha de encontrar as pessoas ao vivo outra vez. Mas também conseguimos. Pois, tal e qual um músculo, podemos treinar nossa resiliência em situações sociais e interagir usando quaisquer meios disponíveis.

A maioria dos terapeutas recomenda a terapia de exposição – em que o paciente é colocado frente a frente com o que mais o aflige, em pequenas doses, enfrentando a questão pouco a pouco até se sentir bem. Dessa forma, se a pessoa tem fobia de falar ao telefone, tenta completar uma ligação de trinta segundos. Depois, um minuto. Depois, dois. E assim vai, até que se alcance um tempo de conversa que pareça adequado. Também é reconfortante lembrar que costumamos superestimar o quanto [de fato] estragamos tudo numa situação social. Segundo uma pesquisa conduzida pelo professor Thomas Gilovich, da Universidade Cornell, nós superestimamos significativamente a percepção dos outros em relação a nossos comportamentos embaraçosos.[6] Também subestimamos o quanto nossos interlocutores gostam de nós e de nossa companhia – ilusão chamada de "lacuna do apreço".[7] Depois de conversar, somos mais apreciados do que imaginamos. E, se as redes sociais deixarem a impressão de que todo mundo está por aí vivendo a melhor das vidas, não esqueça: elas nos fornecem "aparências", não "fatos".

No momento em que escrevo este livro, ninguém sabe ao certo qual será o impacto a longo prazo do isolamento exigido pela covid-19, mas alguns preveem que a próxima pandemia pode ser a da solidão. Um relatório da Academia Nacional de Ciências dos Estados Unidos[8] encontrou uma relação consistente entre isolamento social, depressão e ansiedade, e pesquisadores da Universidade de Washington em St. Louis sugerem que a solidão pode ser um prenúncio de transtornos de saúde mental.[9] A carência de conexões sociais sólidas tem sido associada a má alimentação, a consumo excessivo de álcool[10] e a hipertensão arterial – e pode ser tão prejudicial à saúde quanto o tabagismo.[11] No início do isolamento social andou circulando um meme na internet ilustrando que ao nos isolarmos tendemos a usar a comida, o álcool ou os exercícios físicos como muletas (escolha seu veneno: comer, beber ou malhar). Eu já mergulhei nesses três (e bem fundo), então fico de olho. Como diz a professora Peg O'Connor, filósofa e ex-dependente: "As conexões são importantes no contexto do vício – para quem vive em recuperação ou em gerenciamento de moderação". Sobre a pandemia, ela afirma: "Com o isolamento, o medo, o pânico, a ansiedade, a melancolia – tudo isso –, acho que veremos um grande número de pessoas começando a enveredar pelos caminhos da dependência. E aposto que também veremos um aumento nas recaídas".

Eu descubro que a única coisa que me ajuda durante esse período são as conversas diárias com os amigos pelo WhatsApp e as frequentes reuniões pelo FaceTime. Não é o ideal. Não libera ocitocina feito um bom abraço, nem traz a alegria do contato humano pessoal. Mas é o que temos, e sempre ajuda a melhorar meu estado de humor.

Não podemos voltar no tempo: hoje em dia os smartphones fazem parte da nossa vida (em certos casos são uma extensão de nossas mãos). À parte a maior resistência ao contato real, de carne e osso, a tecnologia pode também ser usada como ferramenta de auxílio a interações mais significativas. Como a troca de mensagens sobre a Merda FM, naquela terça-feira chuvosa. Como o disparo de um "Bat sinal" virtual, para que as pessoas importantes saibam que estamos precisando delas. Como apertar um botão e avisar aos amigos mais próximos quando estamos em apuros.

É essa a ideia por trás do notOK – um aplicativo gratuito para emergências de saúde mental desenvolvido pelos irmãos adolescentes Hannah e Charlie Lucas, do estado da Geórgia, nos Estados Unidos. Depois de desenvolver síndrome postural ortostática taquicardizante (SPOT), condição que a faz desmaiar, Hannah Lucas, então com quinze anos, começou a sentir pavor de ficar sozinha. Tinha medo do que poderia acontecer se ela desmaiasse sem ninguém por perto, e essa preocupação evoluiu para ansiedade, depressão e automutilação. Depois de uma tentativa de suicídio, ela disse à mãe: "Quem dera houvesse um botão que a gente pudesse apertar e avisar aos outros que estamos mal".[12] Seu irmão, que tinha onze anos e vinha aprendendo programação desde os sete (#ultraesforçados), começou a trabalhar no protótipo de um aplicativo. Juntos, os dois tiveram aulas de codificação e redigiram uma proposta de quinze páginas para mostrar aos pais, na intenção de conseguir financiamento para a contratação de programadores ("Até separamos dez minutos ao fim da apresentação, 'para as perguntas'"). A mãe, Robyn Lucas, ajudou os dois a encontrar desenvolvedores dispostos a elaborar um plano de pagamento, e seis meses depois foi lançado o aplicativo. O notOK permite que o usuário alerte cinco contatos de confiança – cinco amigos – ao toque de um botão, sempre que estiver precisando de ajuda.

"Por que cinco?", pergunto.

"Nós pensamos que cinco é um número bom para que a pessoa consiga obter ajuda mesmo que alguém esteja ocupado", responde Charlie por Skype, "mas que ao mesmo tempo não cause no usuário ansiedade social por achar que não tem amigos suficientes!" Um salve à geração Z.

O aplicativo notOK envia aos cinco amigos pré-selecionados uma mensagem com o texto "Oi, não estou bem. Por favor me ligue, mande uma mensagem de texto ou venha me encontrar", além de um link com a localização do usuário. "E funciona", afirma Hannah. "Eu recebi ajuda quando precisei." Na mesma hora ela se sentiu mais segura e amparada. "O aplicativo me trouxe uma sensação de conforto", conta Hannah, que imaginou que outras pessoas também poderiam se beneficiar dele.

O aplicativo foi lançado no Google Play e na App Store em 2018 e hoje conta com 87 mil usuários, tendo sido abraçado também por pessoas com transtornos alimentares, ansiedade e vícios. Atualmente, os dois irmãos estão trabalhando numa nova versão e contam com patrocínio para uma expansão global. "O retorno que recebemos até agora tem sido muito positivo", conta Hannah. "Muita gente não consegue verbalizar que não está bem, mas sente que precisa de ajuda. Então queríamos facilitar um pouco essa conexão." Pois todos precisam de amigos, e os dados coletados pela organização Mental Health America demonstram que o apoio dos pares contribui para nossa saúde e qualidade de vida.[13] O Estudo de Desenvolvimento de Adultos da Universidade Harvard, que começou em 1939 e continua até hoje, afirma categoricamente que "as boas relações nos mantêm mais felizes e mais saudáveis. Ponto-final". E o palpite de Charlie quanto a cinco ser o número mágico foi bem na mosca.

O psicólogo evolucionista Robin Dunbar, professor da Universidade de Oxford, conduziu anos de pesquisa a respeito de elos sociais e descobriu que precisamos de cinco amigos íntimos, quinze bons amigos e até 150 conhecidos. "Cada uma dessas camadas corresponde a um nível particular de proximidade emocional e a um nível particular de frequência de contato: o limite de cada camada é de pelo menos uma vez por semana, uma vez por mês, cerca de uma vez por ano", conta. "Isso acontece porque criar laços de uma dada intensidade emocional requer o investimento de uma quantidade de tempo bastante específica. Menos que isso, e a pessoa logo desliza – em questão de meses – para a camada inferior em termos de proximidade emocional." Um dos maiores obstáculos aos laços significativos é a distância, e trinta minutos é o máximo de tempo que nos deslocamos para ver um amigo, segundo os sociólogos Barry Wellman e Scot Wortley.[14] "Não importa se é a pé, de bicicleta ou de carro, trinta minutos de deslocamento são o limite", afirma Dunbar. Essa pesquisa foi conduzida antes da pandemia, ou seja, se o objetivo é termos cinco amigos íntimos que morem perto e que possamos ver uma vez por semana, no meio de qualquer tipo de crise global/pessoal, o conselho geral é: "Faça o melhor que der".

Ver cinco amigos por semana pode até ser relativamente fácil e acessível, mas talvez pareça coisa demais em meio à agitação da vida moderna. E muita gente não tem nem isso. No Reino Unido, mais de 9 milhões de pessoas – quase um quinto da população – afirmam estar "sempre" ou "frequentemente" sozinhas,[15] e três quartos não têm a quem pedir ajuda. Existe um estigma em admitirmos a sensação de solidão, o que dificulta a busca por apoio quando mais precisamos. Segundo uma pesquisa de 2018, um terço dos norte-americanos com mais de 45 anos afirma sofrer de "solidão crônica".[16] A UCLA chegou a desenvolver uma Escala de Solidão – um questionário de vinte itens elaborado para a avaliação de sensações subjetivas de solidão e isolamento social.[17] Os principais eventos da vida – até os aparentemente alegres – parecem ocasionar picos de solidão. No Reino Unido, 32% dos pais e mães de primeira viagem afirmam sentir-se "sempre" ou "frequentemente" solitários, e eu recordo vividamente o isolamento que senti no início da maternidade. O fim de um relacionamento costuma assinalar outro pico de solidão, este menos surpreendente: 33% dos recém-separados ou divorciados afirmam sentir-se "sempre" ou "frequentemente" sozinhos, e mais de metade das pessoas que perderam um cônjuge afirma não saber a quem pedir ajuda. Muitos nos sentimos solitários e não sabemos o que fazer a respeito. Pois criar novos laços para substituir os que possam estar faltando ou ter sido perdidos não é nada fácil.

Na vida adulta, quando nos mudamos, às vezes é difícil fazer novas amizades. Quando estava na casa dos sessenta anos, minha mãe se mudou e teve que recomeçar. A energia e o esforço que precisou despender para formar um novo círculo social foram exaustivos: voluntariado, noites de jogos nos pubs locais, clube de badminton e o clique-claque diário dos bastões no círculo (ou melhor, na "fileira") de caminhada nórdica feminina. Minha mãe é uma criatura sociável, mas mesmo assim achou difícil. Os mais introvertidos talvez desabassem ao primeiro obstáculo (no caso da minha mãe foi uma petecada no olho, obrigada por perguntar), mas ela persistiu, e enfim fez novas amizades na cidade nova.

Tradicionalmente, muitos adultos que são forçados a fazer novas amizades recorrem aos colegas de trabalho. Mas a economia *freelancer*, as estações de trabalho compartilhadas e os escritórios em plano aberto tornam mais desafiadora do que nunca a tarefa de estabelecer relações significativas – fazer amigos – no local de trabalho. Até as construções residenciais mais modernas, elaboradas para maximizar a privacidade individual, dificultam nossa interação cotidiana com os vizinhos. E, como bem sabe todo fã de novela australiana, "um alô amistoso de manhã faz maravilhas por nosso dia", pois "é assim que bons vizinhos viram bons amigos".[18] Quando não temos isso, perdemos muito mais do que a habitual fofoquinha por cima da cerca/do muro.

Eu tenho bons amigos que não ando vendo o suficiente, mas, como Casper, Bruce Perry e Barbra Streisand sempre me lembram: eu preciso de gente. Preciso dos meus amigos. E ~~acho~~ ~~espero~~ sei que meus amigos também precisam de mim. Porque muitos estão começando a se comportar de um jeito meio estranho. Pouco antes do isolamento trazido pela covid-19, eu e meus amigos atingimos um importante marco... e diversos fios de nossas vidas começam a se desenrolar.

Bem-vindo aos 40, o filme de 2012, me deixou com a nítida impressão de que, embora o início da meia-idade possa envolver preocupações financeiras, adolescentes difíceis e gestações inesperadas, todo mundo tem o cabelo cheio e brilhoso (feito o Paul Rudd e a Leslie Mann) e vive circulando alegre sob o sol da Califórnia.

Bem-vindo aos 40, a realidade de fato envolve preocupações financeiras e gestações inesperadas (confere), mas ninguém que eu conheço tem o cabelo tão bom, e pelo menos até agora anda chovendo bastante. *Bem-vindo aos 40*, a realidade também inclui doenças crônicas, luto, uma pandemia e transtornos de saúde mental, pois uma a uma as pessoas à minha volta vão mergulhando numa pegajosa espiral de desespero. Precisamos de amigos em todas as etapas da vida. Mas eu arrisco dizer que precisamos ainda mais depois que o período formal de festivais de amizade vai se enfraquecendo. Durante anos, vemos nossos amigos diariamente – na escola ou na faculdade. Depois há o período dos casamentos, das despedidas de solteiro e solteira. Aos trinta anos, pode ser que tenhamos uma rede social sólida e relativamente poucas responsabilidades, de modo que é possível passar um tempo juntos. Nos reunir. Manter as conexões. Podemos desfrutar de quatro horas de conversas aleatórias. Depois, os casamentos vão escasseando e outros compromissos se acumulam.

Aos quarenta, podemos ter menos tempo para ver os amigos, mas necessitarmos deles mais do que nunca. A maioria dos meus amigos trabalha demais, tem responsabilidades para além do trabalho e ainda, de alguma forma, consegue encaixar mais compromissos ao que chamamos tempo "de lazer". Então nos surpreendemos quando as coisas começam a sair do prumo. Alguns viram catequistas da musculação ou do método HIIT. Puxam ferro e soltam grunhidos em frente ao espelho. Vários compram uma bicicleta. Outros se tatuam. Da última vez que contei, na minha cidade havia cinco estúdios de tatuagem, mais um "bar de tattoos" assustadoramente mambembe, erguido sob uma lona bem na rua principal. Alguns abrem mão da tinta em prol de casos escusos. Uma amiga troca o companheiro por um rapaz muito... gostoso de olhar. O que é uma sorte, já que os dois não falam a mesma língua. Outra tem um caso com um homem que mais parece um matador (pense num assassino em série dos anos 1980). E isso são só as mulheres.

Um amigo em seus quarenta anos abraça de tal forma as competições de bebida que certa manhã, bem cedinho, sua mulher o pega fazendo cocô no jardim da frente ("Por quê? Por que fazer isso? E perto das begônias!"). Outro pede o divórcio depois de duas garrafas de Merlot. "Divórcio eu não dou", responde a mulher, "mas pode ficar com o quarto de hóspedes." Na manhã seguinte, não se lembra de nada. Outro vira recluso. Os amigos tentam convencê-lo a sair do quarto, mas ele só quer ficar deitado na cama comendo pudim, que o faz recordar a infância.

"Quer descer um pouquinho, Colin?" (O nome dele não é Colin.)

"Hoje não posso: vou comer uma Delícia de Morango."

"Ah, sei..."

O que é que está havendo?

"É a clássica 'crise da meia-idade'", explica o jornalista Matt Rudd, que está cinco anos à minha frente nessa aventura específica (tem 45) e aborda a temática da meia-idade na coluna "Man Trouble", do jornal britânico *The Sunday Times*. "Aparentemente, os homens de meia-idade estão em último lugar na fila de pessoas dignas de compaixão", afirma ele. "Nós somos os privilegiados, sabe? Tudo deveria estar ótimo." Ele tem razão. Deveria, mesmo. Necessário lembrar, inclusive, que esses são problemas de primeiro mundo, e se o ano de 2020 nos ensinou alguma coisa foi que o homem branco de meia-idade habita um espaço de privilégios desde tempos imemoriais e não tem muito do que reclamar. No entanto... desde a estreia da coluna, em 2019, Rudd já conversou com centenas de homens de meia-idade aparentemente bem-sucedidos, que moram em belas casas com esposas dedicadas e 2,4 filhos, "e todos são infelizes!".

Aos vinte anos, nós temos "potencial". Aos quarenta, é esperado que esse potencial já tenha virado realização. Se não virou, nos sentimos mal. Se virou, mas ainda não estamos satisfeitos, nos sentimos mal. Isso se chama adaptação hedônica – a tendência que os humanos têm de retornar depressa a um nível de felicidade relativamente estável, a despeito de grandes mudanças ou eventos da vida, quer sejam positivos ou negativos. Ou se trata daquela curva em forma de "U" em que a meia-idade, segundo os especialistas, simboliza uma inescapável redução na felicidade. Rudd, no entanto, tem outra teoria: "Para 'consertar' isso, teríamos todos que 'voltar no tempo e não dar a mínima para a escola'".

Eita, como assim?

Ele explica: "A estrutura do sistema educacional no Reino Unido faz com que tudo, desde cedo, se resuma a ganhar. Os mais comportados são recompensados. Desde muito novas, as crianças são postas numa sala de aula e precisam ficar sentadas, quietinhas. O bom comportamento é atrelado ao sucesso". Em minha pesquisa, descubro que o mundo inteiro adota uma abordagem similar. "Ninguém tem espaço para pensar no que de fato trará felicidade. Não estou falando de um cenário próximo de *As cinzas de Ângela*, claro, mas a pressão...", diz Rudd. Eu confirmo. Nossos pais querem que tenhamos sucesso; a escola quer que tenhamos sucesso; e poucos são motivados a aceitar esse desafio. Ao fim da educação formal, afirma Rudd, "sentimos ter feito tudo o que nos foi pedido, mas mesmo assim não estamos felizes". Daí arrumamos um emprego ("nada de felicidade, ainda"), embarcamos num casamento (idem), e talvez até formemos uma família.

"Então, vem o nascimento de um filho, que é mais um momento insano em que se espera que os homens simplesmente sigam vivendo normalmente!", diz Rudd. As expectativas em relação à paternidade mudaram drasticamente nos últimos quarenta anos (graças a Deus), e Rudd tem três filhos, com quem tentou "meter a mão na massa" desde o início. "Mas eu só pude tirar uma semana de licença-paternidade para cada um", conta.[19] "Quando Freddie [o mais velho] nasceu, foi muito difícil – foram 54 horas muito instáveis de trabalho de parto. Começou em casa e acabou numa cesariana de emergência. Três dias depois, voltei ao escritório. E tinha que me dividir entre o papel patriarcal de provedor – que os homens ainda assumem – e a vida em casa, no modo 'pai'. A gente simplesmente segue em frente", afirma Rudd, "então não acho surpreendente quando chegamos aos quarenta e de repente começamos a refletir se fizemos as coisas da maneira certa. Daí muitos se perguntam se valeu a pena. E acham que não valeu."

Eu o ouço, embora confesse que minhas amigas também andam meio doidinhas.

"Mas pelo menos elas falam a respeito", responde ele.

Muito justo.

"Os homens não conversam sobre emoções", insiste ele, "ainda."

Eles ainda não aderiram ao sistema de duplas.

"Sempre que tenho uma conversa profunda com um homem de meia-idade, todos eles, num dado momento, começam a ficar muito nervosos, pois não querem pensar na própria felicidade. Não querem nem sequer debatê-la. Pois senão vão começar a ficar preocupados, temendo que a carroça desande. Ficam com medo de não conseguir se levantar da cama de manhã", diz Rudd, "de modo que preferem não falar sobre o assunto."

Eu fico pensando se isso se deve à forma como os homens costumam ser criados e como seus pais e mães conduziam conversas sobre assuntos dolorosos ou desconfortáveis. Pergunto se Rudd já conversou com seu pai sobre sentimentos. Ele balança a cabeça. Com vigor.

"Eu jamais tive uma conversa profunda sobre sentimentos com meu pai, e isso é muito tradicional." Rudd me garante que os clichês sobre as "brincadeirinhas" masculinas que eu cresci vendo em programas de tevê como *Men Behaving Badly* e *Cheers* ainda são muitíssimo rotineiros, infelizmente. "Sempre que estamos num bar debatendo algo sério, por exemplo, chega alguém para amenizar a situação em vez de resolvê-la", conta ele. "Se um amigo vai contar a outro que está com câncer, dali a dois minutos já está saindo alguma piada de testículo. Isso acontece muito."

Ah, o humor para fugir dos problemas! Mais uma vez.

Rudd também tem culpa no cartório. "Em todos os momentos da vida, ouvi que não devia 'usar o humor para tentar escapar de situações difíceis'." Ele puxa um pouco a gola da camisa, como se encalorado pelas lembranças desconfortáveis. "Mas ignorei esses conselhos, pois afinal de contas o humor é uma forma bastante fácil de evitarmos grandes revelações a nosso respeito", afirma ele. "Mas os homens precisam conseguir falar, e isso eu defendo com fervor."

Richard Clothier também defende. Se lembra de Richard? O porta-voz da infertilidade masculina, desesperado para ter um filho com a mulher? Pois bem, eles receberam boas notícias. O segundo ciclo da FIV funcionou. O que foi maravilhoso, sem dúvida. Eu pergunto se ele sente o mesmo que eu: culpa. Por ter, de certa forma, "desertado" para o lado #agorasoupai.

"Sim, 'culpa de sobrevivente', claro", responde ele. "Eu não trocaria a paternidade por nada, óbvio, mas pelo menos agora tenho ciência da luta que é a infertilidade masculina. Hoje em dia falo sobre a alegria e o entusiasmo de ser pai com muito pouca gente. O mais importante, eu acho, é aprimorarmos as conversas sobre nossos sentimentos – sobretudo como homens, e sobretudo com os amigos. Senão, para que é que eles servem? Às vezes os próprios homens são seus piores inimigos. Por isso hoje em dia eu me abro bem mais, pois sei, por experiência própria, o quanto isso ajuda."

Os londrinos Jack Baxter, de 28 anos, e Ben May, de 33, também passaram a contar com o sistema de duplas. "No mundo ideal", afirma Baxter, "eu e Ben seríamos amigos só porque ele corta o meu cabelo e nós dois curtimos futebol. Mas, na verdade, a gente se conhece porque perdemos nossos melhores amigos e entramos para um clube do qual ninguém quer fazer parte: o Clube dos Pais Falecidos." Em 2015, Baxter, que tinha acabado de perder o pai para um câncer de pele, foi cortar o cabelo na barbearia de May, cujo pai estava com um tumor no cérebro. "Nós falamos primeiro de futebol, claro", conta Baxter (ele é fã dos Spurs, e Ben torce para o Southampton), "mas logo começamos a falar sobre nossos pais. E descobrimos que fomos criados por homens das antigas, supermasculinos, que gostavam de esportes e bebiam cerveja."

Ou, como sintetiza May, "a típica velha guarda".

O pai de Baxter era fisiculturista. "Ele tinha 110 quilos e chorou pouquíssimas vezes na vida. Era durão. Inclusive dizia que malhar o ajudou a enfrentar o tratamento do câncer, pois ele estava preparado para a dor. Só que eu não estava." Ele recorda a raiva que sentiu da injustiça de tudo aquilo: "Durante a minha infância, nós nunca conversamos sobre relacionamentos ou emoções, então quando meu pai adoeceu eu não soube o que fazer com os meus sentimentos. Só senti muita raiva". Ele descreve a si mesmo como "um rapaz enfurecido, atrás de briga: eu queria alguém para jogar no trilho do trem. Queria alguém em quem jogar a culpa". Baxter trabalha em televisão, "um mundo cheio de homens de 1,80m de altura que vestem ternos e não ficam tristes. É um mundo repleto de ego, só que o luto não deixa espaço para o ego. E parecia não haver nenhum lugar onde eu pudesse falar abertamente sobre as minhas emoções". Baxter havia sido influenciado pelo único modelo de "masculinidade" que conhecia, a "tóxica", "aquela masculinidade que afirma que 'homens de verdade não falam sobre tristeza'".

May se identifica: "Minha família também não costumava falar de sentimentos – a gente basicamente só debochava uns dos outros". Curiosamente, antes da morte do pai, May passou dezoito meses em terapia de controle de raiva. "E ajudou", reflete ele, "pois quando meu pai morreu eu senti uma angústia avassaladora – mas pelo menos sabia que era angústia. Eu não sentia raiva das pessoas na rua à toa. Quando isso aconteceu, entendi que na verdade eu estava era muito triste."

Como barbeiro, May hoje em dia recebe clientes que o procuram especificamente por saber que podem conversar com ele sobre tristeza. "Ainda mais os homens, que muitas vezes ainda sentem muita resistência em se expressar." May atende cerca de cinquenta clientes por semana, e pouca gente cruza a porta de sua barbearia sem desabafar de alguma forma. "A gente pode até começar falando de futebol", diz May, "mas nós atraímos pessoas com base no que entregamos. Hoje muita gente já conhece bem a minha história – por causa das redes sociais – e sabe que esse é um assunto que vai surgir. As pessoas sabem que em algum momento eu vou acabar mencionando o meu pai falecido."

Isso já deixou algum cliente constrangido?, pergunto.

"Eu não quero nem saber!", responde ele. "Isso é difícil, e estamos falando a respeito. É importante. Sentimento é coisa séria, não tem que ser motivo de vergonha."

Baxter concorda: "Queremos ser a próxima geração de homens que gosta de falar de sentimentos e chora na frente dos outros". E a barbearia parece um bom lugar para começar. Uma pesquisa realizada pela Samaritans, uma organização sem fins lucrativos do Reino Unido, revelou que os cabeleireiros e barbeiros passam em média 2 mil horas por ano escutando os problemas de seus clientes.[20] A ideia do barbeiro como confidente e da barbearia como um "espaço seguro" para os homens falarem não é novidade, mas agora está sendo formalmente reconhecida como uma ferramenta fundamental para a saúde mental masculina.

Nos Estados Unidos, Lorenzo Lewis fundou o Confess Project (theconfessproject.com), organização sem fins lucrativos de âmbito nacional em que os barbeiros aprendem a se conectar com homens negros e promover consciência em relação à saúde mental. Um currículo de doze meses é ministrado aos barbeiros, que recebem treinamento em escuta ativa e no uso da linguagem positiva para combater o estigma associado à saúde mental. O britânico Tom Chapman, barbeiro e ativista de saúde mental, vem desenvolvendo um programa de formação com suporte clínico – o BarberTalk – para que os cabeleireiros do Reino Unido possam ajudar seus clientes e suas comunidades. Depois da morte de seu amigo Alex, Chapman, que reside em Torquay, fundou o Lions Barber Collective, coletivo que auxilia os homens a falar sobre saúde mental, e fez um documentário sobre suicídio masculino chamado *The £1.7 Million Haircut* [O corte de cabelo de 1,7 milhão de libras] – que leva esse nome pois o "custo" de cada vida perdida para o suicídio é estimado em 1,7 milhão de libras, segundo dados do Departamento de Saúde do Reino Unido.[21] A ideia de "precificar" uma vida para mim é hedionda, mas Chapman argumenta: "Se o custo de uma vida perdida fosse investido no Lions Barber Collective, nossa instituição poderia treinar mais de 13 mil barbeiros, com o potencial de espalhar mensagens de esperança a 2,2 milhões de pessoas todas as semanas. Esses barbeiros poderiam se armar com conhecimento para ajudar". Segundo dados da Organização Mundial da Saúde, a cada quarenta segundos uma pessoa comete suicídio no mundo.[22]

No Reino Unido, 75% dos suicídios são cometidos por homens,[23] enquanto nos Estados Unidos os suicídios masculinos totalizam 78%.[24] Se considerarmos apenas na comunidade afro-americana, o suicídio é a terceira principal causa de morte,[25] e no Reino Unido o suicídio é a maior causa de morte de homens com menos de 45 anos (segundo dados do Instituto Nacional de Estatísticas britânico).[26] No entanto, a história mostra que os homens não têm muito talento para pedir ajuda. Uma pesquisa conduzida pela organização britânica Men's Health Forum revelou que a maioria dos homens nunca foi a um clínico geral[27], e muitos relatam vergonha em admitir suas batalhas em relação à saúde mental. Mas a fala e a escuta podem salvar vidas – e todo mundo sai ganhando.

Estou longe de ser defensora do privilégio masculino. Mas me parece que estaremos bem longe de alcançar a igualdade se não pudermos também conceder aos homens igualdade emocional (caso alguém se interesse, também estou disposta a compartilhar a lacuna salarial entre os gêneros, a menstruação, o parto e a menopausa...).

Converso com T a esse respeito, e ele concorda em parte: algumas noites ele perde o sono pensando em como pagaríamos as prestações da casa se ele perdesse o emprego (seria muito difícil alimentar e vestir uma família de cinco na Dinamarca com minha renda de escritora).

T tem facilidade para se abrir (como garantiu minha sogra canadense quando nos conhecemos, "Esse aí tem o coração na palma da mão!"). Mesmo assim, admite ele, com os amigos homens é necessária "uma dança, uma navegação" para saber se é ou não possível abrir o coração sem medo de julgamento. Ou pior: de zombaria. Confiar nos outros, afirma T, "é um salto no escuro. A gente joga as pecinhas do quebra-cabeça para o alto e fica vendo tudo se espalhar".

E mesmo assim você faz?, pergunto. Você se joga mesmo assim?

Ele faz que sim com a cabeça.

Por quê?

"Se a gente não perguntar, nunca vai saber." Ele dá de ombros, então acrescenta: "Ou, como diziam lá em casa, 'quem não arrisca não petisca".

Pois é.

16
Rede de apoio necessária

Poderíamos pedir mais ajuda e ser honestos em relação às nossas vulnerabilidades – abrir o coração e procurar mais ativamente amigos que possam nos apoiar e serem apoiados por nós. Para lidarmos de verdade com a tristeza, bem... precisamos de uma rede. Precisamos falar sobre nossos problemas e sentimentos com pessoas em quem podemos confiar.

Muito de nós (sobretudo os britânicos; sobretudo os da minha geração ou mais velhos) não sabemos conversar sobre saúde mental, estresse ou nossas fraquezas. A educação, os estudos e a predisposição também podem influenciar nossa propensão a falar sobre nossos sentimentos, e um grupo em particular merece menção especial. Um grupo para quem os riscos são ainda maiores.

Somomos "expectativa de infalibilidade" e "super-resiliência", e o resultado é a verdadeira tormenta que é... a medicina. O diário de Adam Kay sobre a vida de médico iniciante no livro *This Is Going to Hurt* [Isso vai doer][1] é ao mesmo tempo hilário e doloroso, pois registra as dificuldades sofridas pelos médicos em início de carreira, que precisam lidar com situações de vida e morte recebendo pouquíssimo apoio. Eu quero saber como os médicos lidam com a tristeza, então procuro Kay. Ele confirma que a parte do "apoio" é bastante deficiente e explica como os médicos iniciantes do Reino Unido passam sete anos em "rotação", circulando pelo país e adquirindo experiência nos melhores hospitais. "Pelo menos é assim em teoria", conta Kay, "só que não se considera muito o impacto que isso causa nas pessoas. Uma vez por ano, todo mundo se muda e abandona toda a rede que construiu." E é difícil para as relações pessoais também. "Num ano bom, um casal pode estar a dez quilômetros de distância. Mas num ano ruim pode estar a trezentos." Kay já não está na relação que menciona em *This Is Going to Hurt*. "Os relacionamentos terminam por uma série de razões complexas", afirma Kay, "e o trabalho sem dúvida entra no meio. Eu gostaria muito de saber qual é a taxa de divórcio entre os médicos."[2]

A ex-namorada de T era médica. Uma mulher incrível, sob todos os aspectos, mas que aparentemente perdia um pouco a empatia depois de um plantão puxado. Compreensível. Kay entende bem: "Os médicos caminham numa corda bamba: ninguém quer um médico psicopata, que não demonstre emoções, mas também ninguém quer um que desabe no choro ao dar uma notícia ruim. Ou seja, a maioria dos médicos está sempre no limite entre ser duro demais ou molengo demais. A fadiga por compaixão é sem dúvida uma forma de defesa". Isso, e o humor ácido. No livro de Kay não faltam histórias sobre coisas presas em orifícios impróprios (incluindo o memorável Kinder Ovo), e o casamento entre a medicina e a comédia já é coisa antiga. "Contar piadas é universal", diz Kay, "os médicos precisam arrumar meios de lidar com as dificuldades, e as histórias engraçadas são uma ferramenta útil." O humor é um mecanismo de defesa mais saudável que muitas alternativas com frequência adotadas dentro da profissão. Ele me conta que muitos médicos bebem um pouco demais e recorrem a drogas recreativas no tempo livre: "Todo mundo vive desesperado para encontrar uma forma de lidar com tudo isso". Para Kay, era escrever seu diário.

E funcionou?

"Como estratégia, não foi *nada* suficiente", conta ele, "mas deu para segurar as pontas ao longo do caminho. Até que não deu mais. E eu desabei."

A parte mais difícil do livro de Kay – para as sete pessoas no mundo que ainda não leram – está num registro datado de 5 de dezembro de 2010.

Kay começou a realizar uma cesariana numa paciente com placenta prévia – quando a placenta está presa na abertura do colo do útero e obstrui o orifício de saída do bebê – não diagnosticada. O bebê morreu. A mãe perdeu doze litros de sangue e teve que ser submetida a uma histerectomia. Nada disso foi culpa de Kay ("Todos os meus colegas teriam feito exatamente a mesma coisa e tido exatamente o mesmo resultado", escreve ele), mas ele não conseguiu aceitar o que aconteceu e entrou num processo de luto. Passou seis meses sem conseguir rir, nem sorrir.

Kay hoje reflete que devia procurado terapia: "Mas existe um código de silêncio que impede a ajuda a quem mais precisa dela". Kay não conversou com ninguém sobre o que aconteceu. Os amigos e a família acharam que ele estava tendo um colapso nervoso. E estava, de certa forma. Ele me conta que passou anos rememorando esse episódio: "As lembranças viraram uma constante durante o meu sono, até eu começar a falar sobre o que aconteceu". E ele só começou a falar quando o livro foi lançado. Sete anos depois.

"No início, era muito difícil falar", diz ele, então se corrige: "*Ainda* é difícil. Extremamente doloroso. Mas depois os *flashbacks* pararam". Amigos e familiares enfim descobriram a verdadeira razão por que ele largou a medicina.

Como eles reagiram?

"Ficaram com raiva", responde ele, "ou melhor, ficaram *decepcionados* por eu achar que não havia ninguém acessível com quem pudesse conversar. Mas a coisa foi totalmente por minha culpa: fui eu que escolhi sofrer em silêncio." Então, ele acrescenta: "Digo que foi por minha culpa, mas foi também a formação médica que recebi. Para ser firme". Pois os médicos não podem demonstrar emoção. Nem sentir, na verdade, em grande parte do mundo (exceto meu doutor dinamarquês dos olhos marejados).

Kay me conta que vez ou outra alguém ainda lhe manda uma mensagem ou o aborda em algum evento sobre o livro para sugerir que ele "seja mais durão". "Algumas pessoas já me disseram que sou histriônico, também", conta ele.

Em voz alta, eu me pergunto se essas pessoas costumam ser homens ou mulheres.

"Exclusivamente homens", responde Kay. *A-hã*. Algumas vezes outros médicos homens chegam a contatá-lo para sugerir que ele "tenha colhões". "Eles acreditam honestamente que é assim que um médico deve ser. Eu falo sobre formas de tratar os médicos iniciantes, e eles respondem: 'Sim, eu entendo, mas os médicos precisam aguentar o rojão'. A questão é que quem aguenta rojão atrás de rojão acaba prejudicado. De pouquinho em pouquinho, a coisa acaba em catástrofe."

Hoje em dia, para lidar com o "choque" e enfrentar a angústia e a tristeza, Kay me conta que precisou "desaprender" alguns ensinamentos da medicina: "Em vez disso, tive que aprender que é bom falar sobre coisas que nos preocupam e aborrecem. Preciso lembrar que não é fraqueza nem esquisitice contarmos a nosso par que tivemos um dia ruim".

A forma como os médicos recebem apoio também tem que mudar, afirma Kay. "O profissional precisa ter uma rede contínua, um grupo que olhe por ele, para que ele saiba a quem recorrer quando as coisas não estiverem muito boas. Além disso, num cenário mais grave ou diante de uma situação muito ruim, precisamos ter uma rede de segurança em que nos apoiar." Em termos leigos: precisamos de um amigo.

O livro de Kay virou um fenômeno. Conquistou quatro National Book Awards, vendeu 2 milhões de exemplares e é tão bom que merece todas as glórias e mais um pouco. Mas uma das coisas mais incríveis é que a história de Kay reverberou no mundo inteiro. Foi traduzida para 37 idiomas, e como diz nossa editora polonesa: "Ele é um estouro na Polônia. E em todos os outros países também".

Quando escreveu o livro, Kay esperava se conectar ao público britânico, familiarizado com as idiossincrasias do serviço de saúde do Reino Unido. "Mas pessoas do mundo todo vieram me dizer que o relato poderia se passar em qualquer hospital", diz Kay. No fim das contas, o livro aborda a experiência de ser médico. Que é a mesma em qualquer lugar do mundo. Com a conversa, uma ficha caiu: rigidez não é "coisa de britânico", mas uma "estratégia para lidar com os desafios". Estratégia que os britânicos desenvolveram para poder reinar. Estratégia que os internatos britânicos foram criados para cultivar e que os britânicos aperfeiçoaram para a guerra. Além disso tudo, é o que protege os médicos no mundo todo.

Eu falo com minha mãe sobre a entrevista com Kay. Ela é fanática por tudo que envolve medicina, e já assistiu a tantos episódios de *Um bebê por minuto* que acredita piamente ser capaz de conduzir sozinha um parto de trigêmeos, caso surja a oportunidade ("Estou até no grupo dos médicos nas noites de *quiz* do pub aqui do bairro!", ela me disse. Em várias ocasiões). Naturalmente, minha mãe leu o livro de Kay. E tem um interesse especial em minha pesquisa para este livro. Chama de "nossa história" – e tem razão, pois é mesmo. Por isso ela está interessada em saber a respeito.

Embora nós duas ainda não saibamos, é uma das últimas visitas dela antes do isolamento ocasionado pelo coronavírus. Mas estamos conversando direitinho, o que é novidade para nós. Papeamos e descascamos legumes para um assado, numa tarde – ela nas batatas, eu nas cenouras. Estamos empoleiradas nas cadeirinhas altas das crianças em frente à mesa da cozinha, já que a bancada está toda tomada (panelas queimadas, uma luva de fogão solitária, maçãs meio comidas, vários ioiôs e uma chave-inglesa, basicamente) e as cadeiras normais, de adulto, estão ocupadas por livros, bichinhos de pelúcia e crostas secas de mingau com cereal, resquícios de um exaltado café da manhã.

Eu conto a ela sobre a teoria de Matt Rudd de que a escola prepara mal as pessoas para o mundo. Explico como uma amizade pode nos ajudar a enfrentar períodos difíceis. Falo sobre as experiências de Kay e minha teoria sobre médicos, internatos e a rigidez como mecanismo de defesa para lidar com os desafios do império e da guerra.

Minha mãe meneia a cabeça e diz que "faz sentido". Está tentando remover um pedaço de casca teimoso de uma batata quando solta: "Na Segunda Guerra, seu avô foi para um campo de prisioneiros da Alemanha na Itália, e percebeu que os únicos que conseguiam enfrentar aquilo eram os ex-alunos de internatos". Eu sabia que ele tinha passado por um campo de prisioneiros de guerra, mas ninguém falava nesse assunto (nenhuma novidade...). Só que não sabia da parte dos sobreviventes oriundos dos internatos. "Ao que parece, conseguiam suportar melhor aquelas condições", acrescenta minha mãe. Recordo a menção do historiador Thomas Dixon sobre a valorização e a consolidação da "resiliência britânica" na época da guerra. Minha mãe arranca habilmente com o descascador a casca insistente, que aterrissa bem no meio da mesa. "Seu avô jurou que, se saísse dali vivo e tivesse filhos homens, iriam todos para o colégio interno", acrescenta, tranquilamente.

"Uau. Entendi. Mas, calma aí, ele *teve* um filho!"

"Pois é."

"O meu pai..."

"Pois é."

"Então o meu pai frequentou um internato?"

"Pois é."

Fico momentaneamente embasbacada.

"Você não sabia?" Ela olha para mim.

Como é que eu ia saber? Ninguém na família falava sobre nada! Nunca! Como é que eu ia saber?

Ela apoia o descascador na mesa, limpa as mãos num pano de prato, ajeita os óculos e vai deslizando o indicador na tela do celular, para pesquisar no Google a escola que meu pai frequentou, então me mostra o site institucional.

Parece um lugar isolado. As fotografias não mostram nenhuma árvore, mas de alguma forma tenho a impressão de que ali venta muito. E é uma área imensa. Leio que a escola tem uma história ilustre, que remonta aos anos 1500. Minha família não tem uma história ilustre (sem ofensa, família). Meu avô deve ter economizado muito para mandar meu pai para lá.

"E quantos anos ele tinha quando foi estudar lá?", pergunto.

"Oito."

Mais novo que o Boris Johnson, é a primeira coisa que penso, mas depois reflito... OITO ANOS?! É difícil imaginar alguém sendo separado da família – e de tudo o que é familiar – tão novinho. Penso em meu avô, antecipando um futuro em que mandar o filho de oito anos para um internato fosse uma decisão considerada necessária à sobrevivência do menino. Penso na geração que atingiu a idade adulta no meio da guerra. Uma geração que acreditava que as coisas não ditas não podiam machucar. E que por isso não falava de tristeza. Meu avô não falava. Os filhos dele também não. E agora, os filhos dos filhos estão começando a achar que *talvez* essa coisa de "falar" possa ser útil, sim.

Eu fico pensando o que minha mãe acha, hoje em dia, de tudo o que não foi dito. A "alegria" vem sendo há muito tempo nosso *modus operandi*, e quando eu era criança o humor como uma maneira de lidar com as coisas prevalecia sobre qualquer exposição emocional. Quando as coisas ficavam feias, optávamos pela "distração". Se ficássemos tristes, comíamos biscoito. Quando a tristeza era demais, comíamos biscoito *e* nos mantínhamos ocupadas. Durante minha infância, havia sempre muito biscoito e minha mãe vivia atarefada. Trabalhava em tempo integral, me criava sozinha e conseguia estar presente em todas as peças da escola, todas as competições esportivas. Fazia das tripas coração, hoje percebo, para manter a tristeza bem longe.

Caso estivéssemos muito, *muito* tristes e a coisa corresse o risco de transbordar, nós fingíamos estar angustiadas com algo totalmente diferente, para disfarçar a verdadeira origem da dor (minha mãe certa fez falou que só estava chorando "porque nasceram uns passarinhos no programa de tevê. É muito comovente.").

"A gente só... não falava a respeito", diz ela. "Mas hoje em dia não sei dizer se isso reduzia a dor. Na verdade, acho que piorava a situação."

Falar sobre tristeza é algo muitas vezes tão fora de cogitação que temos dificuldade de encontrar as palavras quando de fato queremos nos expressar. E, mesmo quando damos um jeito de conseguir, pode ser difícil achar alguém disposto a ouvir. Pelo menos foi essa a experiência da minha mãe, no início dos anos 1980, quando se viu sozinha, enlutada e sem ninguém com quem conversar.

"Ninguém quer ficar ouvindo coisa triste. Ninguém quer ouvir sobre a morte. As pessoas ficavam incomodadas. Por isso era solitário."

Ela me conta de um dia, na semana da morte de minha irmã, quando resolveu reunir forças para vestir seu macacão de bolinhas e me levar a um grupo de mães e crianças no salão da igreja, depois de passarmos vários dias enfiadas em casa. Quando entramos no salão, um silêncio se abateu. As outras mães foram se afastando, como se ela fosse o próprio Moisés de macacão. Ninguém olhou para ela. Todas logo baixaram a cabeça, como se o contato visual direto fosse contaminá-las, de alguma forma. Como se a tristeza fosse "contagiosa". Algumas crianças foram mais ousadas e me deixaram brincar com elas, aparentemente, mas minha mãe ficou sozinha. Rejeitada pelas mulheres que uma semana antes paparicavam sua filhinha agora falecida. "Logo fomos embora e voltamos para casa", contou ela, pegando outra batata para descascar, então acrescenta: "Acho que foi por isso que eu fiquei tão fixada no cara da Hotpoint..."

Eita, como assim? Hotpoint, a marca de eletrodomésticos? Tento seguir as pistas: *internato, meu pai, emoções... Hotpoint?*

Eu perco o fio da meada. Então, pergunto.

"Eu nunca mencionei o cara da Hotpoint?", pergunta ela, meio surpresa.

Eu respondo, bastante segura, que ela *nunca* mencionou o cara da Hotpoint.

"Bom, pois bem..." Ela começa a explicar. Conta que teve uns problemas com a máquina de lavar quando estava grávida da minha irmã e foi atendida algumas vezes pelo mesmo cara da Hotpoint ("Naquela época o atendimento ao cliente *funcionava* de verdade."). Quando minha irmã nasceu, a máquina estragou outra vez ("E recém-nascido suja muita roupa!"), daí o cara da Hotpoint voltou.

"Eu me lembro que ele segurou a Sophie e brincou com ela enquanto eu preparava um chá." Depois, o rapaz consertou a máquina. Depois, minha irmã morreu. Meu pai voltou ao trabalho e minha mãe ficou sozinha, levando gelo das outras mães do grupinho de crianças, todas cheias de medo de que a tragédia fosse contagiosa.

"Eu estava tão..." Ela se contém.

Eu empurro um copo d'água para ela.

"Eu precisava falar com alguém que tivesse conhecido ela. Alguém que tivesse brincado com ela, que se interessasse. Um amigo, qualquer um. Mas sentia que não havia ninguém. Daí liguei para a Hotpoint e falei que a máquina de lavar tinha dado defeito outra vez. Depois tive que escangalhar a máquina."

"Você *quebrou* a lavadora?"

Ela meneia a cabeça.

"Como?"

Ela não se lembra bem ("Um pedaço de pau, talvez?").

"Mas ele veio. E eu contei... contei a ele tudo o que tinha acontecido."

A frase paira no ar por uns segundos, até que eu pergunto: "O que foi que você falou?".

"Eu contei que a ambulância chegou primeiro, em vinte minutos, e dois paramédicos tentaram reanimá-la." A voz de minha mãe fraqueja. Eu bebo a água do copo muito depressa e fico nauseada. Ela prossegue: "Daí chegou a polícia. Depois o médico. Depois o legista. Depois o padre. Depois a funerária. Contei a ele que você entrou no quarto enquanto eu estava sentada no chão, com a Sophie no colo, antes de ela ser levada. E que você falou: 'A Sophie está dormindo, mamãe, bota ela no bercinho'. E que eu queria explicar o que tinha acontecido, mas não me vinham palavras. Contei que, depois de horas sendo interrogada, enrolei sua irmã no cobertorzinho e a entreguei ao policial. Daí sua avó chegou e levou a gente até a casa dela, para comer frango assado. E seu pai retornou ao trabalho na semana seguinte".

Ela hesita um pouco. Diz que na semana seguinte ao funeral a máquina "quebrou" mais uma vez.

"O cara da Hotpoint voltou, e nós conversamos de novo. Eu falei para ele que queria ver a Sophie depois da autópsia, mas todo mundo achou melhor não – disseram que a autópsia tinha sido... *muito detalhada*. E contei que o caixãozinho dela era todo forrado com plumas de cisne e que eu não podia pagar. Plumas de cisne!" Ela balança a cabeça. "Eu lembro de perguntar para o gerente da funerária, 'Isso é mesmo necessário?', e ele falou: 'Você quer o melhor para a sua filhinha, não quer?'."

Agora estamos as duas chorando.

Além disso, estou furiosa com o agente funerário que "vendeu" plumas de cisne a uma mãe enlutada de 27 anos, num momento de extrema vulnerabilidade. Como é que alguém faz uma coisa dessas? Como ela pôde aguentar isso? Como *foi* que ela aguentou? Não sei bem. Mas ela aguentou. Ela *sempre* aguenta. Ela é mais corajosa do que nós duas imaginamos.

Ela me conta sobre a parte administrativa da morte. A papelada, o monte de formulários: um cor-de-rosa para o médico-legista; um verde para o escrivão, antes do enterro. Conta que quatro homens adultos carregaram o caixão da minha irmã dentro da igreja. "O que foi ridículo, pois eu mesma podia facilmente ter carregado. Eu *queria* ter carregado."

Minha mãe conta sobre o velório, que todo mundo comeu sanduichinhos de pepino, depois "seguiu adiante".

"Mas eu não consegui."

Não.

"E a pior pergunta que um desconhecido poderia me fazer era 'quantos filhos você tem?', pois ninguém gosta de ouvir a resposta: 'Eu tive duas filhas, mas uma morreu'."

Parece que eu levei um soco no estômago. Mais tarde, minha mãe conta que essa é uma sensação que ela vivencia com frequência. Lembro de um comentário de Julia Samuel sobre a pessoa falecer, mas a relação continuar. Ela diz que não sofremos luto apenas pela pessoa que morreu, sofremos luto pela morte do futuro que imaginávamos. A vida foi interrompida. E, de repente, entramos para um clube do qual ninguém quer fazer parte. E minha mãe sabia que integraria esse clube para sempre.

"E você disse isso tudo", pergunto, quando me voltam as palavras, "ao *cara da Hotpoint?*"

Ela faz que sim.

O preparo dos legumes é abandonado, e nós choramos até a cabeça latejar e o cérebro encolher. O que, reflito, faz um estranho bem a nós duas.

Minha mãe precisava de alguém com quem conversar. Precisava de um amigo. Conseguiu o cara da Hotpoint ("Deus abençoe a assistência técnica"). Todos temos nossa versão do cara da Hotpoint – alguém que nos salva quando estamos na pior e mais precisamos de ajuda.

Aprendemos, quando crianças, a não falar com desconhecidos. Mas talvez devêssemos. Mais. Em 2013, a psicóloga Elizabeth Dunn conduziu uma pesquisa e concluiu que até as menores interações sociais suscitam um sentimento de pertencimento e efeito positivo.[3] A conexão com estranhos faz com que nos sintamos "compreendidos" pela humanidade. Incluídos nela, até. E nós confiamos mais do que imaginamos nas pessoas desconhecidas – dos barbeiros, como Ben May, à pessoa sentada ao nosso lado na cabine de um avião. Estudos conduzidos por Mario Small, sociólogo de Harvard, revelaram que costumamos debater assuntos importantes com pessoas com quem não temos intimidade, ou por achar que elas talvez tenham algum conhecimento, ou simplesmente porque elas estão *ali*.[4] Além disso, essas pessoas são uma tela em branco: um par de ouvidos incógnitos e imparciais. Eu também, algumas vezes, já desempenhei esse papel. Já fui o receptáculo de segredos e revelações de desconhecidos, que desejavam se abrir, mas não queriam preocupar seus entes amados, nem que eles contassem a outras pessoas, nem que houvesse consequências. Mas precisamos ser ouvidos por alguém.

O sistema de duplas é o ideal. No entanto, para quem ainda não tem uma rede de amigos tão sólida, um estranho bondoso pode ajudar. E deve. Se você não topou com sua versão do cara da Hotpoint, ainda vai topar. Alguém de coração aberto, que faça o bem sem esperar nada em troca, simplesmente porque é o certo a fazer. Se o cara que ajudou minha mãe ainda estiver por aí, agradeço a ele, do fundo do meu coração despedaçado, pelo carinho. E pelos ouvidos.

Parte III
O que fazer quando estamos tristes

Esta sou eu. Minha parte da história está quase acabando – estamos quase lá. Então, eis o que todos podemos fazer diante da tristeza para nos sentirmos melhor. Não "sem tristeza", mas *melhor*. O objetivo é sentirmos uma tristeza "boa", "útil", "estimulante". E nos concedermos uma chance de lutar para que a tristeza normal e saudável não descambe para algo mais sério.

Da cura pela cultura às guerras de termostato e aos mergulhos n'água fria. Como o tempo junto à natureza pode nos ajudar a abraçar a tristeza com mais conforto; e a exploração do equilíbrio *versus* esgotamento. O paradoxo do smartphone; por que a resiliência física pode levar à força interior; e a importância da "aceitação ativa". E mais: por que todos precisamos fazer algo por alguém, nos identificar como ativistas e nos colocar como aliados. Agora.

Apresentando uma foca chamada Derek, a amiga peladona, SUP e notícias excelentes sobre o homus. Participações de Mozart; Jack Johnson; James Wallman; Svend Brinkmann; Frederick Douglass; Mary Wollstonecraft; Jo, de *Mulherzinhas*; o psicometeorologista Trevor Harley; o fisioterapeuta Brendon Stubbs; Alex Soojung-Kim Pang falando sobre a importância do descanso; Joshua Becker, sobre minimalismo; a professora Felice Jacka, sobre comida e humor; Ella Mills, sobre equilíbrio; e Nompumelelo Mungi Ngomane, sobre "aparecer".

17
Tome suas vitaminas culturais

Na manhã seguinte, levo minha mãe ao aeroporto. Estou triste pela partida dela, e... *triste*, simplesmente. Dói falar com ela desse jeito. E sei que dói nela também. Mas é uma dor boa. Feito um músculo dolorido, mas pelo bom uso. A chuva cai, mais depressa do que meu limpador de para-brisas dá conta, então levo um tempo para perceber que minha visão também está borrada por causa das lágrimas. Então, chego em casa.

Já da rua, antes de ver minha família, eu os ouço. Isso não é de todo raro. Dentro de casa, parece ter havido uma espécie de rebelião movida a lama, com botas imundas de terra jogadas pela sala e música clássica no volume máximo. Mais parece a abertura de um episódio de *Inspector Morse*. Só que "Vivaldi" em geral se refere à pizzaria preferida lá de casa.

O que aconteceu é que alguém andou mexendo no rádio. Pelo rastro de pasta de amendoim na lateral, aposto que foi o menino gêmeo. Seja lá quem for o culpado, conseguiu apagar todas as estações predefinidas e trocar tudo por música clássica.

O quê? Por quê? Como? Nem eu mesma sei alterar as estações de rádio predefinidas.

O gêmeo entra pisando firme, lambendo pasta de amendoim da mão feito um urso limpando a pata. Inclina a cabeça para o rádio: "Apertou botão".

"Pois é, estou ouvindo. *Qual* botão você apertou?"

"Apertou..." Ele rumina, então escancara um sorriso: "TODOS botão!".

O rádio minimalista escandinavo que T comprou para nossa cozinha é chique demais para exibir algo útil como *marcações* nos botões, então eu também começo a apertar "todos botão", sem critério, quando T aparece.

Ao ouvir o som, ele estremece e dá um passinho atrás: "Isso é Stevie Wonder?".

"Não." Eu semicerro os olhos para o visor, tentando enxergar o que está tocando agora: "É Puccini...".

"Ah."

Caso se faça necessário explicar, nenhum dos dois vem de uma família apreciadora de música clássica (dá para perceber?). Uma vez fui a uma apresentação de Mahler ("concerto"? "show"?), para tentar impressionar um garoto (sejamos justos, era Mahler – o rapaz ficou impressionado. Já eu fui emocionalmente detonada). Fora isso, desde a época da escola não me envolvo com música clássica por livre e espontânea vontade. Mas agora, plantada em frente ao rádio como se posasse para uma peça publicitária, não nego sentir um certo conforto sônico nos crescendos altivos de Puccini, ou na melancolia de Concórdia na *Gloriana* de Benjamin Britten, que começa em seguida e acalma nossos nervos atacados.

As superfícies cobertas de pasta de amendoim (incluindo as crianças) são limpas. O esfregão entra em cena para atacar a lama. A chaleira apita. Então, nós nos sentamos. E escutamos. E *sentimos* algo. Não exatamente um "relaxamento", mas... uma conexão.

Os benefícios psicológicos da música clássica já foram comprovados pela ciência há muito tempo, e o "Efeito Mozart" foi estabelecido no início dos anos 1990.[1] Essa tese afirma que ouvir Mozart aumenta significativamente nossa capacidade de raciocínio espacial. O fato menos divulgado é que esse efeito só dura entre dez e quinze minutos.

"Entre dez e quinze minutos?", solta T, em tom de escárnio diante da informação. "Então quer dizer que se você me largar agora no meio de um labirinto eu tenho mais chances de sair?"

"Tipo isso."

Mas tem mais, eu insisto. Em pesquisas anteriores, descobri que a musicoterapia reduz o estresse psicológico, a depressão e a ansiedade em mulheres grávidas (segundo um estudo conduzido pela Universidade de Medicina Kaohsiung, em Taiwan).[2] Em outro estudo, conduzido pelo Hospital da Universidade Juntendo, em Tóquio, no Japão, ratos que haviam passado por um transplante de coração foram submetidos ao som de *La Traviata*, de Verdi, Mozart ou Enya.[3] Foi concluído que os ratos que ouviram música clássica durante a recuperação do transplante viveram quase quatro vezes mais.[4]

"E não, eu não estou inventando nada disso", digo a T.

Segundo a ciência, ouvir música triste quando estamos para baixo produz um efeito emocional acentuado que pode estimular a sensação de pertencimento, de identificação e auxiliar a cura. Estudos mostram que quando estamos deprimidos ficamos mais propensos a buscar músicas tristes. Pesquisadores da Universidade do Sul da Flórida executaram trechos de músicas "tristes" ("Adagio for Strings", de Samuel Barber, e "Rakavot", de Avi Balili) para pessoas deprimidas e não deprimidas, bem como trechos de músicas alegres e neutras. E descobriram que os participantes deprimidos são mais propensos a escolher melodias tristes, por serem relaxantes, calmantes ou apaziguantes.[5] Outra pesquisa, conduzida pela Universidade de Limerick, revelou que pessoas não deprimidas também preferem escutar melodias tristes quando estão para baixo, pois esse tipo de música "age como um amigo solidário" e suscita lembranças agridoces[6] (como a saudade, mencionada no capítulo 12). Outro ponto importante é que a música triste funciona também como uma distração "aceitável", permitindo que escapemos do silêncio e nos sintamos mais adequados, de alguma forma, nos momentos em que estamos para baixo. Por mais que eu adore Whitesnake e Van Halen (e muito, obrigada por perguntar), parece impensável ouvir músicas animadinhas nos momentos de tristeza. As músicas tristes, por outro lado, podem ao mesmo tempo quebrar o silêncio e servir de companhia a nosso estado de angústia ou aflição. Elas abarcam o sofrimento humano em sua amplitude, trazem senso de perspectiva e nos ajudam a lembrar que não estamos sozinhos.

Muita gente chega a depender disso, e as pessoas que escutam música por três horas ou mais ao longo do dia afirmam que esse hábito é mais importante que beber café, fazer sexo ou ver televisão. Segundo uma pesquisa conduzida pela empresa Sonos, 38% das pessoas relatam não se sentir estressadas quando escutam música, apesar de somente 5% afirmarem levar uma vida "sem estresse".[7] Algumas argumentam que, caso a música clássica não dê conta do recado, o pop também pode ajudar. Certas canções têm maior peso emocional por razões pessoais, mas outras nascem de tragédias tão dolorosas que é impossível não exercerem efeito em quem as ouve. Como "Tears in Heaven", que Eric Clapton compôs ao perder o filho Conor, de quatro anos. Ou "Jesus to a Child", do falecido George Michael – homenagem a seu parceiro Anselmo Feleppa, que morreu de hemorragia cerebral em consequência da aids. Depois da morte de Feleppa, George Michael passou um ano e meio sem conseguir compor, mas depois escreveu "Jesus to a Child" em pouco mais de uma hora. Isso o ajudou a enfrentar o luto por essa perda, e toda vez que ele se apresentava ao vivo dedicava a canção a Feleppa. Tem também "I Wish It Would Rain", do grupo The Temptations, que Rodger Penzabene escreveu aos 23 anos, depois de ser abandonado pela mulher. Ele quer chorar para "aliviar a dor", mas homens "não choram", então ele deseja que comece a chover, para disfarçar as lágrimas. Mas não chove. Ele não consegue "aliviar a dor", e Penzabene acabou por tirar a própria vida na noite de Ano-Novo de 1967, uma semana após o lançamento da canção.

A música pode nos acertar bem no plexo solar. Pode amolecer nossos joelhos e nos derrubar no chão, fazendo com que voltemos no tempo para recordar e processar emoções que ainda nos assombram. Certas canções têm o poder de me paralisar. "Save Tonight", do Eagle Eye Cherry, sempre me deixa sem fôlego (namorado inadequado + primeiro amor = uma colisão que me derruba). "Love Me Or Leave Me", de Nina Simone, idem (o cara alto, que interpretou a letra literalmente). Minha mãe, quando fica triste, recorre às canções de sua juventude e revela: "Simon & Garfunkel e Janis Ian, principalmente". É impressionante que eu nunca tenha escutado nenhuma música de Janis Ian, apesar de ter passado os primeiros dezoito anos de minha vida e boa parte do período entre os vinte e os trinta morando com minha mãe. Ela vivia a tristeza sozinha. Nós duas vivíamos a tristeza sozinhas. Mas me consola saber que pelo menos ela tinha canções para enfrentar a dor.

Músicas ainda mais tranquilas podem nos ajudar diante das dificuldades, de acordo com Mikael Odder Nielsen, gerente do *kulturvitaminer*, ou "vitamina cultural", programa desenvolvido perto de minha casa na Jutlândia, Dinamarca. Nielsen oferece um curso intensivo de cultura às pessoas que sofrem de estresse, ansiedade ou depressão. "Usamos playlists desenvolvidas por terapeutas musicais para dar uma trégua ao cérebro, o que por sua vez permite que o corpo também tenha uma trégua", conta Nielsen, explicando que são músicas que "reduzem a agitação": "músicas previsíveis, até meio enfadonhas".

Por exemplo? Antes de responder, ele reflete.

"Jack Johnson."

Ah... Tocar "Banana Pancakes" não é uma ideia que eu naturalmente teria ao me ver meio para baixo, mas chego a testar e, por estranho que seja, funciona (mais ou menos). Agora penso em JJ como o equivalente musical a um livro de colorir que estimule a atenção plena. Digo a Nielsen que talvez esteja me convertendo, e ele me conta sobre outros elementos do programa *kulturvitaminer*. Parcialmente financiados pela Danish Health Authority, entidade ligada ao Ministério da Saúde dinamarquês, os municípios desenvolveram programas de incentivo à participação cultural para indivíduos desempregados ou de licença médica por períodos prolongados.

"Nossa intenção era melhorar a saúde mental das pessoas, reduzir o isolamento social e ajudá-las a regressar ao mercado de trabalho por meio da cultura", explica Nielsen. Os residentes do município qualificados para participar do programa foram convidados a duas ou três excursões culturais semanais, durante dez semanas, para ver se a atividade melhorava seu estado de humor. E melhorou. Converso com Jonas, que sofre de ansiedade e antes do programa tinha medo de interações sociais. E o programa, conta ele, mudou sua vida.

"Era uma atividade que me tirava de casa, onde eu era tratado 'normalmente'. E eu não sou minha ansiedade: eu sou eu. O programa me ajudou a me sentir 'eu mesmo' outra vez."

Evy, ex-professora de jardim de infância, revela que passou seis anos sofrendo de estresse e insônia crônica. "Antes de o estresse começar, eu costumava ir a shows e museus", conta Evy, "mas depois parei. Nada mais me fazia feliz ou tinha sentido." Isso me comove.

"Quando estamos deprimidos, a cultura costuma ser a primeira coisa que abandonamos", explica Nielsen, "pois ficamos preocupados demais em sobreviver a cada dia. Meu papel é reinserir as pessoas nesse mundo – ou até apresentá-lo a elas pela primeira vez."

Os encontros estruturados e *ritualizados* e as saídas registradas em diário também ajudam os pacientes a retomarem, discretamente, o contato com a cultura e seus benefícios: pode ser que não sintamos vontade de sair e encontrar outras pessoas num dia chuvoso, tendo Netflix em casa. Mas se a atividade fizer parte de um curso ou se estivermos "comprometidos" de alguma forma – financeira ou socialmente, por termos combinado com alguém, é mais provável que compareçamos. E a parte da "discrição" fica por conta de Nielsen considerar o curso especialmente benéfico aos homens, que podem ter mais resistência em expressar emoções negativas e vulnerabilidades (valeu, condicionamento social). É o sistema de duplas *acrescido* de rituais – ou cultura com data marcada (e quem é que não ama um calendário? Eu *amo* um calendário).

O programa cultural de Aalborg engloba oito elementos, começando com o canto em grupo, que comprovadamente ajuda a fomentar conexões sociais e unir grupos grandes.[8] O programa inclui passeios aos arquivos da cidade, para que os participantes aprendam sobre a história local, "desenvolvam senso de pertencimento e sintam orgulho do lugar onde moram", diz Nielsen, e excursões ao teatro, visitas a galerias de arte e participações em oficinas criativas, para desenvolver a resiliência.[9] Os participantes até assistem a apresentações da Orquestra Sinfônica de Aalborg ("Muito comovente", conta Nielsen, "o pessoal costuma chorar"). É muito sagaz, visto que os pesquisadores do Royal College of Music descobriram que ouvir música ao vivo reduz o estresse.[10]

Naturalmente, o isolamento social frustrou os planos de muita gente. Diversos teatros, galerias e salas de concertos se esforçaram para disponibilizar sua arte pelos meios digitais, mas a covid-19 ainda representa uma ameaça às artes performáticas. Um relatório apresentado pela BBC Radio 4 em junho de 2020 estimava que 70% dos teatros corriam o risco de fechar as portas, por não ter condições de operar sob as medidas de distanciamento social. O impacto da pandemia na economia artística será sentido pelos próximos anos – coisa que todos lamentamos. Por outro lado, ainda podemos reconhecer e apreciar o valor da cultura e seu significado para nós – o quanto vale a pena mantê-la.[11]

A maioria de nós guarda na lembrança uma obra de arte que nos comoveu. No ano passado, T precisou me lembrar de "respirar" enquanto eu olhava a extraordinária captura da luz nas obras dos pintores de Skagen – um grupo de artistas escandinavos que se reunia na aldeia de Skagen, bem ao norte da Dinamarca, no fim dos anos 1870. Na metade da visita à galeria, comecei a ficar meio estranha e precisei me sentar um pouco. Ao que parece, isso tem nome. A síndrome de Stendhal ou de "Florença" é uma doença que ocasiona tontura, fraqueza e cansaço na presença de obras de arte muito belas ou impressionantes. A síndrome leva o nome de Stendhal,[12] escritor francês do século XIX, que numa visita a Florença se viu tão estupefato com a beleza e a arte à sua volta que foi "caminhando com medo de cair". Um verdadeiro "ataque de arte", que deixa no chinelo o programa *Art Attack*. Às vezes, a única reação a qualquer tipo de emoção avassaladora é simplesmente desabarmos e ali ficarmos (eu nunca fui a Florença, mas que Deus me ajude quando isso acontecer).

A cultura como "cura" não é uma ideia nova. Em 2008, Alan Johnson, então secretário de Saúde do Reino Unido, pediu que as artes integrassem o programa de atenção à saúde, e em 2009 o Royal College of Psychiatrists [Colégio Real de Psiquiatras] recomendou "participação nas artes" e "desenvolvimento da criatividade" para a saúde mental pública.[13] Mais de uma década depois, as evidências do impacto das artes no bem-estar não param de crescer. As pesquisas mostram que a "arte por prescrição médica" é valorizada tanto pelos profissionais de saúde quanto pelos pacientes,[14] além de ter um excelente custo-benefício,[15] reduzindo a necessidade de consultas e possibilitando a conquista de habilidades transferíveis que podem ajudar na manutenção da saúde e no trabalho.[16] Na Escandinávia, a Suécia lidera o campo das artes como tratamento médico, e a Austrália possui desde 2013 um Sistema Nacional de Artes e Saúde para promover a integração dessas duas áreas.[17] Embora no Reino Unido essa oferta ainda seja desigual, um novo projeto, liderado pelo King's College de Londres e pela University College de Londres, já é a maior pesquisa do mundo sobre o impacto na saúde e a escalabilidade das intervenções artísticas. Há também iniciativas regionais, como o Artlift, projeto de Gloucestershire de apoio às artes como tratamento médico, e o Strokestra, colaboração entre a Orquestra Filarmônica Real Britânica e o Hull Stroke Service [setor de tratamento de derrames da cidade de Hull], em que 86% dos participantes consideraram que as sessões musicais aliviaram seus sintomas e melhoraram a qualidade do sono.

Em 2017, um relatório apresentado por um grupo pluripartidário do Reino Unido confirmou que as artes fazem bem às pessoas, auxiliam a recuperação de doenças, possibilitam uma vida mais longa e nos ajudam a viver melhor. Ao comentar o relatório, o artista Grayson Perry afirmou muito bem: "Fazer e consumir arte eleva nosso espírito e preserva nossa sanidade". A arte, bem como a ciência e a religião, ajuda a dar sentido à vida – e dar sentido é fazer com que nos sintamos melhor.[18] Atualmente existe uma quantidade substancial de provas que mostram como as artes podem mitigar alguns efeitos negativos das desvantagens sociais; um artigo de 2015 concluiu que o esquema de encaminhamento cultural comunitário leva ao aumento da autoestima e da confiança, além de reduzir a ansiedade e a depressão.

"Dá para ver que funciona para muita gente", afirma Anita Jensen, pesquisadora de pós-doutorado do Departamento de Comunicação e Psicologia da Universidade de Aalborg, com quem converso sobre o projeto dinamarquês. "É relativamente barato e não tem efeito colateral." (Com exceção da síndrome de Florença.)

Outro elemento popular do programa de vitaminas culturais é a "leitura compartilhada", em que os adultos são encorajados a se aninhar debaixo das cobertas numa sala de biblioteca, com iluminação fraca e aconchegante, enquanto um bibliotecário passa duas horas lendo em voz alta. Para mim, parece o paraíso, e é basicamente o que eu gostaria de ganhar de presente em todos os Natais e aniversários a partir de agora. A maioria de nós não ouve uma história lida por outra pessoa desde a infância – audiolivros à parte. Digo "a maioria" já que aparentemente algumas pessoas arrumam parceiros de vida tão carinhosos e românticos que insistem em ler para o outro – poesia, filosofia, grandes obras da literatura, ficção romântica, qualquer coisa. A essas pessoas, estendo meus parabéns. Ao restante de nós, apenas digo: pois é, comigo também não. Imagino que essa seja uma experiência intimista, revigorante e intensa. Como Evy diz: "Passei muito tempo da vida lendo para os outros em meu trabalho como professora de jardim de infância, mas dessa vez precisei de ajuda – e me senti... *cuidada*. Foi muito poderoso".

Quando estamos deprimidos ou ansiosos, achamos difícil a atividade da leitura. Eu não consigo me concentrar nem concatenar as palavras quando estou deprimida. Além do mais, o silêncio necessário à leitura também parece intolerável. Ouvir outra pessoa lendo, no entanto – nos audiolivros, no meu caso –, é diferente. É como se alguém pegasse gentilmente a nossa mão e nos guiasse numa aventura (de um jeito bom). Quando deixo as crianças na escola, volto a pé, escutando um livro. Escuto no carro, enquanto cozinho, enquanto faço as compras de mercado. Escuto à noite, também, se estiver com dificuldade para dormir. Num audiolivro, nada se espera de nós a não ser ouvir. E é, sem sombra de dúvida, enriquecedor.

Na Dinamarca, o conselho de Aalborg optou por priorizar as vitaminas culturais e manter o programa de forma continuada. Uma outra associação de Aalborg está fazendo campanha pela cultura como cura em toda a Dinamarca e em grande parte da Europa. O filósofo estoico Sêneca recomendava, para uma boa vida, que as pessoas lessem poesia, contemplassem objetos verdes e tocassem lira. Nietzsche acreditava que a arte era o que nos unia como seres humanos e que todos podíamos experimentar a catarse por meio da tragédia. Hoje, o psicólogo e filósofo dinamarquês Svend Brinkmann é mais específico, prescrevendo romances como uma bússola para a vida moderna.

Brinkmann está rapidamente se tornando um tesouro nacional para a Dinamarca. Até bem pouco tempo era um "professor universitário simplório" que trabalhava incógnito, escrevendo textos acadêmicos "lidos por umas onze pessoas", revela ele, quando conversamos. Em

2014, publicou *Stand Firm* [Fique firme], uma sátira sobre a autoajuda tradicional e que acabou se tornando best-seller.[19] Agora, Brinkmann é figurinha fácil na televisão e rádio dinamarquesas e aparece com frequência na mídia internacional. À primeira vista ele pode parecer intimidador, graças a suas opiniões fortes, um vasto intelecto e uma série de fotografias publicitárias bastante arrojadas. Felizmente, me sinto corajosa no dia em que conversamos, e ele se mostra bem mais simpático do que eu temia ("Não sei por que as pessoas me acham tão assustador!", conta ele. "Não é como eu me vejo, de forma alguma – sou do tipo que passa a noite em claro, preocupado com tudo!"). Brinkmann é um homem ocupado, e desde a publicação de *Stand Firm* virou um dos principais defensores do poder do romance literário como a principal leitura para nosso desenvolvimento pessoal.

Os romances são importantes, argumenta ele, não só por serem obras de arte bem escritas, mas porque exploram o que é ser humano. Um bom romance examina os sentidos da vida e nos ajuda a manter a noção de perspectiva em relação à nossa própria existência. Os romancistas não se limitam a falar numa só voz, mas podem usar várias, que às vezes até se contradizem. Graças a sua "natureza polifônica", os romances nos ensinam a compreender e apreciar outros pontos de vista. E isso, muito literalmente, é "aprimorar a mente", afirma.

18
Leia de tudo e mais um pouco

Exames de imagem do nosso cérebro mostram que, quando estamos imersos num livro, ensaiamos mentalmente as atividades, os cenários e os sons de uma história, estimulando as vias neurais.[1] Também foi comprovado que a leitura eleva os níveis de empatia e auxilia nossa conexão com os outros.[2] Como escreve o filósofo britânico Alain de Botton, em sua contribuição para *A Velocity of Being* [Uma velocidade do ser]:[3] "Não precisaríamos tanto dos livros se todos à nossa volta nos compreendessem bem".

Mas não entendem. Então, precisamos.

Se estivermos deprimidos ou ansiosos e não conseguirmos ler, os audiolivros podem ser úteis. As histórias ajudam a "tristeza normal" a não se transformar em algo mais sério, e podemos usar os livros na manutenção de nossa saúde mental. Sobretudo, segundo Brinkmann, a ficção.

Os romances nos ajudam a enfrentar os enigmas morais e as incertezas deste mundo. Eles nos levam a questionar nossas atitudes e convicções. E até livros muito anteriores à nossa época têm esse poder. O romance *Admirável mundo novo*, escrito por Aldous Huxley em 1932, descreve um futuro em que a dor emocional é erradicada pelo uso de uma droga milagrosa, o Soma. O livro foi escrito como uma distopia, mas hoje em dia a descrição de Huxley de um mundo voluntariamente estéril em termos emocionais não parece *muito* exagerada. Todos buscamos o prazer e evitamos a dor. Na psicanálise freudiana, o "princípio do prazer" está ligado à busca instintiva pelo prazer e a evitar a dor na satisfação das necessidades biológicas e psicológicas. Os avanços tecnológicos indicam que um admirável mundo novo livre de dor não é algo muito além das possibilidades. Caso ainda não esteja claro: isso NÃO seria vantajoso. Assim, o *Admirável mundo novo* de Huxley é um excelente exemplo de como um romance nos ajuda a considerar, desenvolver empatia, antever e ponderar. Outros autores recomendados por Brinkmann para expansão de nossa "polifonia" incluem Charles Dickens, Vladimir Nabokov, Haruki Murakami, Miguel de Cervantes, Michel Houellebecq, Cormac McCarthy e Karl Ove Knausgård. "Os romances", diz ele, "nos ensinam a 'ficar firmes', ajudando-nos a encontrar novos sentidos e pontos de vista externos em relação à vida."

Brinkmann, por outro lado, não é fã de não ficção. A bem da verdade, prefere até que fechemos os livros e nos afastemos do Kindle. Em *Stand Firm* (um livro de não ficção – e sim, ele percebe a ironia), argumenta que as biografias e a literatura de autoajuda nos "apresentam a ideia do eu como interior e o único verdadeiro ponto focal da vida" e "oferecem uma história positiva e otimista de desenvolvimento em cuja glória somos convidados a nos banhar". Isso, diz ele, reforça a ideia de que a vida está sob nosso controle. E Brinkmann, como psicólogo dinamarquês bastante secular com formação em filosofia, afirma que ela certamente não está. É justo dizer que, se houvesse uma escala de entusiastas da afirmação "Você pode tudo o que quiser, basta querer mesmo!", com Tony Robbins balançando os pompons numa extremidade, Brinkmann estaria no extremo oposto. Provavelmente do lado de fora, no estacionamento, lendo Nabokov. Biografias e livros de autoajuda: *não*, diz Brinkmann. Romances: sim, pois os romances nos permitem compreender nossa existência como complexa e incontrolável.

Eu me vejo num conflito. Sou do Time Romance, totalmente (vamos mandar fazer umas camisetas? Eu vou mandar fazer umas camisetas). Mas sempre achei as biografias extremamente convincentes e bastante reconfortantes. Como diz o escritor irlandês Colm Tóibín: "Para se animar, leia biografias de escritores que enlouqueceram".[4] As biografias que leio não tendem a amarrar a vida num lacinho de fita caprichado. Muito pelo contrário: elas confirmam que ninguém é infalível e que outras pessoas já enfrentaram os mesmos desafios pelos quais estamos passando. Quando acho que não vou dar conta de ser mãe e escrever, recordo a autobiografia de J.G. Ballard,[5] autor de *O Império do Sol*, que criou três filhos sozinho após a morte súbita da mulher. Sua filha mais nova, Bea, tinha apenas cinco anos à época. Deve ter sido uma dor excruciante para todo mundo. Tento imaginar a rotina dele; como falava com os filhos; como conseguia ser pai, depois "virar a chave" de escritor. Fico pensando como é que ele dava conta de tudo – tal e qual acontece quando leio sobre qualquer vida que não seja a minha. Isso me faz pensar, expandir minha empatia e me sentir conectada à universalidade da experiência humana.

Existem biografias sobre pessoas que ganham guerras e descobrem coisas, e também existem registros de vidas que muitas vezes não são narrados. O âmbito doméstico passou muito tempo sem ser considerado digno de registro, e qualquer leitura ou assunto que envolvesse as mulheres era de alguma forma julgado "inferior". E é inevitável pensar que as biografias são úteis para reparar esse equívoco.

O livro *Mulherzinhas*, de Louisa May Alcott, me fez chorar quando eu era mais nova, chateadíssima por Jo ter deixado o amor escapar, com o jovem e gostoso Laurie, e acabado com o professor velho e idiota. No entanto, ao ler mais sobre Alcott na idade adulta, a decisão de Jo adquiriu outro nível de importância. Acontece que Alcott, como Jo, escrevia suspenses góticos. Enquanto Jo, usando os "óculos morais" do professor velho e idiota, atirou suas histórias no fogo, Alcott publicou as dela e ganhou uma grana. E ainda escreveu *Mulherzinhas* em dez semanas (#metasdeescritor) e conquistou independência financeira com um livro que desde sua primeira publicação, em 1868, nunca deixou de ser impresso. Enquanto as irmãs March foram todas obrigadas a seguir "papéis femininos" tradicionais e até Jo se casou (com o professor velho e idiota), Alcott jamais chegou a se casar e criou heroínas bastante enérgicas no fim da vida, incluindo uma atriz que se passava por governanta para seduzir o patrão.[6] Com sua impressionante renda, Alcott sustentava toda a família. O que era excelente, já que o ganha-pão de seu pai, Amos Bronson Alcott, era inconstante, graças a seu idealismo transcendental (quem nunca?) e ao desejo de criar uma sociedade utópica (clássico de Amos...). Aprender sobre a autora de *Mulherzinhas*, suas ânsias, paixões e motivações só faz crescer meu gosto por seu trabalho.

Li pela primeira vez *Reivindicação dos direitos da mulher*, de Mary Wollstonecraft, nos anos 1990, quando ainda era uma estudante que usava moletom e bebia cerveja. Considerei o manifesto original do feminismo ao mesmo tempo tremendamente raivoso e absurdamente inspirador. Era um torpedo em forma de livro, que me fez querer fazer alguma coisa – qualquer coisa – *útil*. Aprender mais sobre a biografia de Wollstonecraft tempos depois não diminui essa sensação; apenas faz crescer meu encanto pelo trabalho dela.

Wollstonecraft foi a segunda filha de sete e tinha um pai violento, que um dia, sem motivo aparente, enforcou o cachorro da família. Ele passou anos abusando sexualmente da mulher, e, durante a adolescência, Mary Wollstonecraft se plantava em frente à porta da mãe, noite após noite, na esperança de protegê-la. Não conseguiu impedir o pai, mas tentava, todas as noites. Além de brilhante, era corajosa. Contudo, não era santa.

Wollstonecraft tinha muitos atributos, mas generosidade não era um deles. Certa vez escreveu a Jane, sua melhor amiga, que preferia que ela não saísse com outras meninas, afirmando: "Quero o primeiro lugar ou nada".[7] Noutra ocasião, escreveu à pobre Jane: "Considerarei um favor particular se me telefonar esta manhã, e terei a certeza de que por mais merecedora que seja a srta. R. [uma 'amiga rival'] de sua generosidade, não pode amá-la mais que sua humilde serva Mary Wollstonecraft. P.S.: Guardo suas cartas como lembrança de que um dia você me amou, mas é irrelevante que guarde as minhas, visto que não tem qualquer consideração pela remetente".

Eita.

Saber mais sobre a vida de Wollstonecraft talvez nos ajude a compreender que podemos ser incríveis, revolucionários e um pé no saco ao mesmo tempo. Estamos sujeitos a falhas – pois somos humanos. Para as mulheres, que há séculos vêm tendo suas histórias silenciadas, isso é muito importante. A ascensão do feminismo no século XVIII foi acompanhada por crescentes diagnósticos de "histeria", no intuito de nos calar outra vez. No século XIX, era comum a crença de que mulheres muito instruídas poderiam ter o ventre rompido (paráfrase minha) e sucumbir à "anorexia escolástica" – "doença" incurável que aparentemente causava dor de cabeça, neurose, epilepsia, grave perda de peso e perda de "moralidade", levando ao coma. Parece um castigo bem cruel apenas por gostarmos de livros, e me faz querer defender nosso direito de ler o que quisermos, quando quisermos. As biografias, dessa forma, podem ser uma questão feminista. E são também uma questão de inclusão.

Eu penso em todos os grupos que vêm sendo excluídos ao longo dos anos – de figuras LGBTQIA+ a vozes de negros e indígenas –, e parece óbvio que a representação é uma batalha que ainda estamos enfrentando. As biografias dão voz a pessoas que talvez nunca tenham sido ouvidas. A autobiografia da dra. Maya Angelou, *Eu sei por que o pássaro canta na gaiola*, é um exemplo clássico. Ou *Narrativa da vida de Frederick Douglass*, escrito em 1845 pelo próprio Douglass, que nasceu escravizado em Maryland, Estados Unidos, e se tornou um dos abolicionistas mais proeminentes do século XIX. Depois da Guerra Civil e da abolição da escravatura, ele participou da campanha pela igualdade de direitos dos afro-americanos, em oposição a Lincoln, que apoiava que os escravizados libertos fossem expulsos dos Estados Unidos. "Nós nascemos aqui", afirmou Douglass, "e aqui ficaremos." Frederick Douglass é um homem cujo legado eu conhecia pouquíssimo, até receber a indicação de sua biografia em 2018. Pois é, então: importante. Eu poderia prosseguir (e prossigo: *Nascido do crime*, o relato de Trevor Noah[8] sobre sua infância na África do Sul, filho de pai suíço e branco e de mãe negra e xhosa numa época em que esse tipo de união era passível de cinco anos de prisão, é um relato impressionante). Basta dizer: as biografias são cruciais para nossa compreensão do mundo.

Eu exponho isso a Brinkmann, que admite que a parte "antibiografia" de seu livro é a mais controversa ("Foi o único capítulo que gerou resistência do meu editor"), mas explica que tinha em mente um tipo particular de biografia. "Aqueles relatos heroicos, em que um herói conquista o âmago do mundo", conta Brinkmann.

E isso não é bom?

"Não!", devolve ele. "Porque não é verdade, não é a experiência da maioria das pessoas – e ler essas histórias só nos faz sentir inadequados. Precisamos de todo tipo de voz, claro. Na verdade, sou muito fã da autoficção [autobiografias ficcionais]. Da honestidade de representar a vida como ela de fato é. Mais complexa e... *menos reluzente.*"

Eu compreendo o argumento. Brinkmann é um discípulo dos estoicos, que sugerem que não olhemos tanto para nosso próprio umbigo e tentemos eliminar o "eu" da equação sempre que possível. Além disso, Brinkmann vem da Dinamarca, onde um código de conduta chamado "Lei de Jante"[9] decreta que ninguém deve pensar ser especial e que o coletivo tem mais valor que o individual (ver: socialismo democrático nórdico/impostos deprimentes de tão altos). A cultura nórdica não costuma encorajar expressões de individualidade e sucesso pessoal. Assim, é compreensível que a abordagem individualista de um livro inteiro sobre uma única pessoa, *sua* perspectiva, *suas* provações e tribulações talvez seja menos atrativo. Sobretudo se a pessoa for bem-sucedida, vistosa e chamativa, tentando extrapolar a sabedoria do mundo sem qualquer contribuição alheia.

No entanto, há também outro modo de pensar. E que coloca os heróis na primeira fila da história.

O britânico James Wallman, autor de *Stuffocation* [algo como "sufocado por um monte de coisas"],[10] recomenda que *todos* pensemos em nós mesmos como heróis da própria jornada. Em vez de nos restringir pela ideia do herói arquetípico, ele pretende reestruturar a narrativa do "herói" para que ela possa se aplicar a todos nós. Encontro Wallman em Londres e tomamos chá nas entranhas do Barbican, um dos maiores centros de arte da Europa, num sábado chuvoso, enquanto ele me explica sobre a jornada do herói e como viver de acordo com ela.

A narrativa da "jornada do herói" decreta que todas as histórias, basicamente, seguem o mesmo arco narrativo ou enredo básico. O "herói" recebe um chamado à aventura e cruza uma fronteira sem retorno, esbarrando em dificuldades, aliados e inimigos. Alguma inevitável provação coloca o herói diante de um grande obstáculo, até que por fim ele colhe a(s) recompensa(s) e realiza a jornada de volta à vida normal. Conforme observado e registrado pelo mitólogo Joseph Campbell no clássico de 1949 *O herói de mil faces*, a estrutura narrativa da jornada do herói original é composta de dezessete etapas.[11]

Wallman me conta sobre o psicólogo australiano Clive Williams, que leu *O herói de mil faces* e começou a imaginar se a estrutura da narrativa do herói arquetípico poderia ser aplicada também à vida real. Quanto mais Williams refletia, mais percebia os estágios da "jornada do herói" acontecendo na própria vida. E encontrou aí uma forma útil de reajustar os desafios que enfrentava – assim, em vez de se desesperar, começou a encarar qualquer pessoa ou obstáculo que se interpunha como parte necessária de sua "jornada": dificuldades, aliados e inimigos. Isso o levou à ideia de que a jornada do herói poderia ser usada como uma bússola rudimentar – ou uma espécie de rascunho – do caminho da vida.[12]

"Quando conheci o trabalho de Williams, tive um daqueles momentos 'eureca!'", diz Wallman, que escreve a respeito em seu mais recente livro, *Time and How To Spend It* [O tempo e como usá-lo].[13] "Quanto mais pensava nisso, mais concordava que a jornada do herói é uma abordagem incrivelmente útil." Segundo Wallman, ao considerarmos os empecilhos e as dificuldades da vida estágios essenciais de nosso "arco narrativo" pessoal, conseguimos enfrentá-los melhor e nos sentir menos desmoralizados diante deles. "Para mim, faz sentido", afirma.

Eu menciono Brinkmann e a abordagem nórdica, segundo a qual não devemos pensar que somos "especiais" ou a estrela de qualquer espetáculo ("nem mesmo do nosso").

Será que já não somos bastante autocentrados, mesmo não sendo os heróis de nossa própria jornada? Será que vale tentarmos ser mais estoicos?

Wallman acha que não.

"Os estoicos são *idiotas*! O que estou dizendo é que não concordo com o ponto de vista deles. É *óbvio* que tudo diz respeito a nós: cada um de nós enxerga o mundo *literalmente* através dos próprios olhos, então não tem como ser de outra forma", afirma ele. "É burrice pensar o contrário, uma negação da existência", conclui, e acrescenta: "Em verdade, nós somos insignificantes, então precisamos assumir o controle. Os seres humanos precisam de histórias, e precisamos estar no centro de nossas histórias, pois qual é a alternativa? Ninguém pode ser figurante da própria vida". A esse respeito, Wallman é firme: "Se você achar estranho chamar a si mesmo de 'herói', tente 'protagonista'. Mas a coisa tem que girar em torno de você. Se não for o herói, você perde a identidade. Quando dizemos que alguém 'está perdido', é porque essa pessoa perdeu o fio da própria história". Por mais surpreendente que seja, a ciência confirma isso.

Estudos mostram que as pessoas que tendem a ver a vida como uma história de crescimento pessoal – como uma jornada – apresentam maiores níveis de eudemonismo, o tipo de bem-estar relacionado a uma boa vida, em vez de parecer alegrinhas o tempo todo. Lembro-me de Ross Cormack, psicoterapeuta de luto infantil, que começa a trabalhar com as famílias enlutadas construindo a história do que aconteceu com elas – uma narrativa necessária que possui começo, meio e fim. As pessoas que encaram as dificuldades como "experiências transformadoras" e veem o sofrimento como um caminho para novas percepções também se saem melhor em termos psicológicos.[14] Por outro lado, as desvantagens dessas narrativas padronizadas também foram documentadas, resultando em estigma para os indivíduos que não seguem esse modelo, ou em expectativas irreais de felicidade para os que seguem. Quando chegamos à parte da história em que supostamente seremos felizes para sempre e isso não acontece, a sensação não é boa (ver o capítulo 7 e a falácia da chegada).

Wallman está convencido de que as vantagens superam as desvantagens: "Para mim, ajudou muito", afirma ele, "e andei passando por momentos de muito estresse". Ele largou o emprego quando sua mulher também estava sem trabalhar, cuidando dos filhos, para escrever e publicar o primeiro livro por conta própria. "Tivemos desafios financeiros, e foi difícil para minha mulher e a nossa relação. Eu ficava pensando como é que aquilo iria dar certo", conta ele, "coisas bem típicas da jornada do herói: o pensamento nos aliados, mentores e inimigos."

Eu pergunto sobre inimigos nestes tempos tão polarizados. Será mesmo útil apartar e apontar nossa própria nêmese?

"Não precisam ser pessoas", observa ele, "pode ser qualquer coisa, até um vento na sua cara." Ele aponta para longe, onde a tempestade Dennis está assolando o centro de Londres. "Pode ser o inimigo *dentro* de nós", prossegue, "não precisa ser outras pessoas. Mas precisamos de histórias. E temos que ocupar o centro das nossas."

Passo uns dias pensando nisso. Somos criaturas narrativas – precisamos de histórias para dar sentido à vida. E temos um ímpeto natural de justificar o que vivenciamos. Em mais de uma ocasião, cheguei a pesquisar loucamente "Dia das Bruxas 1982" no Google, na esperança de que algo relevante tivesse acontecido no dia da morte de minha irmã. Algo que trouxesse lógica ou significado à nossa perda. Alguma pista que desvendasse os mistérios do universo. Todas as vezes, no entanto, me desiludi. O único acontecimento registrado nesse dia é o nascimento das Cheeky Girls, em 31 de outubro de 1982. Que ótimo. *The Cheeky Girls*. Uma dupla musical nascida na Romênia e radicada no Reino Unido, composta das gêmeas Gabriela e Monica Irimia. Uma das duas, nunca sei ao certo qual, saiu com um amigo meu por um breve período nos anos 2000, depois de viajar ao lado dele num voo da easyJet.

Será isso que Elton John quis dizer com "ciclo sem fim"?

Não há nenhuma história perfeitinha: nenhum grande arco narrativo que traga sentido ao que aconteceu com minha família. Beleza, meu amigo apareceu na revista *Heat*. Mas isso não é bem uma epopeia homérica. Ao ampliar minha pesquisa aos acontecimentos da semana, descubro que o papa João Paulo II foi à Espanha e que Arnold Schwarzenegger estampou a capa da revista *Life*.

Arnoldão, o papa João Paulo II e as Cheeky Girls?

A vida real é mesmo *muito* aleatória.

Nestes tempos incertos e polarizados, resolvo me plantar com firmeza na zona intermediária, abraçando as biografias *e* as ficções. Apreendendo o que consigo, quando consigo. Eu leio, e muito. Exceto quando estou muito triste e as palavras começam a se embaralhar, ou quando estou cansada demais para virar a página e opto por um audiolivro. E me sinto conectada – ao mundo à minha volta, passado e presente, por fios de ouro invisíveis. Sinto-me exorcizada, compreendida e mais empática, tudo de uma vez.

Minhas vitaminas culturais consistem em romances e biografias. E tudo bem. Ambos os gêneros retratam a barafunda de questões da vida humana de um jeito consolador e nos ajudam a desenvolver resiliência. Com os romances polifônicos que Brinkmann recomenda, é possível praticarmos a empatia por todas as dores que ainda viveremos pessoalmente. Com as biografias que vão além do "homem branco heterossexual de classe média conquista mais riquezas incalculáveis", aprendemos mais sobre a vida de outras pessoas e começamos a ver a nossa como uma série de inevitáveis provações e desafios. Os livros podem ser nosso único acesso a esses obstáculos antes que a própria vida nos apresente a eles. As histórias podem ser nossa única referência em relação a tristezas específicas, antes de colidirmos com elas às três da tarde de uma quinta-feira tranquila. Por isso vale a pena investir.

O comediante Robin Ince apresenta um podcast, o *Book Shambles*, com a também comediante Josie Long. Os livros sempre foram importantes em sua vida, e quando conversamos ele está de pé numa sala, rodeado de exemplares até a cintura. "Eu *amo* livros, mesmo", conta ele. "É o mais próximo que chego de ser um acumulador. Toda vez que olho um livro novo penso que ali dentro existem ideias! A gente se perde na narrativa de outra pessoa, é muito... útil", afirma. E ele tem razão.

Nós costumamos acreditar que nossa situação é exclusiva e que ninguém sabe o que estamos vivendo. Contudo, ao lermos relatos dos desafios e pontos de vista de outras pessoas, a ilusão de que nossa tristeza é superestranha e rara cai por terra. E isso, longe de nos fazer perder o fio de nossa história, é na verdade uma coisa boa.

Além do mais, existe também um valor na pura beleza da arte que tem o poder de nos fazer perceber nosso mundo com outros olhos. Da última vez que fui totalmente fustigada pela tristeza, como se tivesse perdido a pele e tivesse que decidir se me exporia ou se ergueria uma nova carcaça, escolhi a arte. E comecei a perceber as coisas à minha volta. A apreciar a inesperada alegria de ouvir uma expressão sagaz. A reparar numa encantadora teia de aranha especialmente bem-feita. A saborear uma xícara de chá deliciosa. A chorar de gratidão por uma manhã resplandecente, mas tempestuosa. A soluçar na National Portrait Gallery, numa terça-feira em que estou especialmente dominada pelos hormônios, circulando e refletindo sobre todas as vidas ali retratadas. Todas as pessoas. Todos nós.

Acolher a tristeza não é uma fraqueza: é uma força. Ao darmos a ela o espaço e o tempo necessários, é provável, de modo geral, que ela acabe se estendendo menos no tempo e no espaço. Ninguém precisa chafurdar nesse lodaçal. Mas deixar a tristeza *ser*, simplesmente – permitir que ela siga seu curso –, pode ser útil.

As artes podem tocar os desafios existenciais da vida e encontrar sentido no sofrimento, na perda e na morte. Às vezes. A cultura tem a capacidade de organizar a aparente aleatoriedade, trazendo ordem e uma nova abordagem da vida. Às vezes. As vitaminas culturais podem nos ajudar a acessar pensamentos e sentimentos mais profundos e sutis do que o esgotamento da sociedade ocidental costuma permitir.

Assim, depois de conversar com Nielsen, Brinkmann e Wallman e ouvir The Temptations repetidas vezes enquanto chorava por Jo March, George Michael e a jovem Mary Wollstonecraft, eu tomo minhas vitaminas culturais. Nos dias em que me sinto frágil demais até para isso, uma boa peça ou um bom filme também funcionam. Qualquer coisa que me traga perspectivas novas e enriquecedoras.

Convalesço de um longo e escuro inverno lendo, escrevendo, escutando e observando tudo em volta, com o olhar fresco. Lambo minhas feridas e me recupero, até me fortalecer. Até poder sair e enfrentar o mundo.

19
Saia de casa (e mexa o corpo)

Ao piscar os olhos diante da luz, o mundo parece diferente. As aves retornam, depois de um longo e escuro inverno; botões de flor verdinhos nascem nas pontas da roseira na entrada de nossa casa; e... o que é aquele imenso globo luminoso despontando ali? Será? Será mesmo... o sol? Quase no mesmo instante, uma grande nuvem cinzenta flutua pelo céu e obstrui minha visão, mas eu continuo exultante com aquela faixinha de luz solar – o ecstasy da natureza –, que me faz ter a certeza (certeza?) de que vai ficar tudo bem. Eu passo o resto do dia dançando.

Que extraordinário, penso. Será mesmo que o clima exerce um impacto tão grande em nosso humor? Parece um pouco simplório demais. Será que meu cérebro é assim tão elementar?

"Sim" é a resposta curta, seguida rapidamente por "e o de todo mundo também".

O professor Trevor Harley é um dos poucos psicometeorologistas do mundo – trabalha com a interseção de psicologia e clima –, além de autor do livro *The Psychology of Weather* [A psicologia do tempo].[1]

Eu pergunto a ele o que acontece na cabeça da gente e por que passei as últimas 24 horas "doidona" de sol.

"Bom", começa ele, "o cérebro é um órgão complexo, então não sabemos exatamente *por que* todo esse impacto." (A essa altura, já me habituei ao fato de que os especialistas em cérebro costumam responder *"não temos certeza"*.) "Mas nós evoluímos para lidar com uma temperatura ideal de cerca de 21°C", diz Harley, "então o calor ou frio excessivo acabam afetando nossos sentimentos."

De fato, um estudo publicado em 2017 pela revista *Nature Human Behaviour* revelou que 22°C é a temperatura que nos deixa mais satisfeitos, emocionalmente estáveis e abertos a novas experiências.[2] Os pesquisadores avaliaram o "conforto térmico" a partir do número de voluntários que relatam desconforto numa dada temperatura, utilizando o índice PPD (*Predicted Percentage of Dissatisfied* – Porcentagem Previsível de Insatisfeitos). Para calcular o PPD, no entanto, é usada uma fórmula estabelecida nos anos 1960, que leva em conta a taxa metabólica e o termostato interno de um indivíduo do sexo masculino com setenta quilos e quarenta anos de idade. Eu leio um estudo do Centro Médico da Universidade de Maastricht que confirma minhas suspeitas de longa data: a maioria das mulheres tem taxas metabólicas significativamente mais baixas que a maioria dos homens e sente conforto a uma temperatura 3°C mais alta.[3] Isso fica muitíssimo evidente nos locais de trabalho, onde reinam as guerras de termostato e a necessidade do "casaquinho do escritório" no encosto da cadeira de toda mulher em toda empresa onde já trabalhei. Além disso, há as preferências individuais. Mark Zuckerberg, ao que parece, mantém o termostato da sede do Facebook regulado em gélidos 15°C, para estimular a concentração,[4] enquanto o ex-presidente Obama mantinha o Salão Oval tão quente que um conselheiro chegou a brincar com o jornal *The New York Times*: "Daria para cultivar umas orquídeas lá dentro".[5] (Eu e Obama certamente teríamos uma amizade muito calorosa!)

Não importa em que parte do mundo estejamos, aparentemente existem verdades universais. "O vento não costuma ser muito apreciado", informa Harley, "enquanto a neve é *muito* popular. Pelo menos a expectativa da neve. Mas ela não vem com frequência, o que acaba decepcionando." A baixa no humor, segundo aprendo, tem relação com a temperatura e o vento, embora as variáveis que parecem exercer mais efeito em nosso humor sejam a umidade e as horas de luz do sol. Em dias ensolarados, somos mais simpáticos uns com os outros, ou mais "prossociais", como dizem os psicólogos. Um estudo descobriu que até as gorjetas são mais generosas em dias de sol.[6] No entanto, não gostamos do calor nem do suor excessivos.

"Quando o tempo está úmido, sentimos desconforto, o que nos deixa irritados", diz Harley. A relação entre calor, umidade e irritabilidade existe há séculos ("O sangue ferve nestes dias quentes", já dizia Benvólio em *Romeu e Julieta*). Dos levantes de Brixton, em 1981, aos de todo o Reino Unido, em 2011, o calor e a umidade fortes têm sido catalisadores das perturbações civis. Esse é um conceito que sempre me surpreendeu. Quando o tempo está quente e úmido, eu prefiro me mexer o mínimo possível, de tão irritada e sem energia que fico para fazer qualquer coisa.

Quem é essa gente que tem energia para começar um levante quando está fazendo calor?

Harley entende a minha lógica, mas afirma: "Existe uma curva em forma de U invertido: quando a umidade está muito forte, não nos damos ao trabalho de sair da cama para criar confusão, mas sob as condições exatas de umidade podemos nos irritar e partir para a briga". Nem sempre é o caso (o tempo não devia estar muito úmido durante a Revolução Russa, por exemplo). "Mas é uma tendência que vemos com bastante frequência", diz Harley.

"O maior impacto do clima no humor é visto nas pessoas que sofrem de transtorno afetivo sazonal, ou TAS, em que a falta de sol pode levar à depressão clínica", prossegue Harley. Não está totalmente claro por que a falta de luz solar nos deprime, mas uma hipótese é que a quantidade de luz afete os níveis de melatonina e serotonina do cérebro e que a luz estimule a atividade do hipotálamo. Essa é a parte do cérebro envolvida na regulação das funções corporais, incluindo o sono, o apetite e, até certo ponto, o humor. A incidência do TAS varia de acordo com o local onde vivemos, o que é previsível, e é especialmente predominante na Escandinávia (que sorte a minha!).

"O TAS reverso é menos conhecido e menos compreendido", diz Harley. Ele indica uma sensação de mal-estar durante os dias mais longos e claros do verão e de bem-estar durante os dias curtos e escuros do inverno. "Hoje em dia se estima que um décimo de todos os casos de transtorno afetivo sazonal seja, na verdade, de TAS reverso", afirma ele. O tratamento do TAS reverso é o oposto do recomendado para a variedade "normal": maximizar o tempo passado no escuro, ou pelo menos longe do sol, e diminuir a temperatura no ar-condicionado. Um cenário que neste momento parece tão estranho a nós dois que nem conseguimos calcular.

O inverno dinamarquês se estende de outubro a março, seguramente, e um estudo do Ministério do Clima e de Energia revelou que no mês de novembro a Dinamarca é banhada pela luz do sol por apenas 44 horas. Isso equivale a pouco mais de dez horas semanais – menos de uma hora e meia por dia. Os dinamarqueses têm até uma palavra para expressar seu próprio TAS: *vinterdepression*, ou "depressão de inverno" (*carinha triste, guarda-chuva, emoji de temporal*).

Onde Harley mora, num vale entre duas colinas na Escócia, não é muito melhor. "No inverno, o sol desponta atrás de uma das colinas por volta das dez da manhã, depois desaparece atrás da outra às duas e meia", conta ele. Para contrabalançar, ele utiliza iluminação de frequência natural e tenta sair bastante de casa. "Nem sempre é possível, mas é o objetivo", conta ele, "apesar da vontade forte de me enfiar numa caverna e passar o inverno hibernando." A essa altura da conversa, um poodle sobe no colo dele. "Este aqui ajuda, claro." Harley conta que o cachorrinho se chama Beau. "Está comigo faz dois anos, e eu o amo muito. Ele me ajuda a produzir ocitocina, me exercitar e sair de casa para ver um pouco de verde. Talvez até uma árvore..."

Há muito tempo os cachorros estão associados ao incentivo à atividade física e à melhora do humor (T jura que um homem na cidade em que ele cresceu tinha um cachorro chamado Prozac, em homenagem às propriedades curativas do bichinho). As árvores também possuem uma longa lista de atributos benéficos à saúde – e não precisamos abraçá-las para experimentar seus benefícios. Um experimento conduzido pelo professor Paul Piff (do inglês *piffle*, algo como Paul Bobajada, melhor nome de todos para um cientista), da Universidade da Califórnia em Irvine, revelou que os participantes que passavam pelo menos um minuto olhando árvores muito altas demonstravam maior postura de admiração e um comportamento mais útil que os participantes que passavam o mesmo tempo encarando um edifício alto.[7] Árvores 1 X 0 planejamento urbano.

Existe uma sensação de conforto que vivenciamos ao caminhar por uma floresta, e no Japão há uma conhecida atividade de gestão do estresse chamada *shinrin-yoku*, ou "banho de floresta". Para esse banho não precisamos de água; basta passar um tempo em meio à mata, com o objetivo de relaxar. O banho de floresta é muitíssimo respaldado pela ciência[8] e comprovadamente reduz a pressão arterial, o estresse e a ansiedade,[9] graças a um óleo essencial que estimula o sistema imunológico.[10] Parece implausível, sem dúvida, mas o professor Qing Li, da Escola Médica Nippon, em Tóquio, apresentou uma teoria de que as árvores emitem substâncias chamadas fitoncidas – similares aos óleos essenciais –, que ajudam a protegê-las de micróbios nocivos. Quando inaladas por nós, as fitoncidas também despertam mudanças em nosso corpo, estimulando a produção de células exterminadoras naturais (linfócitos NK, de *natural killers*), que formam a primeira linha na defesa do organismo contra vírus e tumores.[11]

Os benefícios à saúde adquiridos com o tempo passado na natureza são sentidos intuitivamente desde sempre, mas agora existe uma metanálise para comprovar de forma inequívoca o impacto do "espaço verde" no corpo e na mente.[12] Estudos mostram que o tempo na natureza faz bem para a saúde mental, reduz a frequência e a pressão arterial, alivia o estresse e pode nos tornar mais resilientes.[13] É essa última parte que me fascina – pois passar tempo em meio à natureza é arriscado.

Podemos cair, nos cortar nos arbustos, sofrer queimaduras de urtiga. Pode chover. Ou fazer muito frio. Podemos passar por inúmeros outros desconfortos. Mas isso tudo nos fortalece. Sair de casa e passar um tempo na natureza nos ensina a lidar *bem* com a tristeza – e nos ajuda a ancorar nossa saúde mental para o enfrentamento das coisas importantes.

Pesquisadores da Universidade de Aarhus, na Dinamarca, descobriram que as crianças que passam mais tempo brincando em áreas verdes têm menos probabilidade de desenvolver transtornos psiquiátricos na idade adulta.[14] Os pesquisadores noruegueses Ellen Sandseter e Leif Kennair observaram as brincadeiras infantis arriscadas sob uma perspectiva evolutiva e confirmaram seus "efeitos antifóbicos", ajudando-nos a expandir nossas habilidades de enfrentamento e dessa forma nos fortalecendo para encarar desafios maiores. Além disso, afirmam eles, "é possível observar um crescimento das neuroses e psicopatologias sociais quando as crianças são impedidas de participar de brincadeiras arriscadas adequadas a cada idade". [15]

Para os nascidos depois de 1994 (iGen ou geração Z), os níveis de ansiedade e depressão nunca foram tão elevados, segundo afirma o psicólogo social Jonathan Haidt no livro *The Coddling of the American Mind* [que pode ser traduzido literalmente como A mente americana mimada], escrito em 2018 em coautoria com Greg Lukianoff.[16] A pesquisa "Stress in America", realizada em 2019 pela Sociedade Americana de Psicologia, concentrou-se nas preocupações dos norte-americanos com idades entre quinze e 21 anos e descobriu que a geração Z tem muitíssimo mais probabilidade (27%) que outras gerações, incluindo os *millennials* (15%) e a geração X (13%), de relatar sua saúde mental como moderada ou ruim. Nove em cada dez representantes da geração Z (91%) afirmaram ter vivenciado pelo menos um sintoma físico ou emocional devido ao estresse, como sensação de tristeza ou depressão (58%) ou falta de interesse, motivação ou energia (55%), e os pesquisadores concluíram que a geração Z é a geração com menos chances de relatar saúde mental boa ou excelente.[17]

Em 2019, a *Harvard Business Review* publicou um estudo realizado pelo grupo Mind Share Partners, que atua em defesa da saúde mental, revelando que metade dos *millennials* afirmava ter deixado um emprego pelo menos em parte por razões de saúde mental. Entre os representantes da geração Z esse número sobe para 75% – em contraste com apenas 20% da população em geral.[18] No Reino Unido houve um aumento acentuado do número de indivíduos da geração Z que recebem tratamento para questões de saúde mental, com 389.727 "encaminhamentos ativos" de pessoas de dezenove anos ou menos em abril de 2018, segundo dados do NHS Digital, o Centro de Informações em Saúde e Serviço Social do Reino Unido.[19]

As gerações anteriores enfrentaram guerras. No entanto, os jovens de hoje apresentam menos ferramentas para lidar com os desafios, por isso sofrem mais. Existem novas pressões, claro – como as redes sociais e muita competição para ingressar em trabalhos instáveis, com bem menos segurança que as gerações anteriores. Mesmo assim: *guerras*. Os jovens de hoje em dia, além disso, ficam mais dentro de casa e, segundo estudos, passam apenas metade do tempo ao ar livre do que a geração de seus pais.[20] Isso é significativo. Correlação não implica causalidade, mas é inevitável pensar nisso – e nós nos mimamos por nossa conta e risco.

Uma pesquisa de análise do estresse chamada "Compreendendo a resiliência", conduzida em 2013, afirmou que: "A inoculação do estresse é uma forma de imunidade contra estressores futuros, assim como as vacinas induzem a imunidade contra doenças."[21] Se não imunizamos as crianças com esse tipo de estresse, criamos problemas futuros para elas. Passar tempo ao ar livre e brincar sem restrições, elaborando as próprias regras, aprendendo a correr riscos e enfrentando perigos menores (urtigas, árvores grandes, talvez uma luta com folhas) é muito importante para as crianças.

Na Inglaterra, menos de um quarto das crianças faz uso regular do "pedacinho de natureza" disponível em sua vizinhança, em comparação a mais da metade dos adultos de hoje durante a infância. Pouco menos de 10% das crianças brincam com frequência em áreas de floresta, em comparação a quase metade uma geração atrás.[22] Segundo um estudo, desde os anos 1970 o raio dentro do qual as crianças britânicas têm permissão de circular foi reduzido em 90%.[23] Nos Estados Unidos, a distância de circulação das crianças a partir de casa também diminuiu significativamente.[24] Uma enquete encomendada pela instituição beneficente Children's Society, do Reino Unido, revelou que metade dos adultos considera quatorze anos a idade apropriada para permitir que uma criança saia de casa sem supervisão.[25] Se as crianças não podem nem circular pela rua sozinhas, as possibilidades de explorarem o mundo natural são ainda mais remotas. No entanto, como informa o dr. William Bird, clínico geral e conselheiro médico da agência governamental Natural England, estamos perdendo uma bela oportunidade: "O ar livre pode ser visto como uma grande policlínica, cujo valor terapêutico ainda não foi plenamente reconhecido".[26]

Outros países do norte da Europa já estão uns passos à frente. As escolas florestais na Escandinávia e na Alemanha costumam tirar as crianças de casa e deixar que elas aprendam a se defender sozinhas. Numa creche dinamarquesa normal, as crianças brincam nos gramados, mesmo nevando ou chovendo, e voltam para casa com cortes, hematomas e (muito de vez em quando) olhos roxos. Meus filhos também costumam frequentar a assustadora instituição conhecida como "escoteiros familiares". Basicamente: passamos três horas todo domingo observando os pequeninos manuseando facas, brandindo machados, brincando com fósforos e fazendo malabarismos com utensílios perigosos. É nessa nobre confraria que me ouço enunciando a seguinte máxima, agora célebre na família: "Você pode ter uma serra quando tiver quatro anos!". A uma criança de dois anos.

Cada aluninho do jardim de infância tem seu próprio kit de ferramentas completo, com martelo, serra, chave de fenda, chave Philips, nível e fita métrica. A criança não sabe ler nem escrever, mas sabe construir um bote com sobras de compensado e acender uma fogueira meio decente (ah, e desde então já suavizei minha postura em relação a crianças mexerem em ferramentas: agora deixo meus filhos de dois anos usarem a serra, *sob supervisão*. Todos os dedos continuam intactos, e eles estão aprendendo sobre o perigo – habilidade muito valiosa para a vida). As crianças escandinavas correm, pulam, sobem, descem, caem e se levantam, passando horas em meio à natureza todos os dias. Entre os escandinavos, os noruegueses detêm o padrão-ouro nesse quesito, com a *friluftsliv* – ou vida ao ar livre –, uma religião secular na Noruega. Em minha última viagem de pesquisa para lá, me impressionei ao ver que os noruegueses viviam sua *friluftsliv* mesmo sob um frio congelante de tão forte. É isso que chamo de comprometimento. Ninguém precisa sofrer queimaduras de gelo, claro, mas é bom sairmos um pouco de casa, decerto mais do que saímos hoje em dia. Os benefícios da interação com o verde são, a essa altura, inegáveis – e estar perto do azul é ainda melhor.

O tempo passado dentro e perto d'água comprovadamente melhora o humor, reduz o estresse[27] e desperta a consciência ecológica.[28] Quanto mais próximo vivemos da costa, mais saudáveis somos,[29] e passar tempo perto d'água pode nos ajudar a dormir melhor. Pesquisadores da Northwestern University descobriram que as pessoas que adormecem ouvindo sons de água dormem mais profundamente e têm a memória melhor,[30] e um estudo do National Trust, o fundo para locais de interesse histórico ou beleza natural do Reino Unido, revelou que os participantes dormiam em média mais 47 minutos à noite após uma caminhada à beira-mar.[31]

"Muitos dos processos são exatamente iguais aos obtidos nas áreas verdes – com benefícios adicionais", afirma o dr. Mathew White, professor sênior na Universidade de Exeter e psicólogo ambiental da BlueHealth, programa que pesquisa os benefícios das áreas azuis na saúde e no bem-estar em dezoito países. "Descobrimos que as pessoas que viajam para áreas costeiras pelo menos duas vezes por semana, por exemplo, tendem a apresentar melhor saúde física e mental", concorda o dr. Lewis Elliott, também da Universidade de Exeter e da BlueHealth. "Algumas de nossas pesquisas sugerem que, para vários setores da sociedade, cerca de duas horas semanais já são muito benéficas."

Não é de hoje que reconhecemos a influência do mar quando precisamos nos recuperar ou recarregar as baterias. Eu já li Agatha Christie: o pessoal sempre recebia ordens de respirar o "ar marinho" para convalescer. A simples visão da água exerce um efeito psicológico restaurador, e a imersão representa uma trégua da gravidade do mundo. O som da água mascara outros ruídos, de modo que se quisermos falar com alguém (sem gritar) dentro d'água, temos que estar bem pertinho. E, com frequência, bem pelados, também. Não é por acaso que tantos filmes e romances que retratam a chegada à idade adulta incluem uma cena na piscina ou no mar: a água é muitíssimo excitante.

Nosso corpo se comporta de forma diferente dentro d'água. Muitos desconfortos e dores da vida cotidiana vão embora quando mergulhamos feito sereias e tritões, a despeito de nossa aparência em terra. Deixamos de ser nosso trabalho, nossas responsabilidades e até nossos *pensamentos*, rendendo-nos aos elementos da natureza e sendo simplesmente... nós mesmos. O que é terapêutico.

E gelado, também. Pelo menos aqui onde eu moro. Mas isso também pode ajudar. Diversos estudos, incluindo um publicado em 2018 pelo *British Medical Journal*, afirmam que a natação em água fria é um tratamento eficaz para a depressão.[32,33,34] É possível que seja porque a imersão em água fria ativa uma resposta ao estresse no corpo, elevando a frequência cardíaca e a pressão arterial e liberando os hormônios do estresse. A exposição repetida suscita um processo de "habituação", à medida que nos acostumamos à água gelada. Depois de aguentarmos uns mergulhos sem dó em águas a menos de 15°C, suavizamos a reação a outros estresses diários.

Duas amigas que recentemente sofreram de depressão e problemas de saúde são embaixadoras da natação em água fria, insistindo que a explosão de cortisol seguida da sensação de euforia trazida pelo retorno ao calor relativo do "ar" proporciona uma onda inigualável. Certa noite, eu me junto a elas e observo ansiosa o mar escuro. Uma olhadela no termômetro do píer confirma meu maior temor: 6°C. Sinto o forte ímpeto de sair correndo e penso em como é contraintuitivo sequer considerar o ato de tirar o vestido e pular n'água. Graças à pressão de minhas amigas, no entanto, sei que vou pular. Vestindo nada mais que um biquíni (sou recatada; a amiga que está se recuperando de uma mastectomia vai peladona), eu pulo com elas.

Por um instante, vem o pânico. O frio me invade a pele. Eu me debato n'água por uns segundos, lutando para recuperar o fôlego/a firmeza/o senso de orientação, depois nado até a escada toda pegajosa de algas na beirada do cais e saio d'água, com a pele queimando. Não é exatamente uma "natação", está mais para um "mergulho momentâneo". No instante em que piso no cais, porém, percebo três coisas: em primeiro lugar, já não sinto frio, apesar de estar quase nua numa temperatura de apenas 8°C. Em segundo, minha pele está da cor de uma beterraba recém-cortada. *Que atraente.* Em terceiro, estou me sentindo ótima. Apesar da pele de beterraba e do inegável gosto de sal que se instalou em minhas narinas e na garganta. Depois de uma nadada, minhas amigas saem também, os corpos brilhantes por conta da água. Estão radiantes. Empolgadas. Barulhentas, até, exultantes com o que seus corpos – e mentes – acabaram de realizar.

Sou convencida a repetir a dose na semana seguinte, e, segundo o relógio de pulso da peladona (pois é, isso mesmo: ela não abre mão do fiel Apple Watch), passo DOIS MINUTOS dentro d'água! Não vou dizer que a experiência é agradável (pois não é), mas quando acaba fico feliz por ter conseguido. É assim que me sinto em relação à maioria dos exercícios. Ainda não encontrei nada que me empolgue de verdade – o que é um problema, visto que todos os estudos e especialistas concordam que quem encontra um exercício prazeroso tem menos chance de abandoná-lo.

Enrolada numa toalha, com uma garrafa de café na mão, eu aceno do píer para as outras, que ainda estão nadando, e percebo todo um mundo de recreação acontecendo dentro d'água. Caiaques, botes a remos, pranchas de windsurfe, barcos e até uma coisa que descubro se chamar *stand-up paddle*, ou SUP. Parece que as pessoas estão andando sobre as águas, bem ao estilo de Jesus, e volta e meia enfiam um pedaço de pau dentro d'água, na maior serenidade. Então percebo que cada "Jesus" está equilibrado no que parece uma prancha de surfe. É tudo muito *encantador*.

Eu não sou surfista. Não sou descolada, não pratico esportes. Eu sempre era escolhida por último na educação física da escola e não fazia nenhum exercício na infância (já eram muitas atividades extracurriculares para dar conta). Na casa dos vinte anos, minha relação com os exercícios passou a ser de punição, como forma de reduzir meu tamanho. De ser pequena, magra, discreta. Jamais me empolguei com a ideia de correr atrás de uma bola. Mas isso? Isso!

A amiga peladona entende um pouco de SUP, então me instrui sobre a arte de se equilibrar de pé sobre uma plataforma flutuante, com a ajuda de um remo. Eu aprendo que as variações incluem surfe no mar, SUP em água doce, ioga e até pescaria na prancha – tudo com o objetivo de promover saúde física, serenidade e uma conexão mais profunda com a natureza. Ao que parece, há um clube pertinho da minha casa, onde posso fazer umas aulas experimentais com pessoas muito gentis e pacientes, que me ajudarão a começar.

"Está esperando o quê?", pergunta ela.

Nada. Não estou esperando nada. Depois do repouso forçado na gravidez, jurei que mexeria o corpo sempre que possível. Também fui informada de que provavelmente precisarei de uma cirurgia para segurar os músculos abdominais depois da gestação dos gêmeos, mas um relatório divulgado pelo American Council on Exercise[35] afirma que o SUP beneficia exatamente esses músculos. Então eu tento, me agarrando ao remo como o último recurso para não entrar na faca. No início, titubeio. Caio muito (evidência: pele de beterraba). Até que enfim consigo ficar de pé. E em movimento, sem ajuda de ninguém. E no meu ritmo. Me sinto a própria personagem de novela australiana ou um *Baywatch* de baixo orçamento. Mas adoro, de um jeito que nunca pensei que fosse adorar nenhum exercício (sempre achei que as pessoas que diziam isso estavam em negação, confundindo "exercício" com "bolo"). Subir numa prancha de SUP, sempre que o vento permite, traz a oportunidade de uma miniaventura num belo cenário. Eu mal transpiro e estou longe de estar musculosa, mas me sinto mais forte.

Os cientistas descobriram que a combinação de exercícios com períodos ao ar livre é ainda mais benéfica. Um estudo da Universidade de Canberra revelou que sair de casa e mexer o corpo, ao mesmo tempo, ajuda a reduzir a ansiedade,[36] e pesquisadores da Universidade de Exeter descobriram que o chamado "exercício verde" diminui a tensão.[37] A questão, no entanto, não é só que os exercícios contribuem para o nosso bem-estar: a ciência comprova também que a falta deles nos faz sentir mal. E pode até levar à depressão.

O dr. Brendon Stubbs é único em sua área, por ser um fisioterapeuta que se tornou um dos principais especialistas em humor e psicologia. No início da carreira, ele trabalhava numa instituição psiquiátrica, quando reparou que muitos pacientes eram sedentários e passavam quase o dia todo sentados. "Era o início dos anos 2000, mas começavam a surgir evidências sobre o impacto do estilo de vida sedentário na saúde", conta Stubbs, quando telefono para saber mais.

"Daí eu pensei: 'E se esses pacientes sedentários usassem pedômetros?'." Ele começou observando a contagem média de passos, depois pediu que os pacientes aumentassem o número em 10%. "Ou seja, se um paciente dava quinhentos passos por dia, eu pedia que ele desse mais cinquenta. Estamos falando de pequenas mudanças."

Mas e os 10 mil passos que todo mundo diz que precisamos ter como meta?

"Não precisa", devolve Stubbs. "Esse é um número arbitrário que uma empresa inventou pouco antes das Olimpíadas de Tóquio de 1964, encorajando essa contagem altíssima na intenção de vender pedômetros." Esse é um mito que Stubbs deseja muito quebrar, pois 10 mil passos, por mais que seja uma marca incrível, é uma meta inconcebível para muita gente. "Não há limite mínimo, e já está provado que mesmo um pouquinho de atividade já traz benefícios", afirma ele.

Entendido.

Stubbs notou que o aumento na atividade física começou a fazer a diferença no humor dos pacientes: "Eu percebi que, na prática, quem mexe o corpo com frequência costuma se sentir melhor – e quem não mexe começa a se sentir pior".

Então eu pergunto, sabendo que já tem um tempinho que não me mexo... Depois de quanto tempo sem exercícios a gente começa a se sentir mal?

"Uma semana", responde ele.

Só uma semana?!

"Estudos clínicos randomizados controlados – os melhores ensaios baseados em evidências – revelam que um indivíduo começa a se sentir mal depois de uma semana de sedentarismo forçado", afirma Stubbs. Assim, para alguém que está mantendo as coisas sob controle e não tem nenhum problema de saúde específico, a interrupção da atividade física desencadeia uma sensação de mal-estar. E, pela forma como as sociedades hoje são estruturadas, é muitíssimo fácil assumirmos um estilo de vida sedentário. A bem da verdade, é esse o padrão, basicamente. Já estamos muito longe não só de nosso passado de caçadores-coletores, mas também dos trabalhos manuais da era industrial, e chegamos num ponto em que os automóveis, computadores e aparelhos eletrônicos reduziram muito a necessidade de esforço físico. Hoje em dia é totalmente viável estarmos "virtualmente conectados" sem precisarmos deixar o conforto de nosso sofá. Isso, segundo Stubbs, é um problema para nossa saúde mental. Assim, ele resolveu testar o oposto dessa teoria, para ver se é possível *prevenir* a depressão e controlar as baixas de humor mantendo o corpo ativo e fazendo exercícios leves.

Em 2016, ele analisou trinta estudos clínicos randomizados controlados que revelavam que a atividade física pode reduzir os sintomas depressivos num período de doze a dezesseis semanas.[38] "Descobrimos que em alguns casos o exercício tem se provado mais eficaz que a medicação e tão eficaz quando a TCC", afirma Stubbs. Isso é importante (e muito), visto que a atividade física não apresenta nenhum dos efeitos colaterais associados aos antidepressivos e é de mais fácil acesso que a psicoterapia. "Eu diria que a medicação, bem como a TCC, é importantíssima e salva muitas vidas", acrescenta ele, "mas as intervenções no estilo de vida também podem salvar."

Mesmo quando não estamos deprimidos, os exercícios físicos podem impedir que a tristeza normal e as baixas no humor se transformem em algo mais sério. Em 2018, Stubbs e seus colegas conduziram uma metanálise e descobriram que a atividade física reduz o risco de depressão, a despeito da idade e da região geográfica.[39] "Descobrimos que o hábito da atividade física protege crianças, adultos e idosos contra depressões futuras", conta Stubbs, "em todos os continentes e levando em conta outros fatores importantes, como o índice de massa corporal, o tabagismo e as condições de saúde física." Em 2020, Stubbs e seus colegas publicaram novas pesquisas confirmando que os exercícios leves também ajudam na prevenção de transtornos de saúde mental em adolescentes.[40] Hoje em dia está comprovado, preto no branco, que a atividade física funciona *tanto* na prevenção *quanto* no tratamento da depressão.

Então, por que é que tanta gente desconhece isso?

"Arrisco dizer que as intervenções no estilo de vida têm menos poder de influência", diz Stubbs. "A indústria farmacêutica é muito poderosa, e no Reino Unido a psiquiatria e a psicologia também são muito influentes."

Então o problema é que as intervenções no estilo de vida não são lucrativas?

"Creio que seja isso, sim."

Isso é, ao mesmo tempo, desanimador – pois vivemos num mundo descrente, movido pelo dinheiro – e estimulante. Sim, pois se a questão não é a falta de evidências, mas a deficiência na divulgação delas, então podemos agir para corrigir essa falha.

Eu começo a entrar em contato com outras pessoas que se abriram em relação à melhora da saúde mental com a ajuda de atividades físicas. A cantora Ellie Goulding revelou que usava os exercícios para evitar ataques de pânico,[41] e Lena Dunham, estrela da série *Girls*, publicou em sua conta no Instagram:

> *Prometi a mim mesma que não deixaria a atividade física de lado quando começasse a me ocupar com a quinta temporada de* Girls, *e eis o motivo: os exercícios vêm me ajudando com a ansiedade de formas que jamais imaginei. Para todos que lutam contra ansiedade, TOC, depressão: eu sei que é um porre quando alguém vem sugerir que a gente faça exercícios, e levei dezesseis anos tomando medicamentos até enfim escutar. E fico feliz por isso. Não tem nada a ver com a bunda, tem a ver com o cérebro.*[42]

Hoje em dia, sair de casa e mexer o corpo é simplesmente inegociável. A tristeza não é um salvo-conduto – não é um cartão de "saída livre da prisão" do Banco Imobiliário. Ainda temos que fazer coisas. Dá trabalho se relacionar bem com a tristeza. Mas não *muito* trabalho.

"O mais importante é ter em mente que não estamos falando de nada extremo", diz Stubbs. "Com 150 minutos de exercícios por semana, ou vinte minutos por dia, o risco de desenvolver depressão é reduzido em 30%."

Uma redução de um terço é impressionante. Eu digo a ele que estou convencida.

Ele me diz que podemos nos exercitar por mais tempo, se tivermos vontade (ele faz isso): "Mas existe um limite de cerca de trezentos minutos semanais". Nenhum estudo compara diretamente as atividades aeróbicas e as não aeróbicas, "mas eu diria que de modo geral as duas são igualmente eficazes", afirma Stubbs. Portanto, não importa o que façamos: "O mais importante é encontrar uma atividade que seja prazerosa – para que você não a abandone".

Eu me encho de coragem e prometo que vou agir. Sempre que o tempo permite, pratico SUP, e nos outros dias saio para caminhar – que tem a vantagem adicional de não requerer material nem preparação. Acumulo milhares de passos a cada dia e invento novos trajetos para meus afazeres diários, vislumbrando novos cenários e descobrindo novos aromas. Sinto um perfume de jasmim e me detenho para apreciar. No caminho de casa, passo por uma árvore especialmente aromática, repleta de magnólias, e passo um tempo obcecada por ela. Sinto o sol no rosto e descubro que caminhar me traz uma sensação boa. Durmo melhor à noite e até consigo pensar com mais clareza durante o dia. Não é de hoje que o ato de caminhar está associado à criatividade, e no século III a.C. Aristóteles fundou a escola peripatética de filosofia, que era basicamente "andar e falar". O filósofo dinamarquês Kierkegaard (lá vem ele outra vez) escreveu, no século XIX: "Caminhando encontrei minhas melhores ideias, e não conheço nenhum pensamento tão pesado que não possamos nos afastar dele caminhando".[43]

Steve Jobs, CEO da Apple, era entusiasta das caminhadas e acreditava que o ar fresco e os exercícios o ajudavam a ter suas melhores ideias. Um estudo de 2014 realizado pela Universidade Stanford confirmou que o ato de caminhar de fato exerce efeito positivo no pensamento criativo.[44] Assim como a tristeza é a emoção que soluciona os problemas, pode ser que a caminhada seja a atividade que soluciona os problemas – e que não intimida quando estamos nos sentindo para baixo.

Depois de seis semanas de chuvas e trovoadas dignas das histórias bíblicas (olá, aquecimento global!), meu útil aplicativo de previsão do tempo confirma que hoje não vai ventar. E, melhor ainda, vai fazer sol! Eu calço minhas botas de neoprene e vou até o "clube de surfe" (seja lá que imagem mental isso suscite em você, reduza o glamour umas cem vezes). Abro o cadeado enferrujado do galpão compartilhado onde guardo minha prancha, então parto para o mar. Estou livre. E sou eu mesma.

O imenso espelho líquido é perfurado por um único golpe quando adentro a superfície vítrea do mar. É uma paz imensa: apenas eu, meu remo e uma foca que gosta de me acompanhar (eu a chamo de "Derek"). O sol deita listras alaranjadas na superfície da água enquanto sigo a linha da costa, respirando o ar penetrante do mar e me sentindo totalmente... *ok*.

20
Regule a mente

Exercício faz diferença. Ar fresco ajuda. Mas também tem outra coisa. Se quisermos abrir espaço para a tristeza normal e impedir que ela se transforme em algo pior, precisamos nos regular.

Certa vez, T tirou uma foto minha na cama sem o meu conhecimento. Tínhamos acabado de nos mudar, já passava da meia-noite, eu não estava muito vestida, e não foi nada tão bizarro quanto parece. Na fotografia, estou dormindo ("ainda parece bizarro", observa T. Eu posso explicar…), rodeada de folhas A4 repletas de texto impresso, encolhida em posição fetal, o laptop aberto a cerca de um centímetro da minha boca cheia de baba. Com uma caneta numa das mãos e um BlackBerry na outra (pois é, eu sei: isso denuncia minha idade), eu parecia aqueles corpos de cena de crime, que são contornados com giz.

Eu andava trabalhando demais, fazendo hora extra no escritório, tentando empreender um projeto pessoal, "fracassando" no tratamento de fertilidade e "fracassando" em ver os amigos, T ou qualquer coisa além das telas que me rodeavam. Como todos já sabem, tenho tendência a preferir o "trabalho" ao "equilíbrio de vida", de modo que essa fotografia serve como um útil lembrete de tudo o que dá errado quando sucumbo a essa compulsão.

Eu estava passando os dias à base de cafeína, açúcar e compras (recompensa). Minhas noites eram cortesia de Sauvignon Blanc e remedinhos para dormir. Eu estava me exercitando: frequentava uma aula que odiava na academia embaixo do escritório, cujos instrutores costumavam incentivar os alunos com palavras tipo "força!". Eu estava lendo, também. Certa vez fui ridicularizada sem dó por aparecer na estreia de *Sex and the City* com um exemplar das obras completas de Anton Tchékhov (na verdade, era *Sex and the City 2*; eu precisava do livro). Estava fazendo o "certo" para evitar que a tristeza normal tomasse um rumo pior. Mas não estava cuidando de mim. Não de verdade. Pois ficar triste com qualidade não é simples assim. O flagra de meu corpo inerte + laptop + baba de uma da manhã me lembra que nossa vida precisa de equilíbrio.

Precisamos nos regular.

"Regular" nunca foi uma coisa "legal". Ninguém usa o termo "regular" para se referir às coisas empolgantes da vida. O "regular" tem uma péssima equipe de relações públicas. Ninguém cai de amores "de forma regular". Ninguém sofre uma separação dramaticamente "equilibrada". O pop não tem muitas canções sobre o "equilíbrio", e poucos astros e estrelas de Hollywood curtem uma farra "equilibrada", bebendo um drinquezinho responsável antes de se jogar na cama para dormir. Pois o equilíbrio *não* empolga – mas é importante.

Você se lembra do burnout? Seus terríveis sintomas de exaustão, sobrecarga, dor de cabeça e de estômago? A essa altura, alguns deles são muitíssimo familiares, o que é alarmante. Entre os europeus, os britânicos têm a fama de ser o povo que mais trabalha, e muitos admitem viver "tão ocupados" que não conseguem nem parar para almoçar, ou seja, aquela refeição triste em frente ao computador vem ganhando cada vez mais espaço. Nos Estados Unidos e no Japão, as horas de trabalho são ainda mais extensas. Só que isso não é sinônimo de produtividade, valor ou realização pessoal; na verdade, representa um risco à saúde. Estudos mostram que o excesso de trabalho conduz ao esgotamento, à dificuldade de análise, à fadiga crônica e, por fim, a uma vida mais curta,[1] afirma Alex Soojung-Kim Pang, professor visitante da Universidade Stanford e fundador da consultoria Strategy and Rest, do Vale do Silício (ele também foi vice-editor da *Encyclopaedia Britannica*, ou seja, *sabe* das coisas). "As pesquisas a esse respeito têm sido muito consistentes e vêm sendo conduzidas há mais de um século, literalmente", afirma Pang, quando entro em contato para saber mais. Nós conversamos algumas vezes ao longo dos anos, e eu sempre me interessei em ouvir sobre suas pesquisas. "Hoje", conta ele, "as pessoas estão atingindo o limite físico de sua capacidade de trabalho." Como resultado, um número cada vez maior de empresas, com frequência lideradas pelos veteranos de Wall Street e do Vale do Silício, vem tentando conscientemente encontrar formas novas e mais equilibradas de trabalho.

O presenteísmo é uma grande questão. "O ser humano já não mede a produtividade pelo número de hectares colhidos, então a quantidade de tempo que passamos no trabalho acaba sendo uma medida substituta", explica Pang. Acumular tarefas é uma forma de adequação e, quando todo mundo age assim, quem tenta levar uma vida mais equilibrada fica parecendo negligente. O excesso de trabalho como *opção* (em oposição ao trabalho escravo em troca de subsistência) permeia a sociedade ocidental desde a Revolução Industrial. Alguns estudiosos temiam que a automação criasse um problema de "excesso" de tempo livre. Nem preciso dizer que isso não aconteceu. Em vez disso, trabalhamos mais – então chegaram os anos 1980.

Graças à globalização e à informatização, os gestores puderam exigir mais de seus empregados, sob a ameaça de substituí-los por outras pessoas. Assim, a pressão aumentou. E nós aceitamos, vergando com o esforço, mas carregando o fardo mesmo assim. "Só que isso não é sustentável", diz Pang. Podemos achar que aguentamos o excesso de trabalho aos vinte e poucos anos, mas isso, basicamente, é porque temos *vinte e poucos anos*.

"No início da carreira, vivenciamos uma curva de aprendizado profissional bastante íngreme, que pode ser útil", concorda Pang, "e que é mais sustentável no período da juventude. Por outro lado, existe uma quantidade enorme de pessoas que simplesmente não dão conta." Eu penso em vários amigos que não suportaram a pressão da vida profissional na primeira década depois de concluir a escola ou a faculdade. Isso aconteceu porque as condições e a carga de trabalho eram, de fato, quase impraticáveis.

"Superestimamos o peso da carga de trabalho que conseguimos aguentar", afirma Pang. "Sobretudo à medida que nossa vida muda, e sobretudo depois que temos filhos." Na verdade, ele observa o seguinte: "É perigoso como a sociedade subestima a importância e a dificuldade da criação dos filhos". Pang, pai de dois, afirma: "Meus filhos são a coisa mais importante da minha vida, mas são uns vampiros. Vampirinhos *fofos*. Mas vampiros, mesmo assim". Eu agradeço demais quando vejo alguém pôr na mesma balança a gratidão e o desespero e/ou cansaço diário que é a vida com filhos. Conto a ele que ontem à noite fui contemplada com dois vômitos ("um na minha *orelha*"), e que mais tarde receberei cinco crianças para jantar.

"É *dificílimo*." Pang concorda com a cabeça. "Existe um estudo que afirma que hoje em dia as mulheres passam mais tempo com as crianças do que suas avós passavam. Isso é..." eu espero um termo técnico ou digno do Vale do Silício, mas ele conclui: "surreal."

Pois é, concordo: *Isso aí*.

"A ideia do 'modo de intervenção constante' como selo de 'boa mãe' é mais uma armadilha para as mulheres", afirma ele. E com razão.

A geração de nossos pais tinha expectativas diferentes. "Meu pai cresceu na Coreia ocupada pelo Japão", conta Pang, "e minha mãe vivia na extrema pobreza, na Virgínia Ocidental." Quando Pang era criança, seu pai era professor universitário e passava muito tempo no Brasil, analisando documentos e registros de terras locais. "Então, a gente ia também", diz ele. "Eu cresci sob um modelo que permitia que pais e mães organizassem a vida em torno do trabalho – e as crianças acompanhavam. O máximo que dava para fazer era soltar os filhos e pedir que eles estivessem em casa para o jantar." Esse é um lembrete útil, mas é preciso tempo, esforço e ovários de aço para sambar na cara das expectativas da sociedade moderna em relação à parentalidade e começar a buscar uma vida mais equilibrada. Curiosamente, Pang se tornou o tipo de pai que faz o necessário para "sobreviver ao dia".

"Hoje em dia sou muito menos conservador em relação ao tempo de tela, por exemplo, e não considero a *pior* coisa do mundo, por exemplo, entregar um iPad a uma criança dentro de um avião", diz ele, e compartilha: "Na minha infância, quando eu andava de avião, as aeromoças perguntavam à minha mãe se ela queria um comprimidinho para que eu dormisse. O padrão naquela época era 'drogar' as crianças. Ou seja... ver *Mulan 2* de novo? É um progresso...". Hoje em dia, ele aceita a visão de que, "se seus filhos não virarem crianças-soldados, nem assassinos, nem morrerem de doenças transmissíveis, você está indo bem".

Sem querer instrumentalizar meus filhos, também estou ciente de que ser mãe me faz trabalhar menos, o que provavelmente é uma coisa boa. Beleza, não estou usando o tempo livre para descansar. Mas essa função me confere uma prioridade diferente. O problema de minha outra vida não iluminada (rá!), quando eu me definia em termos de trabalho e produtividade, era que qualquer falha no trabalho era necessariamente uma falha em *mim*. Uma falha *minha*, até. Mas nós não somos a soma do que fazemos. Não valemos menos por não conquistar coisas o tempo todo. A despeito de nossa produtividade, da conta bancária, do cargo ou do trabalho que desempenhamos, nós temos valor.

Todos precisamos de algo em que acreditar – um propósito, uma paixão para além de nós mesmos. Algo que nos faça levantar da cama pela manhã, que não seja trabalho e que nos impeça de trabalhar tanto.

Pois a mensagem central de Pang parece ser a seguinte: se *podemos* fazer menos, *devemos* fazer menos. E descansar.

"O descanso é necessário para compreendermos a vida", diz Pang. O "repouso deliberado", como ele chama, é a verdadeira chave da produtividade e nos deixa mais enérgicos, criativos e equilibrados. Para confirmar que as atitudes de Pang são coerentes com o discurso, pergunto sobre seu dia a dia. Ele me garante que tira cochilos regulares e se recusa a acumular muitos compromissos: "E funciona".

Eu gostaria de "descansar" mais. Adoraria "cochilar", mas minha culpa católica somada à ética de trabalho protestante (que dupla potente) faz com que a ideia me pareça um luxo absurdo. Tal e qual o Sansão de *A revolução dos bichos*, de George Orwell, meu lema de vida tem sido sempre "trabalhar cada vez mais". Também tenho ciência da teoria das 10 mil horas – a tese de que são necessárias 10 mil horas de prática para dominarmos uma atividade, conforme Malcolm Gladwell popularizou em seu livro *Fora de série: outliers*.[2] A regra das 10 mil horas se baseia na pesquisa do psicólogo Anders Ericsson, da Universidade Estadual da Flórida, que observou violinistas na Academia de Música de Berlim e descobriu que, entre os que apresentavam melhor desempenho, todos haviam completado 10 mil horas de prática.[3] Eu sei, logicamente, que é necessário um mínimo de talento ou aptidão natural. Posso passar o tempo que for dando raquetadas numa bola: jamais serei uma Serena Williams. Contudo, a essência permanece: trabalho árduo = sucesso. Sem esforço, sem #conquista.

"Então a gente não tem que trabalhar duro? E a teoria de Malcolm Gladwell?", pergunto a Pang. "E o estudo de Ericsson? Como é que eu vou vencer o Grand Slam, distribuir saques matadores e ser uma violinista de primeira se não me esforçar?"

Pang se condói da minha angústia, então me conta sobre uma parte menos divulgada do estudo de Ericsson que estranhamente (ou não, dependendo do ponto de vista) contradiz a tese do "trabalho duro". Em sua observação dos estudantes de violino, Ericsson descobriu que, embora os mais ambiciosos precisassem de 10 mil horas para figurar entre os melhores do mundo e praticassem com mais diligência que os colegas, eles também *dormiam* mais.

"Uma hora a mais por dia que a média dos alunos", conta Pang. "Faziam a sesta à tarde e tinham o cuidado de dormir o suficiente à noite."

Oi...? Eu solto um grunhido, feito uma gaivota aflita.

"Pois é", diz Pang, "eles descansavam mais."

Isso dá um nó na minha cabeça. Depois de me recuperar, pergunto a Pang se ele fica surpreso em ver que a parte do "descanso" não foi captada.

"'Sim' e 'não'", responde ele. "Há dois parágrafos sobre isso no artigo original. É muito fácil passar direto pela parte do sono e do descanso." Isso acontece porque a nossa cultura valoriza a "ação", não a "inação". Ou, melhor dizendo, o que parece inação, mas na verdade é o momento em que nossos neurônios estão se recuperando e nossas células estão se refazendo, se restaurando e se preparando para um novo dia. Por conseguinte, os dorminhocos do mundo têm os seus cochilos apagados da história. Pang menciona a biografia do estadista britânico William Gladstone, escrita por Roy Jenkins.[4] "Ele o menciona [Gladstone] trabalhando sem parar, mas ignora totalmente o fato de que ele passa um mês caminhando na Sicília. Ou que lê *A Ilíada* com tanta atenção que percebe que a palavra 'azul' nunca aparece no livro. Sem brincadeira! É preciso ler um livro com muita concentração para perceber que não há menção à palavra *azul*!" Porém, como costuma acontecer, o trabalho de Gladstone é que foi priorizado e valorizado culturalmente. "Até as biografias mais sensíveis tendem a se concentrar no trabalho", observa Pang.

O descanso, contudo, é importante. É no descanso que acontecem coisas boas, como a restauração do corpo e da mente. A amizade. Ou o amor. Ou grandes ideias. O modelo de energia de fusão foi concebido durante um passeio de esqui. O clássico "Yesterday", dos Beatles, foi revelado a Paul McCartney num sonho. O químico russo Dmitri Mendeleiev elaborou a tabela periódica e o inventor americano Elias Howe criou a máquina de costura, ambos enquanto dormiam profundamente.

Hoje em dia, Pang recomenda darmos prioridade não só ao sono noturno como a sonecas frequentes, e que planejemos períodos de repouso total. Ele insiste que todos devemos nos comprometer a tirar uma semana de folga por trimestre, para restaurar as forças e recuperar as energias. "Os cientistas descobriram que a sensação de felicidade e relaxamento que sentimos nas férias atinge seu ápice em cerca de uma semana", afirma Pang, "e o benefício psicológico de um período de férias se estende por até dois meses. Assim, o calendário de férias ideal é de uma semana de descanso a cada três meses."

Eu sabia que o doutor incrível devia ter me mandado para uma casinha de sapê...

E no mundo ideal? Pang diz que seria bom se todos trabalhassem apenas quatro dias por semana. "Já está provado que isso traz melhorias à nossa vida pessoal, devido ao ganho de tempo livre", diz ele, "para o malabarismo dos compromissos familiares e da 'administração da vida'." Ele abre um sorriso.

Por que é que ele está sorrindo?

"Nos Estados Unidos não se usa esse termo. Eu acho ótimo. Só de ouvir já dá para entender direitinho." Muito justo. "Pois bem, então quatro dias de trabalho por semana, e de resto só descanso e brincadeira." Essa ideia já circula pela Escandinávia e é apoiada por Sanna Marin, primeira-ministra da Finlândia. "Mas não é só coisa dos nórdicos", diz Pang, "é uma tendência no mundo todo. Esse é um ponto importante, visto que nos Estados Unidos dizer que algo é tendência nos países nórdicos dá no mesmo que dizer que é tendência na Terra Média. As pessoas pensam que os nórdicos são hobbits, que vivem num lugar incrível e mágico."

"Ninguém menciona os impostos?", pergunto.

"Não muito", admite Pang, mas também afirma que a semana de quatro dias já está acontecendo em algumas regiões do mundo. "E não só nas empresas que já têm reputação de priorizar o equilíbrio entre trabalho e vida pessoal." A Microsoft do Japão viu a produtividade de seus funcionários dar um salto de 40% no verão de 2019, durante um mês de teste da semana de trabalho de quatro dias.[5] A empresa de finanças neozelandesa Perpetual Guardian chamou a atenção do mundo ao implementar a semana de trabalho de quatro dias – o que resultou num aumento de 20% na produtividade, crescimento dos lucros e melhora na saúde mental dos funcionários.[6] Eles não estão trabalhando mais, estão trabalhando de maneira mais inteligente. "Durante anos se cultivou a ideia de que para ter sucesso na vida moderna a pessoa tinha que dormir com o celular debaixo do travesseiro – estar sempre disponível, sempre trabalhando", afirma Pang, "mas não é assim." Na verdade, o melhor é tentarmos evitar ao máximo o smartphone. Em seu livro *The Distraction Addiction* [O vício da distração],[7] publicado em 2013, Pang cita estudos que mostram que, graças aos smartphones, a maioria das pessoas trabalha apenas de três a quinze minutos ininterruptos ao longo do dia. Além disso, passamos pelo menos uma hora por dia – ou cinco semanas por ano – ouvindo toques, zumbidos e distrações vibratórias antes de recuperar a concentração. Segundo um artigo recente da *Harvard Business Review*,[8] a distração com um único texto que leva em média 2,2 segundos para ser lido pode duplicar nossa taxa de erros no trabalho, e ainda levamos cerca de onze minutos para recuperar o "estado de fluxo" anterior à interrupção. Não preciso dizer que nossa produtividade está em risco.

Não tem problema!, você pode pensar. *Eu sou multitarefa!*

Não é coisa nenhuma.

Pesquisas da Universidade Stanford revelam que as pessoas multitarefas são nitidamente menos produtivas que as monotarefas, além de terem dificuldade para se concentrar, reter informações e alternar entre um trabalho e outro.[9] A combinação entre múltiplas tarefas e telas só piora as coisas. As "multitarefas de mídia" estão associadas a sintomas de depressão e ansiedade social[10] e prejuízo na memória de curto e de longo prazo,[11] e podem inclusive estar alterando nossa estrutura cerebral. Um estudo conduzido em 2014 pela Universidade Sussex concluiu que os indivíduos que se dedicam a mais atividades multitarefas de mídia apresentam um volume menor de massa cinzenta no córtex cingulado anterior[12] – a parte do cérebro relacionada à regulação da atividade mental e emocional.[13] Ah, e uma pesquisa da Universidade de Pittsburgh sugere que as pessoas que usam sete ou mais plataformas de redes sociais apresentam três vezes mais probabilidades de desenvolver transtornos de ansiedade generalizada.[14]

Felizmente para mim, não consigo sequer pensar em sete redes sociais (*sete?!*). Mesmo assim, meu amor pelas "curtidas" não é lá muito saudável. Antes da era dos smartphones, passávamos uns míseros minutos por dia olhando para o celular. Hoje em dia, a média é de três horas e meia.[15] Às vezes, ignoro meus filhos para ficar olhando as fotografias dos meus filhos no telefone. Feito uma doida.

Conforme descobrimos, quanto mais tempo passamos on-line, maior é a chance de que nos sintamos isolados, estressados e deprimidos. A empresa Brandwatch, que realiza monitoramento de mídias sociais, publicou em 2019 um relatório registrando as emoções que os britânicos expressavam on-line e revelou que os picos de tristeza ocorriam em torno das oito da noite. Fez sentido. O dia acabou: já demos conta do trabalho e/ou dos compromissos familiares. Oito da noite é hora de me sentar e dar uma olhada no telefone, para fuxicar as mídias sociais e ver o que todo mundo andou fazendo. Oito da noite, veja só, é o momento de descobrir que "todo mundo" parece estar levando uma vida maravilhosa. Oito da noite é bem a hora daquele embrulho no estômago, daquela sensação de que não somos bons o bastante.

No ensaio "The Present Age" [A época presente], de 1846, Kierkegaard analisou as implicações filosóficas de uma sociedade dominada pelas mídias de massa (soa familiar?), desaprovando a curiosidade de seus contemporâneos pelo trivial. Escreveu sobre como tais preocupações nos tornavam "inferiores". O velho Kierkegaard, ao que parece, já compreendia muito bem o Facebook, 150 anos antes de começarmos a cutucar uns aos outros (lembra disso? *Isso sim* era horripilante). Pergunto a Henrik Høgh-Olesen (bronzeado, calça branca, especialista em Kierkegaard) o que Kierkegaard teria achado da era dos smartphones, e ele arrisca dizer que o filósofo do século XIX teria se desesperado com o domínio das redes sociais em nossa vida.

"Falando como psicólogo evolucionista, vejo hoje em dia, mais do que nunca, uma base sólida para a tristeza", afirma ele.

Como assim?

"Bom, nas hordas primitivas comuns havia entre trinta e sessenta pessoas", explica ele, "então eu e você nos sairíamos bem..."

"Muito obrigada."

"Bom, claro que haveria pessoas mais bonitas e mais inteligentes..."

Beleza, Henrik...

"Mas nos sairíamos bem. Hoje em dia, no entanto, nosso grupo de pares é composto de *todo mundo* que vemos nas mídias sociais", prossegue ele. "Nosso grupo é aquele 1% de pessoas lindas, bem-sucedidas e geniais do planeta – pessoas muito diferentes de todas as outras que circulam por aí. E que mesmo assim estabelecem o padrão para a maioria de nós." Se essa for a nossa meta, acredita Høgh-Olesen, "vamos ficar tristes, não resta dúvida".

Se não desligarmos o celular e buscarmos um equilíbrio em relação às mídias sociais – se não nos regularmos –, acabaremos tristes. "Sem dúvida." Além disso, estudos mostram que a dependência dos smartphones e das redes sociais eleva a probabilidade de que a tristeza normal descambe para algo mais sério, como depressão ou ansiedade. Por isso, precisamos querer mudar.

Pang recomenda passos de formiguinha: "Vire a tela do celular para baixo durante a pausa para o café. É um pequeno ato de resistência, uma forma de afirmar que você está no comando, não o telefone". Além disso, os especialistas aconselham que utilizemos o "modo avião" sempre que possível, desativemos as notificações e não levemos o celular para o quarto à noite. A psicóloga Philippa Perry vai ainda mais longe, e em *O livro que você gostaria que seus pais tivessem lido* afirma que os pais devem manter distância do celular quando as crianças estão por perto: "Sabemos que os alcoolistas e os dependentes de drogas não costumam ser bons pais e boas mães, pois estão sempre priorizando a substância na qual são viciados e não dispensam aos filhos a atenção necessária. Eu diria que os viciados em celular não ficam muito atrás".[16]

Desde que Pang observou pela primeira vez o impacto dos smartphones em nossa cultura e nosso cérebro, em 2013, mais pessoas começaram a levar a sério o uso excessivo dos celulares. "As pessoas têm noção do que precisam fazer", afirma ele, "só *não* fazem." Ele afirma, contudo, que a responsabilidade não é totalmente nossa: "Existem poderosos incentivos econômicos para revender nossa atenção", porque "tem muita gente enriquecendo com isso". As grandes empresas pagam pelos nossos olhos. O preço da nossa atenção é alto, pois possibilita que as empresas conheçam mais a nosso respeito e nos vendam mais "trecos". Por mais que eu restrinja meus *feeds* do Instagram, do Twitter e do Facebook, eles vivem repletos de #publi e #patrocinado. Publicações sobre "coisas" que podemos ter parecem muitíssimo inadequadas neste momento de recessão, desemprego e pandemia (Você também pode ter esse produto incrível, que os outros não têm!). Eu sei disso. Eu sinto. No entanto, cada vez que entro no Instagram, vou clicando em link atrás de link e saio com uma frustrante sensação de insatisfação e a vaga ideia de que minha vida seria infinitamente melhor se eu tivesse botas iguais às da @mãeblogueiragostosa (inventei, mas pode muito bem existir alguém com essa arroba). Que eu seria uma pessoa melhor se tivesse um sobretudo da Burberry.

Quando era estudante, li *Modos de ver*, de John Berger,[17] e penso que não aprendemos nada nos últimos cinquenta (cinquenta!) anos. Sobre a publicidade, Berger escreveu: "Ela propõe que nos transformemos, que transformemos nossas vidas, comprando alguma coisa. Essa coisa a mais, em tese, nos tornaria mais ricos – mesmo que acabemos mais pobres, por termos gastado nosso dinheiro".

O objetivo da publicidade e da propaganda é nos encorajar a mudar nossa vida comprando um produto – e afirmar que só depois de comprarmos *aquela coisa* é que seremos completos. Isso não significa que não iremos gostar da tal coisa. As coisas podem ser muito bem-vindas. Nós adoramos coisas (ainda mais T, que enquanto escrevo este capítulo acaba de ser pego no flagra comprando uma cadeira nova e inútil para a nossa casa, sobre a qual não fui informada e que não podemos pagar), mas não *precisamos* de coisas.

É assim que funciona, por experiência própria: T vê o anúncio de uma cadeira nova e inútil. Até então, ele estava numa boa. Mas agora, a existência da cadeira nova e inútil faz com que o T do presente, que não tem cadeira, venha a ser um mero espectro do T do futuro, dono de uma cadeira. Agora, T se sente um fracasso. Então, T compra a cadeira. Eu reclamo; nós empobrecemos; e T, passado o pico de dopamina suscitado pela compra, não se sente melhor que antes. Na verdade, ele se sente pior – o assento é desconfortável.

"Não diga 'eu avisei'!", adverte ele.

"Nem *em silêncio?*", pergunto.

Ele faz cara de cachorrinho triste.

Podem até chamar isso de "shopping terapia", mas a parte "terapêutica" é fugaz e mentirosa. Como diz John Berger, "a imagem publicitária rouba o amor da pessoa por si mesma como ela é, então lhe oferece de volta esse amor, pelo preço do produto". Se permitirmos que os anunciantes roubem nosso apreço por nós mesmos, a tristeza normal pode dar lugar a algo mais sério. Precisamos nos cuidar – e, a bem da verdade, ninguém precisa de tanta "coisa".

Segundo um relatório da Havas Global Comms, uma das maiores empresas de comunicação do mundo, a maioria das pessoas afirma que viveria bem sem a maior parte das coisas que possui. Em 2016, o chefe de sustentabilidade da IKEA, empresa gigante do setor de venda de móveis domésticos, declarou: "Chegamos ao limite em termos de posses".[18] Quando até o pessoal dos móveis funcionais suecos afirma que precisamos de equilíbrio, provavelmente precisamos, mesmo. Os suecos, de modo geral, tendem a ser um povo bastante equilibrado (velinhas decorativas e almôndegas à parte). O termo sueco *lagom* traz a ideia de uma vida equilibrada e é usado para descrever uma espécie de minimalismo funcional – estilo de vida que a maioria dos suecos aprende desde o nascimento. Um amigo sueco me contou que sua primeira recordação da infância foi a de ouvir a pergunta "comeu o suficiente?", ao que ele respondeu: *"Lagom"*. Um pai ou uma mãe pode perguntar se a roupa de uma criança está confortável e ouvir a resposta "sim, o tamanho está *lagom*". *Lagom* significa "bastante" ou "suficiente" e exemplifica a perspectiva dos suecos em relação à vida e a percepção de que trabalhar mais para ganhar mais dinheiro para comprar mais "trecos" é uma roubada (ainda mais na Escandinávia, com os impostos). Os noruegueses têm a palavra *passelig* ou *passé*, que significa "justo", "adequado" ou "apropriado" – por isso dizem que o tempo pode estar *"passé varm"*, na temperatura adequada (coisa improvável na Noruega), ou que uma casa pode ser *"passé stor"*, do tamanho "certo", "adequado". Os finlandeses, segundo minha amiga Marianne, têm a palavra *sopivasti*, que traz a conotação similar de "apropriado". Mas não são só os escandinavos que utilizam esse conceito de "suficiente". Na Tailândia existe a palavra *por dee*, que equivale a dizer que algo "serve". Uma professora tailandesa relata que seu dinheiro é *por dee* para que ela viva confortável com tudo de que precisa – bem parecido com o *lagom* sueco. Da mesma forma, um vestido pode ser *por dee* para um dado corpo, e um trabalho pode ser *por dee* para um certo estilo de vida. Até os antigos gregos tinham uma versão desse conceito, e o poeta Cleóbulo, que viveu em Rodes, no século VI a.C., afirmava que *metron ariston*, ou "a moderação é o melhor". No fim das contas, nosso copo não precisa estar nem meio cheio nem meio vazio – basta estar cheio *o suficiente*.

O minimalismo como estilo de vida se popularizou bastante na última década, mas o escritor Joshua Becker começou a abraçar esse conceito já nos anos 2000. Morando com a mulher e os dois filhos num casarão em Vermont, Estados Unidos, Becker pensava viver o "sonho americano". "Toda vez que o meu salário aumentava, eu comprava uma casa maior e nós gastávamos mais dinheiro", conta ele. "Nossa casa era cheia de coisas – não coisas chiques, exatamente... era um monte de coisas da Target, mas mesmo assim era um monte de coisas. Nós não éramos diferentes", observa ele, "mas tínhamos dois filhos – isso era 'normal'." Um dia, limpando a garagem, ele percebeu que estava levando tempo demais. O dia inteiro, na verdade, graças ao enorme volume de "trecos" que possuía. "Meu filho tinha cinco anos à época e estava me pedindo para ir brincar com ele no quintal, como qualquer criança de cinco anos faria", conta. "E eu dizia 'assim que eu terminar, espera o papai terminar e aí a gente brinca'." Horas depois, Becker ainda se ocupava de sua pilha de posses. Olhou todas as coisas que havia passado manhã e tarde organizando e percebeu que elas não significavam absolutamente nada. "Com o cantinho do olho, vi meu filho brincando sozinho no quintal, onde tinha passado a manhã toda", conta Becker, "e naquela hora me dei conta de que tudo o que eu tinha não me fazia feliz – pior ainda, na verdade estava me afastando do que de fato me trazia propósito e realização."

Decidido a empreender uma mudança, ele se livrou das tralhas, começou a doar seus pertences e criou um blog, o BecomingMinimalist.com – uma espécie de declaração de missão. Mudou-se com a família para uma casa com a metade do tamanho, "o que no início foi um desafio", admite, "mas num espaço menor nós tivemos que aprender a coexistir". Com menos posses, ele ganhou mais tempo.

"E também mais concentração, menos estresse e menos distrações... mais *liberdade*", afirma. Em 2008, com a recessão, o resto do mundo começou a se interessar. "As pessoas estavam perdendo emprego, casa, dinheiro, e esse declínio econômico fez com que muita gente cogitasse viver com um pouco mais de simplicidade, fosse por estilo ou por força das circunstâncias."

Hoje, o blog tem 2 milhões de seguidores, Becker escreveu cinco best-sellers sobre minimalismo, e uma série de outros minimalistas que pregam o equilíbrio no consumo entrou em cena, da dupla Joshua Fields Millburn e Ryan Nicodemus – The Minimalists – a Leo Babauta, que consegue ser minimalista com seis crianças (seis!). De Colin Wright, que possui apenas 51 itens e viaja pelo mundo, a James Wallman, autor do livro *Stuffocation*, que previu que "experiências" são mais importantes que "coisas", conceito hoje endossado por inúmeros estudos. Cada uma dessas pessoas tem abordagens diferentes, mas o minimalismo tem permitido que todas vivam orientadas por objetivos mais saudáveis para a mente, o corpo e o planeta.

Segundo a ONU, estamos vivendo um momento de "vai ou racha" no enfrentamento das mudanças climáticas. Para limitarmos o aquecimento global a menos de 1,5°C por ano, atualmente é necessária uma redução de 15% nas emissões anuais, e – que surpresa – comprar mais "trecos" não vai ajudar.[19] O materialismo está intimamente ligado ao bem-estar mental, visto que as pessoas deprimidas compram mais para se sentir melhor (ver: compras como recompensa). No que ficou conhecido como "espiral da solidão", a tristeza nos leva a comprar – e comprar nos leva à tristeza.[20] Os pesquisadores da Universidade de Tilburg, na Holanda, deram um passo a mais e descobriram que a valorização de posses como "remédio para a felicidade" ou medida de "sucesso" eleva a solidão ao nível máximo.[21] Tentar saciar ou abafar a tristeza com "coisas" não dá certo. Sejam bens materiais ou comida. Eu sei disso, pois já tentei (e você também já, provavelmente). Bolo é ótimo. Bolo é uma delícia, de verdade. Mas não tem nenhum poder de cura. A despeito do que possam afirmar os memes da internet, o "bolo como cura" possui eficácia médica muitíssimo duvidosa.

Agora, a parte do livro que eu não queria escrever...

21
Regule o corpo

Por ter passado anos me esforçando para ficar confortável em meu próprio corpo e desenvolver uma relação saudável com a comida, eu adiei este capítulo ao máximo. Mesmo hoje em dia, não me sinto imune às questões alimentares. Tal e qual acontece com a depressão, não existe "cura" para os transtornos alimentares: o paciente, na verdade, aprende a lidar com eles. Atualmente, eu como massas e doces. Adoro massas e doces. A confeitaria dinamarquesa é deliciosa. Eu quero ser o tipo de mulher que come doces: eu *como* doces.

Mas ainda não gosto da sensação da gordurinha sobrando na cintura. Semana passada, T foi entrevistado por uma colega jornalista, e eu me peguei comentando sobre a magreza dela.

T me olhou de soslaio: "Ela passou cinco anos num campo de concentração como prisioneira política".

"Ah. Sim. Claro."

Não foi meu melhor momento. Em geral, contudo, eu me saio bem. Não faço comentários sobre corpos ou aparência física na frente dos meus filhos. Preencho o prato em todas as refeições e como tudinho. Às vezes, como pouco. Às vezes, como demais. Sempre doces. Mas hoje em dia sou esperta a ponto de não cair nas dietas da moda, nas tendências e – o mais nefasto – nos exageros. A ortorexia é um problema real e aflige uns bons 60% de todo mundo com quem já trabalhei nas revistas femininas. O movimento *body positive*, que prega a aceitação de todas as formas e tamanhos de corpos, procura agir na contramão desse conceito. Mas, e se pudéssemos comer bem *e* nos sentir melhor? Ou pelo menos sentir apenas a "tristeza normal"? Pois, por mais fora de moda, alienada e problemática que seja, a verdade é a seguinte: precisamos dar atenção ao que comemos. Sobretudo quando estamos tristes, e sobretudo se temos tendência à depressão (meu diagrama de Venn, basicamente).

"Hoje em dia existe uma base de evidências muito extensa e consistente que mostra que a qualidade de nossa dieta está diretamente ligada ao risco – ou à presença – de transtornos mentais comuns", afirma Felice Jacka, professora de psiquiatria nutricional da Universidade Deakin, na Austrália, diretora do centro de pesquisa Food & Mood Centre e autora do livro *Brain Changer* [Mudanças no cérebro].[1] Diversos estudos epidemiológicos[2] revelam que a qualidade da alimentação está diretamente ligada ao desenvolvimento de ansiedade ou depressão clínica – em vários países, culturas e faixas etárias[3] –, e o já famoso ensaio SMILES [sigla de *Supporting the Modification of lifestyle In Lowered Emotional States*, ou Apoiando a mudança de estilo de vida nos estados de humor depressivo][4] de Jacka revelou que a alimentação é um tratamento eficaz para a depressão. Eu converso com ela numa quarta-feira fresca e ensolarada, depois de uma semana sem comer muito bem, e tanto meu corpo quanto meu cérebro estão deixando bem claro que não estão gostando disso. Então, eu escuto.

"Hoje nós temos pelo menos três estudos clínicos randomizados controlados realizados em pacientes deprimidos que mostram que a melhora na alimentação reduz substancialmente a depressão", afirma Jacka, "e isso parece acontecer independentemente de outros fatores que costumam ser levados em conta – como classe socioeconômica, grau de educação, saúde, atividade física, peso corporal, essas coisas." Além disso, ela demonstrou que as intervenções alimentares atenuam os sintomas depressivos em pessoas *não deprimidas*.[5] Assim, embora o diagnóstico de depressão clínica requeira pelo menos cinco dos nove sintomas descritos no *DSM*, os *sintomas* depressivos podem ser apenas alguns dentre esses – expressões de tristeza que a maioria de nós já vivenciou. Em todos os cenários, a alimentação ajuda, e sobretudo às mulheres. Estudos revelam benefícios ainda maiores das intervenções alimentares em mulheres com sintomas de depressão e/ou ansiedade.[6]

As dietas ricas em alimentos não processados funcionam melhor para a maioria, e um estudo revelou que os consumidores da dieta mediterrânea tradicional, rica em vegetais, frutos do mar e gorduras insaturadas e pobre em açúcares refinados, apresentaram metade das chances de serem diagnosticados com depressão durante um período de quatro anos.[7] Na verdade, qualquer variedade de culinária tradicional é melhor que a dieta ocidental moderna composta de alimentos ultraprocessados, que hoje em dia representam mais da metade das calorias consumidas no Reino Unido e nos Estados Unidos.[8]

O açúcar é um grande problema. Consumimos mais que o triplo da ingestão diária recomendada pela Organização Mundial da Saúde,[9,10] e já foi comprovado que as dietas com elevado teor de açúcar induzem ao aumento dos mesmos marcadores de inflamação que se encontram elevados nos pacientes com depressão. "As gorduras trans também têm sido diretamente ligadas à depressão", afirma Jacka, "e hoje em dia são proibidas em vários países devido aos riscos de saúde associados a elas, mas de modo geral ainda circulam por aí." Nos rótulos dos alimentos, os ingredientes que merecem atenção são "óleo hidrogenado", "parcialmente hidrogenado" ou "óleo vegetal" (o azeite é um óleo extraído de um fruto, então está liberado).[11]

Uma enquete informal em meu círculo social revela que a) a maioria das pessoas infelizmente é ignorante nesse quesito, e b) muitos amigos modernos e instruídos são inflexíveis em afirmar que qualquer tentativa de "controlar" ou modificar sua alimentação é mais uma forma de *body shaming* [termo que designa qualquer ato de ridicularização de uma pessoa com base em sua aparência física]. Jacka, no entanto, é persistente em relação à filosofia *body positive*: "Não tem nada a ver com peso", afirma, em mais de uma ocasião, "mas com a qualidade da alimentação".

"Se a conversa gira em torno da obesidade", diz Jacka, "o foco está na questão *errada* – e em algo que na realidade é muito difícil mudar. O peso corporal envolve um componente genético, a respeito do qual não se pode fazer nada. E nosso ambiente alimentar tem sofrido mudanças em larga escala, contra as quais fica difícil lutarmos em termos individuais", afirma ela. O que está sob nosso controle, segundo ela, é o que comemos *agora*.

E a comida é uma forma útil de mantermos o equilíbrio?

"Sem dúvida alguma", responde Jacka. "Existem pessoas para quem a comida é de extrema importância e por si basta para prevenir – ou desencadear – uma depressão", afirma ela, "mas eu penso na alimentação saudável como a nossa base – nosso 'marco zero'. A partir disso, todos os outros fatores de risco – quer sejam elementos genéticos, acontecimentos traumáticos, ocorrências incontroláveis – nós enfrentamos com mais resiliência. Quanto mais resiliência, menores são as chances de desenvolvermos uma depressão, ou, se isso acontecer, mais facilidade teremos de superá-la."

Jacka se despede com talvez a melhor notícia da semana: o homus conta na ingestão diária de vegetais ("É sério! Grão-de-bico é o máximo!").[12]

É normal ficarmos tristes – e *nos sentirmos* assim –, mas cuidando melhor de nós mesmos conseguimos evitar que a tristeza se transforme em algo maior. Comendo mais homus e menos açúcar (é esse o meu aprendizado, pelo menos). Cientistas da Universidade de Princeton, nos Estados Unidos, descobriram que as substâncias químicas liberadas pelo consumo de açúcar induzem à mesma atividade cerebral que a heroína,[13] e ao conversar com Jacka me convenço da eficácia de um conselho muito simples para nossa alimentação e nosso humor:

embarque na dieta mediterrânea. Então, faço isso. E a sudorese noturna que eu tinha certeza de ser o início da perimenopausa (sério) desaparece, feito um milagre. Num fim de semana, exagero no açúcar e na cafeína, não durmo o suficiente e bebo mais vinho do que dou conta, e no dia seguinte tenho o primeiro ataque de pânico em anos. Esqueço a senha do cartão e me perco numa estação de trem longe de casa, até que um transeunte simpático de nome Ken chega para me acalmar (obrigada, Ken).

Eu me reequilibro. Quando ingiro mais alimentos mediterrâneos, fico bem. Quando não, não fico. Continuo comendo o que me servem quando vou à casa dos outros. Continuo saindo para comer e beber e tento ser sociável, por medo de ir contra a corrente. Mas, se não recuperar o equilíbrio e me nivelar logo em seguida, mergulho numa espiral em que a tristeza normal pode descambar para um humor deprimido ou coisa pior.

Passo muito tempo me revoltando com isso: sentindo que tudo é muito bobo e superficial e me perguntando por que não posso virar a noite, beber vários martínis, comer coisas gostosas e ainda me sentir bem no dia seguinte, feito todo mundo à minha volta? Mas eu não sou todo mundo. Eu sou eu mesma. E é isso, simples assim. Estou com quarenta anos e ainda tenho dificuldade de admitir tudo isso. Então, converso com alguém que aprendeu a não seguir a corrente e fez as pazes com o próprio "equilíbrio" ainda na adolescência.

Conheço Ella Mills, fundadora da plataforma Deliciously Ella, no início de 2019, e já de cara percebo que desejo ouvir o que tem a dizer sobre a importância do equilíbrio para abraçarmos a tristeza de maneira mais saudável. À primeira vista é fácil supor que Mills, toda linda, bem-sucedida e madura para a idade, não saiba muito sobre tristeza. Mas o sucesso não representa uma fortaleza contra a infelicidade – e Mills já vinha trabalhando seu "equilíbrio" numa época em que isso significava ir de encontro com que seus colegas estavam fazendo. Durante a infância, ela não se interessava em levar uma vida saudável. "Nunca me passou pela cabeça", conta. "Eu era viciada em açúcar... comia Haribo no café da manhã." Ela cresceu com mais três irmãos numa família atarefada e saiu de casa para cursar história da arte na Universidade de St. Andrews. "Minha vida era ótima", diz ela, "eu namorava o cara popular da faculdade, saía toda noite. Minha única preocupação era com as festinhas que rolavam, quem estava indo aonde." Depois do segundo ano, no verão, ela foi trabalhar como modelo em Paris. Foi quando as coisas começaram a desandar.

"De uma hora para outra eu fiquei superdoente", conta. "Não conseguia sair da cama. Levei cerca de quatro meses indo a todos os médicos e hospitais, incluindo uma internação de dez dias, e fui revirada do avesso para saber o que estava acontecendo." Mills foi enfim diagnosticada com síndrome postural ortostática taquicardizante (SPOT) – a mesma doença crônica de Hannah Lucas, fundadora do aplicativo notOK. Ela tinha dificuldade de contar aos outros o que estava acontecendo. "Era uma questão tão difícil de articular que eu não queria falar com ninguém." Então ela começou a se fechar, e conta que foi afundando "cada vez mais", até que em pouco tempo passou a sofrer de uma "depressão gravíssima", que a isolou durante anos.

Desesperada, começou a vasculhar a internet atrás de qualquer ajuda e conheceu o trabalho de Kris Carr, autora best-seller do *The New York Times* e defensora do veganismo. Mills decidiu tentar e começou a se sentir melhor. Resolveu criar um blog para compartilhar suas experiências com alimentação e os aprendizados na cozinha, que se transformou na famosa plataforma Deliciously Ella. "Eu explicava que queria aprender a 'gostar' de comida saudável, 'porque estou doente e quero ver se isso ajuda'." Outras pessoas começaram a compartilhar suas histórias, "e daí você começa a perceber que todo mundo está enfrentando suas batalhas", conta Mills. Essa mudança de percepção foi útil no enfrentamento da doença. "Quanto mais depressa a gente aceita que a vida 'não é justa', mais feliz a gente é", afirma ela, "e eu acho que estava batendo de frente com isso. Mas considero que seja necessária uma abordagem integral", acrescenta, "porque você pode até comer toda a couve do mundo, mas se estiver travando uma guerra contra o seu bem-estar, não adianta nada. Nós precisamos cuidar de nós mesmos por inteiro. Precisamos nos conectar com nossos sentimentos verdadeiros, aceitá-los e lidar com eles."

O blog atraiu 180 milhões de visitantes, e em 2015 Mills publicou o livro *Deliciously Ella: Awesome Ingredients, Incredible Food that You and Your Body will Love* [Deliciously Ella: Ingredientes excelentes, comidas incríveis que você e seu corpo vão amar], que virou o livro de culinária de estreia mais vendido no Reino Unido. Mas Mills ficou abalada com a atenção da mídia. "Eu estava me sentindo mais forte", conta ela, "então as pessoas começaram a comentar... sobre *tudo*. Não me incomoda receber críticas construtivas", afirma, "mas as pessoas também diziam coisas do tipo 'eu odeio a sua voz', 'você é muito feia', 'você é uma mimada'." À época, Ella tinha 23 anos e começava a namorar Matt Mills, seu atual marido e sócio, filho da ministra britânica Tessa Jowell. Os dois ficaram noivos e planejavam abrir uma cadeia de delicatéssen. A vida deveria estar animada, mas em vez disso Ella vivenciou uma ansiedade debilitante. "Eu tinha a sensação de ser observada, de repente me vi sob os olhos do público. Todo mundo tinha uma opinião a meu respeito, a sensação de vulnerabilidade era muito intensa e eu não estava pronta, não tive maturidade para lidar com isso", conta ela, e acrescenta: "Foi uma das piores sensações que já vivi".

Então, os pais dela contaram que iriam se divorciar. "Descobrimos que o meu pai [o político Shaun Woodward] tinha tido uma longa relação com outra pessoa e era homossexual", diz. "Era coisa demais para digerir." Depois, o negócio dela encontrou um obstáculo. "Todas as startups, num dado momento, enfrentam certas dificuldades; não é fácil começar um negócio do zero, e nós tivemos alguns desafios", conta. Quando parecia que o negócio caminhava nos trilhos, com duas lojas, uma coleção de livros de receitas, uma variedade de produtos alimentares veganos e uma crescente comunidade nas redes sociais, uma tragédia se abateu. "A mãe do Matt teve uma convulsão seríssima e foi hospitalizada às pressas. Então nós descobrimos que ela estava com um câncer terminal no cérebro. A partir daí, ela viveu mais quase um ano." A perda trouxe nova perspectiva às coisas. Sobre a falecida sogra, Mills escreve: "Eu nunca tinha visto amor igual antes de entrar para essa família".

"Ela era uma verdadeira inspiração", conta Mills, e afirma que Jowell aproveitou a vida até os últimos momentos. "Uma vez, numa tarde muito linda de verão, nós estávamos fazendo um churrasco, e a Tessa disse: 'Nossa, que dia perfeito'. E me impressionou tanto porque era genuíno." Mesmo morrendo, ela estava falando sério. "E foi o melhor dia. Jamais vou esquecer. Foi uma lição de vida incrível: nós estávamos todos juntos, e o dia estava muito, muito bom. Ainda mais quando se sabe que não haverá [mais] tantos dias quanto gostaríamos. Então, por que não apreciar?"

Essa é uma lição de equilíbrio, também. Para que não neguemos nossos sentimentos ou a tristeza da vida, mas ao mesmo tempo desfrutemos as coisas boas.

"Às vezes eu de fato acho que 'seguir em frente' não é tão ruim assim", concorda Mills. "Existe um equilíbrio que considero fundamental – pois a franqueza é muito importante e normaliza as coisas. É muito normal sentirmos ansiedade. É muito normal sentirmos tristeza. É muito normal sentirmos que não somos bons o bastante. Estas são emoções humanas normais. E acho que, quanto antes percebermos que *todo mundo* sente essas coisas, independentemente de quem seja e o que faça, melhor para todos nós.

"Acho que nos apressamos demais – eu faço isso – em nos definir a partir de nossas dificuldades", afirma Mills, "o que não é nada bom. Tipo eu me definir 'como uma pessoa doente', ou diferente, ou deprimida. Eu tenho uma doença crônica, isso é um fato. Então quer dizer que eu *sou* uma doença crônica? Que não posso fazer tal e tal coisa?" Hoje em dia, Mills sabe que "você não é a sua doença".

"Não dá simplesmente para varrer os sentimentos para debaixo do tapete, fingir que eles não existem; temos que reconhecer o que sentimos. Reconhecer as dificuldades. Mas ao mesmo tempo não permitir que elas nos definam." Atualmente, Ella soma cinco livros, trinta produtos veganos, um aplicativo, um podcast – e uma filhinha, Skye, nascida em 2019. "Sempre haverá tristeza, mas a gente segue em frente."

Os psicólogos descrevem essa postura como "aceitação ativa" – uma espécie de ajuste confortável, que vai contra a base de muito do que se ensina no Ocidente. É o reconhecimento de que a vida vai sempre trazer surpresas, mas nós continuaremos caminhando, fazendo o melhor com as ferramentas que estiverem sob nosso controle, cuidando de nós mesmos e uns dos outros (mais no capítulo 22). Podemos passar anos lutando para "nos consertar" ou "conquistar tudo" e nos sentir frustrados ao ver o quanto ainda queremos realizar. A despeito do quanto trabalhamos ou de quanto tempo passamos com a família e os amigos, podemos jamais sentir que estamos fazendo "o bastante". Então precisamos achar outro caminho: aceitar a nós mesmos e o que temos *agora*.

Para lidar com os próprios sentimentos de "suficiente", o dr. Tal Ben-Shahar, da Universidade Harvard, identificou cinco áreas da vida em que considerava importante obter sucesso: a paternidade, o casamento, a carreira, as amizades e a saúde. Depois foi buscar exemplos a seguir em cada área – pessoas conhecidas que estivessem se saindo muito bem. "Eu até encontrei gente bem-sucedida em algumas áreas, mas ninguém representava um exemplo em todas as cinco áreas – nem na maioria, na verdade", descreve ele no livro *The Pursuit of Perfect* [A busca pela perfeição].[14]

Isso é um divisor de águas. Tente só, para você ver. Pense num aspecto da vida de alguém que lhe inspire – inveje, até. Depois reflita se essa pessoa tem tanto sucesso nas outras áreas da vida que você considera mais importantes. É provável que não. Não deve chegar nem perto. As cinco áreas mais importantes para mim são quase idênticas às de Ben-Shahar – e ninguém que eu conheço "domina" a paternidade ou a maternidade, o trabalho, o relacionamento, a saúde e as amizades. Além disso, esse é um exercício útil de reajuste, equilíbrio, percepção de novos pontos de vista, redução das expectativas e gratidão pelo que temos. Pois todos somos capazes de encontrar nosso "ajuste confortável".

Com base em suas descobertas, Ben-Shahar elaborou uma estratégia sob medida para sua vida. Depois de entender qual seria o mínimo com que se contentaria em cada uma das áreas mais importantes, ele entendeu que poderia reduzir o trabalho ao período das nove às cinco; fazer três corridas e duas aulas de ioga por semana; organizar uma noite romântica com a mulher; e uma noite para sair com os amigos. E ainda teria cinco noites semanais para dedicar à família. *Et voilà!* Equilíbrio entre trabalho e vida. Isso, ele admite, é muito menos que seu ideal de perfeição. Mas é o bastante. É *lagom*.

Eu tento fazer o mesmo; considerando o tempo que tenho disponível (e levando em conta que mais da metade do pessoal que mora comigo ainda precisa de ajuda para limpar a bunda). Não dou conta de tantas atividades quanto Ben-Shahar, mas faço o básico necessário para manter a sanidade e compreender que essa lógica funciona.

Precisamos de equilíbrio para lidar bem com a tristeza. Precisamos nos regular quando estamos para baixo. Isso pode não ser empolgante, mas impede que despenquemos num profundo poço de desespero. E essa é uma meta muitíssimo digna para hoje, amanhã e depois de amanhã [*erguendo o copo d'água e fazendo um brinde*].

22
Faça algo por alguém

Se você estiver triste e apenas "cuidando do seu", é provável que continue triste. E não do jeito "bom", na verdade: aquela tristeza insistente, aflitiva, repleta de dúvidas, indecisões e da sensação de que a vida tem que ser mais que isso. Se você já está se fazendo esse tipo de questionamento, a resposta é "sim" e "não se preocupe", seguida de "me dê a mão e vamos juntos". Pois, para abraçar a tristeza com conforto, precisamos dar um passo atrás e fazer algo por outra pessoa.

Se 2020 nos ensinou alguma coisa, foi que não fazer nada não é uma opção. Depois de descansados, recuperados e fortalecidos para a vida cívica, precisamos agir. Seja costurando máscaras, indo ao mercado para os vizinhos, fazendo doações, protestando ou todas as alternativas e mais. Somos todos ativistas agora – ou pelo menos deveríamos ser.

Uma das mensagens ecoantes do movimento Vidas Negras Importam é que aliados brancos, têm que "fazer mais". Das desproporcionais consequências do coronavírus para o povo negro à desigualdade econômica, social e habitacional e o assassinato brutal de George Floyd, apenas ser antirracista não basta. Eu não escolhi ser branca, mas posso escolher minhas atitudes no presente. Fui forçada a rever minha experiência como pessoa branca, tendo crescido numa cultura em que muitas portas me foram abertas simplesmente por conta disso. Reconheço os sistemas e as estruturas dos quais me beneficiei e acordei para o fato de que a função de "lidar" com o racismo não cabe apenas às pessoas que o sofrem: cabe a mim.

Estou tentando aprender e encontrar o melhor caminho. Meu primeiro instinto é pedir ajuda às pessoas negras que conheço, mas logo entendo que delegar o esforço emocional em relação ao que fazer é parte do problema. "Estamos cansados", escreve Nompumelelo Mungi Ngomane num impressionante artigo para a plataforma Medium, intitulado "Dear White People: Now You Know and You Can't Pretend You Don't" [Cara gente branca: agora vocês sabem e não podem fingir que não].[1] "Nós ainda explicamos as coisas aos nossos amigos brancos que desejam saber como ajudar", afirma ela, mas "isso é pesado e exaustivo". Eu compreendo – esse trabalho é meu. Ngomane oferece algumas recomendações para que eu compartilhe e amplifique, como fazer doações periódicas a movimentos como Vidas Negras Importam (Website global: blacklivesmatter.com), Equal Justice Initiative, MoveOn, Color of Change, Black Futures Lab, The Bail Project e American Civil Liberties Union (ACLU), e sugere: "Proteste ao lado de pessoas negras e, quando puder, ponha seu corpo entre elas e a polícia; boicote as marcas de moda e beleza que apoiam o movimento [Vidas Negras Importam] da boca para fora até que elas tenham atitudes verdadeiramente igualitárias com todos os seus clientes; vote, se puder", e "quando seus amigos negros desejarem compartilhar suas experiências ou corrigir você, escute". Eu tento. E seguirei tentando. Precisamos viver segundo os princípios do *ubuntu*. Precisamos "chegar junto" uns dos outros. Nós fomos feitos para isso; é nosso "padrão de fábrica".

"Se você quiser ver os outros felizes, pratique a compaixão. Se quiser ser feliz, pratique a compaixão", diz o Dalai Lama, e já está comprovado que o altruísmo nos faz muito bem.[2] Estudos mostram que o trabalho voluntário faz com que nos sintamos melhor,[3] e a ajuda aos outros expande nossas redes de apoio e nos deixa mais ativos.[4] Por mais improvável que pareça, ao ceder nosso tempo para fazer algo por outra pessoa temos a sensação de ganhar *mais* tempo. Num estudo conduzido pelas Universidades da Pensilvânia, Yale e Harvard, os pesquisadores compararam o tempo passado com outras pessoas ao tempo que alguém passa sozinho, ao excesso de tempo livre e ao tempo desperdiçado. Descobriram que o tempo passado com outras pessoas aumenta, com folga, nossa sensação de abundância de tempo.[5]

Gastar dinheiro com outras pessoas tem efeito similar – não nos sentimos mais pobres ao doar uma parte do nosso dinheiro, e sim mais ricos. Pesquisadores de Harvard descobriram que o "gasto prossocial" nos faz sentir bem e mais generosos, em todas as partes do mundo e independentemente da renda e da condição socioeconômica de cada um.[6] Doar para instituições de caridade também nos faz sentir bem, e um estudo conduzido em 2010 pela Escola de Negócios de Harvard estabeleceu que o aumento do bem-estar ocasionado por uma doação para caridade pode ser equiparado ao bem-estar ocasionado pela duplicação da renda familiar.[7] Isso proporciona também um círculo virtuoso, pois ficamos mais propensos a gastar com outras pessoas no futuro.[8] Ou seja, as despesas prossociais elevam o bem-estar e encorajam *mais* gastos prossociais, o que por sua vez eleva o bem-estar, e assim por diante.

O economista norte-americano James Andreoni desenvolveu toda uma teoria econômica conhecida como *"warm-glow giving"* ["doação radiante"] para descrever a recompensa emocional que sentimos ao doar aos outros.[9] Exames de ressonância magnética revelam que o cérebro se ilumina, literalmente – com o brilho radiante ocasionado pelo prazer de doar –, e o prazer inerente que deriva das boas ações é também conhecido como *"helper's high"*, ou euforia do altruísta. O que surpreende, contudo, é que pouquíssima gente faz isso. Segundo o Instituto Nacional de Estatísticas britânico (ONS, na sigla original), no Reino Unido os números de voluntariado caíram 15% na última década,[10] enquanto nos Estados Unidos o número de cidadãos engajados numa atividade voluntária é o menor das últimas duas décadas.[11]

Quando eu era criança, minha educação católica era repleta de histórias de "bondade", desde a célebre parábola do Bom Samaritano ao mandamento de "amar o próximo", passando por Maria Madalena, que lavou os pés de Jesus e os enxugou com o próprio cabelo (essa história era mais de nicho). A Bíblia, naturalmente, também apresenta inúmeros exemplos de doação condicional: fazer algo por alguém para colher a "recompensa" no céu,[12] ou porque "senão, Deus castiga".[13] Mas também havia a ideia de que as pessoas deviam "fazer o bem", só *porque sim*. Na adolescência, fui voluntária da organização britânica Help the Aged e servi ceias de Natal em lares de idosos (e tive um memorável encontro com Theresa May, quando ela ainda representava Maidenhead e Windsor na Câmara dos Comuns). Sempre que dava, eu tentava "fazer o bem".

Na cultura popular, contudo, nas últimas décadas, a ideia de fazer o bem foi substituída pelo conceito pejorativo do "caridoso", aquela pessoa que suscita deboche (pense no Ned Flanders de *Os Simpsons*). À medida que fomos ficando mais individualistas, ninguém queria ser o protótipo do "caridoso" – ou, pior ainda, um "bisbilhoteiro", se intrometendo ou parecendo excessivamente interessado na vida alheia. A ideia de fazer coisas pelos outros como obrigação social se tornou cafona. Mas isso é um grave equívoco, pois nós *deveríamos* nos interessar mais pela vida alheia. "Bisbilhotar", inclusive.

A historiadora religiosa e ex-freira Karen Armstrong defende o retorno da chamada Regra de Ouro da Bíblia: a ideia de que participemos ativamente da sociedade e tratemos os outros como gostaríamos de ser tratados. Em seu TED Talk de 2009,[14] ela menciona a compaixão como elemento essencial de todas as principais religiões do mundo e lembra que cada uma delas tem sua própria versão da Regra de Ouro. Apresentada por Confúcio cinco séculos antes de Jesus, a Regra de Ouro é a "fonte de toda a moralidade", afirma Armstrong. Ela aconselha que todos façamos algo por alguém – pelo simples propósito da bondade e da empatia. Essa tem sido a motivação para muita gente com quem conversei no processo de escrita deste livro, pessoas que seguiram adiante com (e não "se afastaram de") sua própria tristeza para tentar ajudar os outros.

Richard Clothier, o porta-voz da infertilidade masculina, hoje em dia trabalha para encorajar outros homens a se abrirem e ajuda a gerenciar um grupo no Facebook de apoio a pessoas com infertilidade. "Quando passei por isso, não havia nada, eu não conseguia encontrar ajuda", conta ele, "então quero garantir que outras pessoas não se sintam tão sozinhas durante um momento tão difícil."

Desde a morte de seu filho Willem, Marina Fogle apoia a Tommy's, organização britânica sem fins lucrativos que financia pesquisas sobre abortos, natimortos e partos prematuros. "Trabalhar com a Tommy's é simplesmente incrível", conta ela. "Conheci pesquisadores que estão investigando a razão de alguns bebês nascerem mortos, analisando a placenta das mães para descobrir qual é a diferença entre os bebês que nascem saudáveis e os que têm problemas." Além disso, ela ajuda a financiar a Child Bereavement UK, instituição do Reino Unido que apoia famílias e instrui profissionais para lidarem com o luto ou a morte de uma criança. "Eu gostaria que o Willem estivesse vivo? É lógico", afirma ela. "Mas eu abdicaria de tudo o que aprendi? De toda a força que essa experiência trouxe a mim e ao Ben, de toda a ajuda que tivemos para aprender a nos comunicar melhor um com o outro, com nossos filhos e colegas de trabalho, de todas as organizações incríveis com as quais hoje temos a chance de trabalhar e colaborar? Eu não voltaria atrás, não quero perder isso", diz ela. "Poder fazer alguma coisa traz uma sensação de ser util."

Quando nos sentimos tristes, estamos em melhor posição de ajudar os outros, pois ficamos mais empáticos e atentos do que nos momentos felizes. O chamado erro fundamental de atribuição é a tendência que temos de acreditar que a fala ou a atitude errada de alguém é intencional.[15] Quando estamos tristes, é menos provável que pensemos o pior das pessoas. Também ficamos menos suscetíveis a sofrer interferência do efeito halo, viés cognitivo a partir do qual achamos que certas pessoas – em geral as atraentes[16] ou bem-sucedidas – não cometem erros. A tristeza nos proporciona uma visão menos tendenciosa dos outros, ao que compreendemos e reconhecemos instintivamente que ninguém é infalível. Dessa forma, a tristeza nos ajuda a avaliar com mais precisão as situações e as pessoas à nossa volta, além de promover um pensamento mais atento. Quando estamos tristes, ficamos mais propensos a ajudar os outros.

Jack Baxter e Ben May, os fundadores involuntários do Clube dos Pais Falecidos, são um excelente exemplo. Com um terceiro amigo, May e Baxter fundaram a New Normal,[17] organização sem fins lucrativos que pretende quebrar o tabu do luto e mostrar que "sentimento não é problema". Descrita como "uma alternativa única à terapia", a New Normal pretende unir jovens adultos que necessitem de ajuda ou estejam vivenciando momentos difíceis. Como uma variação do sistema de duplas, qualquer pessoa em processo de luto recebe a oportunidade de participar de conversas e reuniões regulares. "Todo mundo, independentemente de quem seja, precisa de ajuda ao vivenciar um luto", afirma May. "Você pode perder um familiar, mas a experiência de cada um é diferente, então pode ser que conversar com outros familiares a respeito da sua perda não seja a melhor opção. Mas pode haver outra pessoa – um desconhecido que desperte confiança – disposta a nos acolher e ajudar. É essa a força do apoio entre pares." Para Baxter, o objetivo é normalizar a conversa a respeito do luto. "É uma tarefa dificílima", diz ele, "mas vale a pena." May ainda ressalta: "Nós não temos todas as respostas. Mas fazemos isso porque é o que devemos fazer. Porque pode ajudar outras pessoas". Baxter concorda: "É a coisa mais óbvia. É fácil pensar que meu pai morreu aos 48 anos e não impactou o mundo de alguma forma", mas May corrige: "O grupo é uma testemunha da força do seu pai... por *você* ser o homem que é". Agora estamos todos em frangalhos.

Devemos ajudar outras pessoas pois é o *certo*, e porque temos – uma buzina anuncia a "palavra antiquada" – *moral*. Todos temos convicção do que é bondade, e mais importante, do que é *gentileza*.

Logo depois de abraçar o minimalismo, Joshua Becker se viu diante de um paradoxo. Ele escreveu um livro sobre suas experiências que desencadeou uma guerra de ofertas entre nove editoras. "Então sabíamos que receberíamos muito mais dinheiro que o esperado", conta ele. Becker é muito discreto ao falar de números, mas como o livro *The More of Less* [O mais do menos][18] entrou para a lista dos mais vendidos do *USA Today*, estimo que tenha sido uma quantia considerável. "Me parecia uma baita hipocrisia usar o livro para acumular dinheiro – e fazer o quê? Comprar mais *coisas*? Sendo que o livro fala sobre ter menos? Não era certo." Então, ele investiu o dinheiro que ganhou na criação da The Hope Effect – organização filantrópica nos moldes antigos com o propósito de "mudar a forma como o mundo cuida dos órfãos".

Ainda recém-nascida, a esposa de Becker foi deixada pela mãe biológica na porta de um hospital. Foi adotada logo depois e criada por uma família amorosa, mas Becker sabe que nem todas as crianças órfãs têm a mesma sorte. "Na verdade, menos de 1% dos órfãos chega a ser adotado", diz ele. "Há décadas se sabe que a dinâmica que impera na maioria dos orfanatos é muito nociva – e que a negligência é prejudicial para o desenvolvimento cerebral. A The Hope Effect pretende proporcionar às crianças órfãs a oportunidade de viver uma experiência familiar." Em vez de grandes abrigos institucionais, a organização constrói lares menores, cada um composto de dois "pais" e seis a oito crianças. "Famílias" grandes para os padrões modernos, mas famílias, ainda assim. "Dessa forma, as crianças recebem cuidados e atenção mais individualizados, além de estabilidade e segurança", afirma Becker. Atualmente, a The Hope Effect está envolvida na geração de quase cem lares para crianças órfãs em Honduras e no México, a poucas horas de distância de onde Becker mora. Enquanto pesquisa sobre os cuidados dispensados aos órfãos ao redor do mundo, ele compartilha comigo a história de um orfanato no México onde as próprias crianças são encorajadas a ajudar os outros. Eu começo a achar a coisa toda meio Oliver Twist, então ele explica: "Eles fazem isso porque essas crianças crescem nas piores circunstâncias – e se acostumam a ver a si mesmas como vítimas. Então, elas começam a fazer coisas para outras pessoas. E percebem que têm algo para dar. Ao ajudar os outros, entendem que têm condições de transpor a mentalidade de vítima. E se sentem melhor em relação a si mesmas". Becker afirma que hoje em dia esse é um princípio central de sua postura em relação à vida: "Tudo o que faço hoje está realmente alinhado com essa filosofia". Se quisermos nos sentir melhor, temos que fazer algo pelos outros. Passamos a gentileza e a bondade adiante – e isso contagia.

Pesquisadores da Universidade da Califórnia em San Diego e Harvard descobriram que o comportamento cooperativo se propaga de uma pessoa a outra. Quando alguém faz algo por nós, é mais provável que ajudemos outras pessoas, criando uma "cascata de cooperação".[19] Dessa forma, nossos atos de bondade acabam se estendendo a pessoas desconhecidas, ou que nunca vimos.[20] Como disse Esopo, esse mesmo, da coleção de fábulas: "Nenhum ato de bondade, por menor que seja, é em vão".

Nossos níveis de bondade não são estanques, e as pesquisas revelam que a compaixão – assim como a paciência – pode ser exercitada.[21] Podemos aprender a ser mais gentis... é só começar. Em algum lugar.

Conversando com amigos, familiares e colegas de várias partes do mundo, percebo que todos os que parecem mais equilibrados, demonstrando bem-estar e saúde emocional, cultivam o hábito de fazer algo por alguém. Uma amiga é voluntária num asilo local. Outra exercita seus dotes artesanais e faz aqueles mesmos polvinhos de crochê que acalmavam e protegiam meus bebês na UTI neonatal (os gêmeos também passaram um tempinho lá). O projeto dinamarquês Octo Project hoje dispõe de artesãos voluntários na Suécia, Noruega, Islândia, França, Itália, Holanda, Turquia, Croácia, Alemanha, Bélgica, Austrália, nas Ilhas Faroé, em Luxemburgo, Israel, nos territórios palestinos, Estados Unidos e no Reino Unido. Eu não tenho a menor condição de fazer crochê, mas quem quiser pode seguir a receita descrita no link das notas finais deste livro e doar seus bichinhos a uma UTI neonatal.[22]

Adam Kay, o médico que se tornou comediante, financia a Lullaby Trust, organização sem fins lucrativos "muito especial" que pretende reduzir o número de mortes causadas pela SMSI e oferecer apoio às famílias enlutadas. Kay organizou campanhas de arrecadação durante a turnê de divulgação do livro *This Is Going to Hurt* no Reino Unido e conseguiu reunir mais de 100 mil libras. "Eles fazem um trabalho tão incrível com as pessoas que estão passando pelos momentos mais difíceis, e eu fico muito orgulhoso por ter contribuído para a captação de recursos", conta Kay, e acrescenta: "Sei a diferença que isso faz em termos de atendimento telefônico e apoio às famílias, além de todas as pesquisas que a organização conduz". E ele está certo. Os números de SMSI vêm caindo drasticamente, e hoje o Lullaby Trust apoia cerca de 530 famílias enlutadas por ano.[23]

O historiador Thomas Dixon está tentando ajudar as crianças a aprenderem sobre as emoções. Ele atualmente trabalha num projeto que apresenta a "vida com sentimentos" nas escolas primárias e secundárias do Reino Unido, criando uma série de aulas que espera ser "saudável e útil" e encoraje a próxima geração a se entender com a tristeza um pouquinho mais cedo. Todos podemos ajudar a normalizar a discussão sobre as emoções – as boas e as ruins. Podemos encorajar a expressão de sentimentos e ser honestos em relação aos nossos. E podemos fazer algo por outra pessoa, não para obter recompensas ou para nos sentirmos bem (por mais que nos sintamos) – mas porque é a coisa certa a fazer.

"Eu defendo o valor intrínseco do ato benevolente, a despeito do impacto emocional que possa haver para a pessoa que o pratica", explica o psicólogo e filósofo Svend Brinkmann, que acredita que: "As boas ações devem ser praticadas não por suscitarem boas sensações, mas por serem boas *em si*. Hoje em dia tendemos a analisar o custo-benefício das coisas, o que podemos ganhar ao praticar cada ação – somos egoístas racionais e só empreendemos ações não egoístas se elas nos trouxerem benefícios", afirma ele, "mas isso é uma escolha. Nós ainda *sabemos* o que é bom".

Eu quero acreditar nele (de verdade), mas... nós sabemos, mesmo? Sempre?

"Sabemos, sim", responde ele. "Eu costumo direcionar as pessoas a pequenas situações cotidianas bastante familiares, em que é possível enxergar o valor intrínseco das boas ações. Como passar tempo com os filhos."

Eu aponto que muita gente faz isso justamente para *se sentir* feliz. "E também por temer que as crianças acabem com algum trauma."

Ele admite que, quando se trata dos filhos, as pessoas podem confundir os sentimentos.

"Muito bem", diz ele, "ajudar a quem precisa, como um bom samaritano, independentemente de qualquer ganho que o samaritano possa ter. Seria cinismo dizer que você só salvaria alguém de um afogamento por querer 'parecer bom'. A maioria das pessoas concordaria com isso. Eu tenho absoluta certeza de que você não iria pensar em parecer bacana. Não, você simplesmente salvaria a outra pessoa. Existe uma ética."

Quando explica isso, ele diz que a maioria das pessoas compreende e concorda com seu ponto de vista. "Isso não anula o fato de que as ações moralmente boas de fato nos trazem alegria – e é isso que precisamos esclarecer. Elas *podem* trazer alegria", afirma Brinkmann, "mas não deve ser essa a *motivação*."

Eu penso a respeito. Penso nas pessoas que conheço que ajudam às outras e "fazem o bem", mesmo quando não parece vantajoso para elas. Minha sogra, por exemplo. Até se aposentar, ela era fisioterapeuta de crianças com deficiência. Alguns de seus pacientes apresentavam deficiências tão graves que morriam antes de chegar à idade adulta, e minha sogra sempre ia aos funerais e visitava os pais das crianças. Ela não era obrigada: isso não era parte do trabalho. Não era "divertido", sem sombra de dúvida. Mas ela fazia, pois era uma atitude gentil e amorosa. A coisa *certa*.

"O estoicismo está alicerçado no dever", reflete Brinkmann. "Os estoicos acreditavam que deveríamos ser cidadãos do mundo." Mas há uma esfera em que ele se afasta desses ensinamentos. "Os estoicos atribuem controle excessivo ao indivíduo. Eles dizem: 'Não é possível controlar o mundo exterior, então controle o mundo interior'." Eu revelo que tenho certa simpatia por essa filosofia. "Mas ela desconsidera o fato de que nossa vida sofre muitíssima influência da sociedade e dos relacionamentos", rebate Brinkmann. "Em vez de erguermos uma fortaleza individual, precisamos construir comunidades fortes. É preciso começar a socializar o estoicismo." *Falou o dinamarquês*, penso, sem conseguir evitar. Brinkmann, no entanto, sente que até a Dinamarca pode ir mais longe no empreendimento da gentileza e das boas ações como esforço coletivo. "Na Dinamarca, dizemos que o indivíduo tem que ser 'forte' e 'desenvolver resiliência'", afirma, "mas seria melhor construirmos sociedades fortes e resilientes. E nos unirmos." Esse é um objetivo admirável, e eu considero – apesar das críticas de Brinkmann – que a Dinamarca já esteja se saindo melhor que a maioria dos países. Os impostos elevadíssimos financiam um Estado social que cuida de todos os cidadãos (pelo menos em tese). Nós pagamos pela assistência às pessoas mais vulneráveis – não porque as conhecemos ou por nos sentirmos bem em ajudá-las, mas porque é a coisa certa a fazer. Um ato de bondade. Porque temos o dever de cuidar. Como afirma Meik Wiking: "Acredito que tenhamos a obrigação moral de concentrar nossa atenção nos pontos em que o bem-estar é mais escasso e estreitar essa lacuna", visto que "a desigualdade no bem-estar exerce maior impacto negativo sobre a forma de encararmos a vida do que a desigualdade econômica".

Além disso, muita coisa precisa ser feita. Enfiar as mãos nos bolsos e sair assoviando, de fininho, não é uma opção. Precisamos nos importar com as outras pessoas e querer ajudá-las. É esse o lance. Ninguém precisa se oferecer para carregar sacos de farinha até os fundos de uma van num lugar distante ou se unir à Cruz Vermelha para fazer a diferença (embora possa). Mas podemos oferecer pequeninos atos de gentileza e auxílio. Quando a covid-19 forçou muita gente a ficar isolada em casa, representando um risco ainda maior aos mais vulneráveis, começamos a fazer compras para eles. A verificar se estava tudo bem. A levar pão e leite aos que não podiam se deslocar. Não estamos falando de façanhas sobre-humanas, e sim de gentilezas. Coletivamente, vivenciamos novas perspectivas e a compreensão do que é de fato importante. E precisamos conservar isso. O trauma desta pandemia ainda vai durar um tempo.

Se alguém nos diz que está com medo, prestamos auxílio. É nossa função como seres humanos. Quando alguém sente raiva, procuramos descobrir o *motivo* da raiva e tentamos ajudar. Passamos pomada na ferida, não suco de limão. Se alguém está de luto, permitimos. Expressamos nossos sentimentos e reconhecemos a dor do outro. Não precisamos "consertar".

Todos nós vivenciamos uma perturbação mundial, e o mundo atualmente parece mais pesado do que nunca. Para além da tristeza, contudo, também estabelecemos um laço – um testemunho coletivo. E o momento é de compaixão.

Depois de dez anos patrocinando maratonas alheias, doando para instituições de caridade e indicando a Lullaby Trust como a principal beneficiária do meu testamento (até agora meus bens totalizam uma estante cheia de livros gastos e um belo par de tênis de cano alto, mas a esperança é a última que morre...), quero fazer mais. Ao conversar com Adam Kay e Jenny Ward enquanto escrevia este livro, percebi que posso – e devo – fazer mais. No lugar de muitos talentos úteis que tenho para transmitir, compreendi que existe uma esfera em que posso ajudar. E me inscrevi para ser uma irmã de apoio, para ajudar pessoas que perderam um irmão ou irmã para a SMSI e que talvez estejam perdidos, sozinhos e lutando para entender seus sentimentos. Como Ward afirma, "essa questão com frequência suscita culpa, um estigma, a ideia de que um irmão não está legitimado a se sentir enlutado. Mas hoje em dia sabemos que as consequências dessa perda se estendem pela vida toda. E permeiam a família diariamente". E ela está certa. "Você está sempre pensando como seria seu irmão ou irmã nessa e naquela idade... será que teria se casado? Será que teria filhos? Como seria ter hoje um irmão adulto?"

Eu reflito sobre tudo isso e muito mais. Mas agora, pelo menos assim espero, já permiti que algumas dessas reflexões se enraizassem e expandissem. A essa altura, já senti todas as sensações – e explorei todas elas. "Isso é importante, pois não queremos que ninguém sofra gatilhos ao ouvir a história de outra pessoa", diz Ward. "Precisamos esperar até que os outros estejam prontos."

Eu quero fazer algo por alguém. Quero ajudar. E estou pronta.

Epílogo

Estou caminhando até a estação de trem num bairro "descolado" de Londres, que parece muito a maioria dos outros bairros de Londres, com a diferença de que todas as lojas têm a palavra *"dirty"* na frente, as franquias dos restaurantes mais populares são pintadas de preto e, por alguma razão inexplicável, há um mural com duas gaivotas decapitando uma boneca. Tenho a sensação de que isso representa algo "de vanguarda", mas só me faz lembrar as "brincadeiras brutas" dos meus filhos, de quem eu sinto saudade.

Ficar um tempo longe da família parece uma ótima ideia nos dias em que minha vontade é sair correndo e passar o resto da vida acampada numa tendinha sem sinal de celular, mas, agora que estou aqui, meu único desejo é estar com eles. Para aliviar a culpa, tento uma chamada de FaceTime, e por um milagre alguém localiza o iPad sob uma pilha de trecos e atende a tempo.

T me posiciona sobre a mesa da cozinha, de modo que consigo ver um dos gêmeos vestido de leão, com leite escorrendo da boca, enquanto a outra, toda suja de algo que *torço* para que seja lama, come um ovo cozido com as próprias mãozinhas. Saí de casa ainda de madrugada, antes de o pessoal acordar. Só faz cinco horas que estou longe, mas a casa já parece ter sido invadida e a atmosfera geral é uma mistura de *Senhor das Moscas* com um quadro de Dalí.

"Já está com saudade da gente?", pergunta T, o rosto coberto por uma "maquiagem de palhaço" claramente amadora.

Faço que sim com a cabeça.

O de cinco anos, só de calça, insiste em falar comigo "em particular", dizendo que quer me mostrar um segredo no quarto.

Beleza...

O sol ilumina seu cabelinho ruivo enquanto ele pega o iPad e sobe a escada, parecendo uma bala de caramelo gigante com seu magnífico bronzeado outonal.

Ele olha em volta, então sussurra, em tom de conspiração: "Está vendo aquele espaço entre a minha cama e a parede? Sabe o que eu guardo lá?".

Não sei.

"Meleca!"

Ah!

"As melecas velhas, que não preciso mais! Desde que você disse para não limpar elas na parede da cama..." É verdade, eu pedi isso...

"Eu comecei a guardar elas ali!"

Que ótimo! *Seu pai vai adorar o trabalho que terá logo mais...*

Um pombo defeca em mim (sorte?), o que meu filho acha hilário, então eu procuro algo com que me limpar, me despeço e desligo o celular. Suja, porém plena de amor, pisco os olhos chorosos sob a luz do sol.

Cada fase da vida apresenta seus desafios. Os recém-nascidos são dureza. Os "bebês" maiores também são. As crianças crescidas são ainda mais difíceis, tenho certeza, pois trazem problemas novos e maiores. Os adultos são dureza. Navegar nas águas turvas da maternidade, do casamento e das relações humanas pode ser um desafio. É tudo *difícil*: mas nós enfrentamos, mesmo quando estamos tristes. Existe sentido na dor e na tristeza. Se estamos tristes ou assustados, é sinal de que estamos interessados e conectados. Precisamos experimentar todas as emoções e conviver com o sofrimento – resistir a ele, em vez de o negarmos ou nos anesteziarmos. Precisamos nos livrar das algemas da vergonha que envolvem a tristeza e nos permitir senti-la, simplesmente. Coexistir com nosso próprio desconforto. Trabalhar esse músculo e fortalecer nossa resiliência em relação à tristeza. Pois levantar peso deixa os músculos robustos. É desconfortável? *Ótimo.* É estranho? Habitue-se. Está tudo bem com o estranho. De verdade.

O aprendizado de suportarmos desconfortos num ambiente seguro pode nos preparar para as bombas que certamente surgirão, servindo de antecipação ao tipo de tristeza que desponta feito um chute atrás dos joelhos. Todos sofreremos uma decepção amorosa, todos seremos machucados pelas dores e os reveses da vida cotidiana. A vida é uma série de perdas, e o amor talvez seja o maior de todos os riscos. Ninguém está imune à dor, e é bobagem achar que qualquer quinhão de sucesso, dinheiro ou seguidores no Instagram será capaz de solucionar nossos problemas. Todos nós trazemos sofrimentos de base, e – alerta de spoiler – a história não acaba bem para ninguém. Como T gosta de me lembrar quando encarna o "homem sério de Yorkshire": "Nenhum de nós vai sair dessa vivo". E tudo bem.

A tristeza tem razão de ser. É normal. Se permitirmos, ela serve de alerta nos momentos em que há algo errado. Se nossa obsessão com a busca pela felicidade nos levar ao ponto da fobia de tristeza, nos sentiremos ainda pior. No entanto, quando a perda é vivenciada com sinceridade, ela pode nos revitalizar e suscitar um novo envolvimento com o mundo exterior. Num estado depressivo, com frequência sentimos as emoções embotadas e enfraquecidas. A depressão é uma doença mental crônica, que requer ajuda. A tristeza, por outro lado, pode levar a um despertar. Ela guarda uma liberdade que não somos capazes de conceber quando estamos consumidos pelo ímpeto de *não* ficar tristes. A tristeza é a emoção temporária que todos sentimos quando somos feridos ou quando há algo fora dos trilhos. É uma mensagem. Se não a ouvirmos, porém, ela pode se transformar em outra coisa. Por isso, todos precisamos *aprimorar* a tristeza. Precisamos seguir em frente, juntos, de modo a levar uma vida que faça sentido.

Eu pego um trem para ver minha mãe, e quando a encontro à minha espera – uma figura, usando a boina vermelha que desde a aposentadoria ela aproveita qualquer ocasião para meter na cabeça (o que eu aplaudo, pois é muito Jenny Joseph: "Quando eu for velha, usarei roxo/ com um chapéu vermelho que não combina e não me cai bem..."). Caminhamos até o carro dela, também vermelho, minha mãe murmurando uma melodia que não reconheço de imediato. Parece nervosa, expressando uma alegria tensa.

"A viagem foi tranquila?"

"Foi ótima, obrigada. E seu feriado, como foi?"

"Excelente, obrigada! A gente foi ao Famine Museum, depois tomou chá num Waitrose maravilhoso." "A gente" são minha mãe e o novo marido. Contrariando todas as probabilidades deste mundo louco, ela conheceu um homem, apaixonou-se outra vez e decidiu que queria passar o resto da vida com ele. Fico feliz por ela.

"Que delícia", respondo.

Ela começa a me analisar.

"Você anda cortando o cabelo sozinha?"

"Não, por quê?" Eu aliso meu cabelo, ofendida. Admito que ele não viu o pente hoje de manhã...

"Não cortou mesmo?" Ela examina uma mecha. "Outra vez?"

Eu cortei meu próprio cabelo pela última vez quando tinha seis anos de idade. "Outra vez" parece um pouco demais.

"Não!" Eu me desvencilho e entro no carro.

Em silêncio, rumamos para o cemitério onde já estivemos tantas vezes. Fica ao lado do campo de rúgbi, onde certo inverno, durante a adolescência, passei *quase* todos os fins de semana cobiçando um garoto uma série acima da minha, que jogava no time local (fazia um frio danado e, pobre de mim, foi totalmente unilateral). Estacionamos, saímos do carro e somos invadidas pela multiplicidade da vida, quase ao infinito. Em três direções, até onde a vista alcança, vemos apenas lápides, mas sabemos que em algum ponto está a "nossa" lápide. A medida da tristeza é ao mesmo tempo única e universal, e sinto uma profunda apreensão. No entanto, em vez de afastar esse sentimento, agora tento conduzir suas rédeas. É doloroso. Mas eu faço. E ele passa.

As árvores permanecem erguidas, à espera, mas não há ninguém por perto. E não estamos com pressa. Então seguimos no nosso tempo.

"Quando foi a última vez que você veio aqui?", pergunto.

Ela estima que foi no enterro de minha avó materna. Eu não me lembro de ter ido ao cemitério para esse marcante acontecimento, mas também já faz muito tempo. Quase trinta anos, na verdade.

"Não sei por que não voltei", começa ela, então para. Nós duas sabemos: porque voltar era muito doloroso. Mas agora estamos aqui. Juntas. Seguimos as placas que indicam a área das lápides infantis. Lugar mais triste que esse não há.

"Você lembra...", eu digo, sem saber ao certo como perguntar, "onde...?"

Minha mãe belisca a ponte do nariz e balança a cabeça.

"Acho", responde ela, devagar, "que era perto de um arbusto, talvez?"

Isso foi há décadas; qualquer arbusto a essa altura já virou árvore. Nós vamos cruzando as fileiras de lápides brancas e reluzentes, sem traços de bolor e rodeadas de flores frescas. Novas perdas, túmulos tratados com carinho. Depois de uma hora, mais ou menos, a grama começa a ficar mais alta, e passamos a meia hora seguinte em silêncio, examinando os nomes nos quadrados de granito cinza. Vemos pequenas lápides retangulares bem rentes ao solo, cada vez mais revolto e tomado de arbustos e heras floridas. Em vez de angústia, sentimos um certo conforto em ver essas perdas invadidas pela vegetação – como se elas retornassem à natureza. Leio sobre uma mãe solteira que perdeu um menino chamado Thomas. Uma menininha chamada

Alice morreu no mesmo ano que minha irmã. Então, junto a um tufo de musgos especialmente verde, vejo uma letra "S". O resto do nome está encoberto, há muito tempo reclamado pela terra. Eu me ajoelho e puxo o musgo. O tufo sai com facilidade, revelando um "o", depois um "p".

"Acho que encontrei a Sophie", digo à minha mãe.

O pedaço de grama que cobre as outras letras é mais teimoso, e eu percebo que vou ter que arrancá-lo. Vou ter que desenterrar o túmulo da minha irmã.

"Eu devia ter comprado umas ferramentas", murmura minha mãe, distraída. "Sabia que devia ter trazido umas ferramentas."

Como? Como é que você poderia saber disso?

Olhamos em volta. Não há nada, nem ninguém. Tento puxar a terra, raspando a grama e o musgo até quase arrancar as unhas. Minha mãe tenta, mas a artrite não deixa. *Um pedaço de pau? Será que dá para usar um pedaço de pau?* Não vejo nenhum. *Meu sapato?* Não tenho condições de sair chutando o túmulo da minha irmã, então abro minha carteira: cartão de doador de órgãos, cartão do banco, cartão de milhas da British Airways. Num momento que já reconheço como surreal, pego o cartão azul da British Airways e lentamente, metodicamente, vou raspando grama, musgo e terra para revelar as letras.

S. O. P. H. I.

"Cadê o 'E'?"

"Ah, sim..."

"'Sim' o quê?"

"O nome dela."

Eu revelo a letra "A".

"É um 'A'?"

O nome da minha irmã era "Sophia".

"Sophie, para encurtar", explica minha mãe (a matemática nunca foi o forte da família). Aos quarenta anos, descubro o nome da minha irmã. Descubro também que seu nome do meio era Russell. O nome que escolhi para marcar minha emancipação, aos dezoito anos. O nome do meio que dei a meus três filhos, mais um fio que nos une a todos nós. Eu não fazia ideia de nada disso. Sinto uma sólida angústia no peito; minha mãe fica imóvel, depois aperta os olhos com a base das mãos. Eu estendo o braço e ela me puxa, esmagando meus pulmões num abraço colossal. Um borrão de tempo se passa, então nos afastamos e ficamos ali paradas, os pés plantados, os olhos erguidos na direção do sol.

"Que bom que a gente veio", diz ela.

"Também acho."

Nenhuma das duas está com pressa de ir embora, então nos sentamos. Vasculho minha bolsa à procura de lencinhos de papel (estamos precisando) e encontro também duas laranjas, um sanduíche de pasta de amendoim meio comido e um coelhinho de pelúcia – resquício da vida familiar e uma lembrança de casa. Minha casa, agora. Estou transbordando de gratidão pelo que tenho e decidida a tratar o futuro com leveza, ciente de que cada momento é um jogo de cara ou coroa. Agora, contudo, estamos bem.

Sentadas na grama junto ao túmulo de minha irmã, minha mãe e eu abrimos espaço para a tristeza "boa". Estamos nos permitindo senti-la e aceitando que ela vai durar um tempinho, talvez o resto da vida. Isso não significa que não seremos felizes, também – dá para viver as duas coisas. Fomos *feitos* para viver as duas coisas. É assim que funciona.

Sou invadida pelo desejo de tirar os sapatos e sentir a grama entre os dedos dos pés, então me permito. Minha mãe faz o mesmo.

Então, chupamos laranjas sob o sol.

Agradecimentos

É difícil saber por onde começar a lista de agradecimentos de um livro que passou tanto tempo fermentando. Na verdade, todo mundo com quem interagi nas últimas quatro décadas deveria receber algum crédito. Mas esta coisinha não teria vindo ao mundo sem a importante ajuda de alguns seres humanos fora de série, incluindo Louise Haines, Sarah Thickett, David Roth-Ey, Matt Clacher, Michelle Kane, Katy Archer, Sade Omeje e todo o pessoal da editora 4th Estate – muito, muito obrigada.

Obrigada a Anna Power, por sua sabedoria e gentileza. Ao TEDx e a Adam Montandon, por terem me dado a oportunidade, em 2019, de apresentar uma palestra que me ajudou a consolidar as ideias que serviram de base para este livro. Ao dr. Mark Williamson, da Action for Happiness, pelo apoio contínuo e por me disponibilizar uma plataforma para troca de ideias. Obrigada a todos que compareceram, assistiram ou ouviram e compartilharam seus pontos de vista em relação à tristeza. A Meik Wiking, companheiro de pesquisa, pela generosidade. À incrível e compreensiva Jane Elfer. A Tom Quinn, da Beat, Ross Cormack, da Winston's Wish, Jenny e toda a equipe da Lullaby Trust, pela bondade e compaixão, e por oferecerem ajuda primária aos que hoje estão sofrendo.

Gostaria de agradecer à Julia Samuel pela impressionante intuição, atenção e generosidade. Obrigada ao dr. Dean Burnett pela paciência em explicar neurociência a uma leiga. Ao dr. Kenneth Kendler, à dra. Esmée Hanna, ao professor Trevor Harley, à dra. Lucy Johnstone e à dra. Hannah Murray pelos insights, e ao dr. Ad Vingerhoets por transformar o choro numa coisa legal. À dra. Yulia Chentsova Dutton e aos professores Nathaniel Herr, Henrik Høgh-Olesen e John Plunkett por compartilharem sua sabedoria e seu conhecimento e por participarem da cruzada solitária de uma inglesa doida com o intuito de mudarmos nossa forma de entender as emoções. Ao professor Robin Dunbar, por sua assistência infalível, e ao dr. Nelson Freimer, pelo trabalho admirável, ambicioso e impressionante que está empreendendo no Depression Grand Challenge. À sábia professora Peg O'Connor, com quem tanto gostei de conversar (quando tudo isso acabar, podemos jogar uma partidinha de tênis?), e à professora Marwa Azab, por transformar a sensibilidade no novo rock'n'roll. À professora Jeanne Tsai, cuja esclarecedora pesquisa deveria constar dos currículos escolares, e ao dr. Tal Ben-Shahar, por nos ensinar a viver melhor. A Mikael Odder Nielsen, Jonas, Evy e Anita Jensen, pela gentileza de me deixarem participar do curso de vitaminas culturais de Aalborg.

O professor Thomas Dixon está assumindo a tarefa há muito adiada de aplicar à história o filtro das emoções, e por isso eu o admiro. Toda minha admiração também à fantástica professora Felice Jacka e ao dr. Brendon Stubbs, por provarem que as intervenções no estilo de vida fazem diferença (por mais que não enriqueçam ninguém).

A pesquisa para este livro foi muitíssimo inspiradora, e eu fiquei impressionada com a imaginação, as ideias e os pensamentos "fora da caixinha" que somente os bravos conseguem trazer à baila. O brilhante professor Svend Brinkmann e o igualmente brilhante James Wallman me botaram para pensar. Por dias e dias.

Sabe quando vez ou outra a gente conversa com alguém que parece ter a vida inteira nos eixos? Alex Soojung-Kim Pang e Joshua Becker são assim. Sagazes. Gentis. Cabelão lindo. (Irrelevante? Sim. Ambos têm uma cabeleira tão sedosa que é digna de nota? Também "sim".)

O ato de dar um passo atrás para absorver novas perspectivas integrou toda a minha pesquisa, e eu gostaria de estender minha mais sincera gratidão a todos que me ajudaram nessa empreitada, tanto no processo de *The Atlas of Happiness* quanto aqui. Um agradecimento especial a Nompumelelo Mungi Ngomane, que não só difunde a mensagem do *ubuntu* como adota seus princípios na vida. A Jade Sullivan, por me conceder a honra de compartilhar sua história. A Ben Saunders, cuja honestidade e alegria me ajudaram a compreender alguns de meus próprios ímpetos de chegar ao topo. O divertido e sincero Matt Rudd desafiou alguns de meus preconceitos e me lembrou que a igualdade não é possível sem igualdade emocional. Meu muito obrigada à fenomenal Yomi Adegoke: foi uma honra compartilhar um palco e uma editora com você. E à maravilhosa Ella Mills, que já ajudou tanta gente e é tão bondosa, gentil e perspicaz.

Foi uma honra e uma grande emoção conhecer tanta gente disposta a compartilhar suas experiências de profunda tristeza e vulnerabilidade. Meu agradecimento mais sincero e caloroso a Marina Fogle, por permitir que chorássemos em sua cozinha. A Adam Kay, o homem mais ocupado do mercado editorial, que arrumou um tempinho para conversar comigo e compartilhar sua história de tristeza e o preço cobrado por ela. À magnífica Bibi Lynch, por sua inabalável honestidade e sua "braveza" cada vez maior. Ao muitíssimo talentoso e gentil John Crace, por dividir sua história e demonstrar tamanho cuidado com uma mulher sofrendo de enjoo marítimo/matinal na balsa de retorno do Festival Literário da Ilha de Wight, em 2016 [*oi!*]. A Jeremy Vine – generoso, engraçado e enérgico –, pela emoção de acompanhar seus passos numa tarde de quinta-feira. A Robin Ince, por escrever *I'm a Joke and So Are You* [Eu sou uma piada e você também] e por falar com tanta franqueza sobre seus sentimentos em relação à terapia. A Richard Clothier, por dissolver velhas ideias sobre a vergonha, e a Henry Hitchings, por ter conversado comigo no dia de seu aniversário, apesar de ainda estar de pijama, e por ter sido simpático mesmo quando falei mal dos internatos. A Hannah e Charlie Lucas, do aplicativo notOK, e a Jack Baxter e Ben May, da New Normal – vocês estão fazendo coisas impressionantes.

Por fim, meu obrigada à equipe de apoio não relacionada ao trabalho. Ao serviço de saúde britânico, por ter salvado minha vida mais de uma vez. Ao serviço de saúde dinamarquês. A todos os serviços de saúde financiados por impostos e todos os trabalhadores de serviços essenciais que fazem o mundo melhor. A T e aos meus amigos: obrigada por não me deixarem afundar. Às três pessoinhas que moram em minha casa, obrigada apenas por *existirem*. À minha mãe, obrigada por me ter dado sua bênção e me incentivado a escrever a "nossa história". Cá está ela. Cá estamos nós.

Notas

Introdução

1. FORGAS, J.P. "Don't Worry, Be Sad! On the Cognitive, Motivational, and Interpersonal Benefits of Negative Mood", *Current Directions in Psychological Science*, v. 22, nº. 3, pp. 225-32, 2013. Disponível em: <https://doi.org/10.1177/0963721412474458>. Acesso em: 12 jan. 2022.

2. LEARY, M.R. "Emotional Responses to Interpersonal Rejection", *Dialogues in Clinical Neuroscience*, v. 17, nº. 4, pp. 435-41, 2015.

3. WEGNER, D.M. et al., "Paradoxical Effects of Thought Suppression", *Journal of Personality and Social Psychology*, v. 53, pp. 5-13, 1987.

4. De *Notas de inverno sobre impressões de verão*, o relato das viagens de Fiódor Dostoiévski pela Europa Ocidental, escrito em 1863.

5. WEGNER, Daniel M. *White Bears and Other Unwanted Thoughts: Suppression, Obsession, and the Psychology of Mental Control*. Nova York: Guilford Press, 1994; e WENZLAFF, R.M.; WEGNER, D.M., "Thought Suppression", *Annual Review of Psychology*, v. 51, pp. 59-91, 2000. Disponível em: <https://doi.org/10.1146/annurev.psych.51.1.59>. Acesso em: 12 jan. 2022.

6. Disponível em: <https://www.covidsocialstudy.org/results>. Acesso em: 12 jan. 2022. Pesquisa financiada pela Nuffield Foundation, com apoio da Wellcome e da UK Research and Innovation (UKRI). Envolvendo mais de 70 mil participantes, é o maior estudo britânico sobre as emoções de pessoas adultas a respeito do confinamento, das recomendações do governo e de seu bem-estar físico e mental geral.

7   *The Gallup 2019 Global Emotions Report*. Disponível em: <https://www.gallup.com/analytics/248906/gallup-global-emotions-report-2019.aspx>. Acesso em: 12 jan. 2022.

8   Dados estatísticos da OMS de janeiro de 2020. Ver também <https://www.who.int/news-room/fact-sheets/detail/depression> e Carga Global de Morbidade 2017: doenças e deficiências com maior incidência e principais fatores, "Global, Regional, and National Incidence, Prevalence, and Years Lived with Disability for 354 Diseases and Injuries for 195 Countries and Territories, 1990-2017: A Systematic Analysis for the Global Burden of Disease Study 2017", publicado pela *The Lancet* em 2018. Disponível em: <https://doi.org/10.1016/S0140-6736(18)32279-7>. Acesso em: 12 jan. 2022. Os dados diferem do número de 350 milhões estimados antes, embora o maior número ainda seja citado com frequência.

9   Existem outros tipos, mas esses são os seis mais comuns. Disponível em: <https://www.health.harvard.edu/mind-and-mood/six-common-depression-types>. Acesso em: 12 jan. 2022.

10 BLANCHFLOWER, David G.; OSWALD, Andrew J. "Do Humans Suffer a Psychological Low in Midlife? Two Approaches (With and Without Controls) in Seven Data Sets", IZA Discussion Paper nº. 10958. Disponível na SSRN (Social Science Research Network): <https://ssrn.com/abstract=3029829>. Acesso em: 12 jan. 2022.

11 Conforme relatado em entrevista de Blanchflower à revista *The Atlantic*, em dezembro de 2014. Disponível em: <https://www.theatlantic.com/magazine/archive/2014/12/the-real-roots-of-midlife-crisis/382235/>. Acesso em: 12 jan. 2022.

12 WEISS, Alexander et al. "Evidence for a Midlife Crisis in Great Apes", *Proceedings of the National Academy of Sciences*, v. 109, nº 49, pp. 19949-52, dez. 2012. Disponível em: <https://doi.org/10.1073/pnas.1212592109>. Acesso em: 12 jan. 2022.

13 CARSTENSEN, Laura et al. "Emotional Experience Improves with Age: Evidence Based on Over 10 Years of Experience Sampling", *Psychology and Aging*, 2011.

14 BLANCHFLOWER, David G.; OSWALD, Andrew, "Do Humans Suffer a Psychological Low in Midlife?". *National Bureau of Economic Research*, ago. 2017.

Parte I: Como cuidar de nós mesmos quando estamos tristes

Capítulo 1: Não resista

1   Setenta e dois por cento dos casais que perdem um filho continuam casados com a mesma pessoa. Os 28% restantes incluem: 16% em que um dos cônjuges morreu, e apenas 12% dos casamentos terminam em divórcio. Instituto de Medicina, *When Children Die: Improving Palliative and End-of-Life Care for Children and Their Families*. Washington, D.C.: National Academies Press, 2003. Disponível em: <https://doi.org/10.17226/10390>. Acesso em: 12 jan. 2022.

2   Essa é a última estimativa do Instituto Nacional de Estatísticas britânico sobre a probabilidade de divórcio entre casais durante o curso da vida. Disponível em: <https://webarchive.nationalarchives.gov.uk/20160106011951/http://www.ons.gov.uk/ons/rel/vsob1/divorces-in-england-and-wales/2011/sty-what-percentage-of-marriages-end-in-divorce.html>. Acesso em: 12 jan. 2022.

3   GINOTT, Haim. *Entre pais e filhos*. Rio de Janeiro: Elsevier, 2004.

4   https://www.theguardian.com/lifeandstyle/2019/jun/04/why-parents-are-addicted-to-calpol

5   "Paracetamol: Updated Dosing for Children to Be Introduced". Disponível em: <https://www.gov.uk/drug-safety-update/paracetamol-updated-dosing-for-children-to-be-introduced>. Acesso em: 12 jan. 2022.

6   "Are We Using Too Much Calpol?", em *The Doctor Who Gave Up Drugs*, transmitido pela BBC One em 23 de maio de 2018. Disponível em: <https://www.bbc.com/news/av/health-44140151/are-we-using-too-much-calpol>. Acesso em: 12 jan. 2022.

7   MICHAUD, Anne. "The Terrible Downside of Helicopter Parenting", Pioneer Press, 28 jan. 2015. Disponível em: <https://www.twincities.com/2015/01/28/anne-michaud-anne-michaud-the-terrible-downside-of-helicopter-parenting/>. Acesso em: 12 jan. 2022.

8   ZISOOK, Sidney; SHEAR, Katherine. "Grief and Bereavement: What Psychiatrists Need to Know", *World Psychiatry*, v. 8, pp. 67-74, 2009. Disponível em: <https://doi.org/10.1002/j.2051-5545.2009.tb00217.x>. Acesso em: 12 jan. 2022.

9   ERLANGSEN, A. et al. "Association Between Spousal Suicide and Mental, Physical, and Social Health Outcomes: A Longitudinal and Nationwide Register-Based Study", *JAMA Psychiatry*, v. 74, nº. 5, pp. 456-64, 2017. Disponível em: <https://jamanetwork.com/journals/jamapsychiatry/fullarticle/2609649>. Acesso em: 12 jan. 2022.

10 Disponível em: <https://www.mariecurie.org.uk/help/support/bereaved-family-friends/dealing-grief/physical-symptoms-grief>. Acesso em: 12 jan. 2022.

11 VITLIC, A. et al. "Bereavement Reduces Neutrophil Oxidative Burst Only in Older Adults: Role of the HPA Axis and Immunosenescence", *Immunity & Ageing*, v. 11, nº. 13, 2014. Disponível em: <https://immunityageing.biomedcentral.com/articles/10.1186/1742-4933-11-13>. Acesso em: 12 jan. 2022.

12 SAMUEL, Julia. *Grief Works*. Londres: Penguin, 2017.

13 CHENTSOVA-DUTTON, Y.E.; TSAI, J.L. "Self-Focused Attention and Emotional Reactivity: The Role of Culture", *Journal of Personality and Social Psychology*, v. 98, nº. 3, pp. 507-19, 2010. Disponível em: <https://doi.org/10.1037/a0018534>. Acesso em: 12 jan. 2022; TSAI, Jeanne; CHENTSOVA-DUTTON, Yulia. "Unders-

tanding Depression Across Cultures". *In*: GOTLIB, I.H.; HAMMEN, C.L. (Orgs.). *Handbook of Depression*, Nova York: Guilford Press, 2002; CHENTSOVA-DUTTON, Y.E.; TSAI, J.L.; GOTLIB, I.H. "Further Evidence for the Cultural Norm Hypothesis: Positive Emotion in Depressed and Control European American and Asian American Women", *Cultural Diversity and Ethnic Minority Psychology*, v. 16, nº. 2, pp. 284-95, 2010. Disponível em: <https://doi.org/10.1037/a0017562>. Acesso em: 12 jan. 2022; KITAYAMA, S.; MESQUITA, B.; KARASAWA, M. "Cultural Affordances and Emotional Experience: Socially Engaging and Disengaging Emotions in Japan and the United States", *Journal of Personality and Social Psychology*, v. 91, nº. 5, pp. 890-903, 2006. Disponível em: <https://doi.org/10.1037/0022-3514.91.5.890>. Acesso em: 12 jan. 2022; UCHIDA, Yukiko et al. "Emotions as Within or Between People? Cultural Variation in Lay Theories of Emotion Expression and Inference", *Personality & Social Psychology Bulletin*, v. 35, pp. 1427-39, 2009. Disponível em: <https://doi.org/10.1177/0146167209347322>. Acesso em: 12 jan. 2022.

14 Ibid.

15 CURHAN, K.B. et al. "Just How Bad Negative Affect is for your Health Depends on Culture", *Psychological Science*, v. 25, nº. 12, pp. 2277-80, 2014. Disponível em: <https://doi.org/10.1177/0956797614543802>. Acesso em: 12 jan. 2022.

16 Disponível em: <https://news.berkeley.edu/2017/08/10/emotionalacceptance/>. Acesso em: 12 jan. 2022.

17 HORWITZ, Allan V.; WAKEFIELD, Jerome C. *A tristeza perdida: como a psiquiatria transformou a depressão em moda*. São Paulo: Summus Editorial, 2010.

18 SHORTER, Edward. *How Everyone Became Depressed: The Rise and Fall of the Nervous Breakdown*. Oxford: Oxford University Press, 2015.

19 Eis a lista completa: 1. Humor deprimido. 2. Acentuada diminuição do interesse ou prazer em todas ou quase todas as atividades na maior parte do dia, quase todos os dias. 3. Perda ou ganho significativo de peso sem estar fazendo dieta, ou redução ou aumento do apetite quase todos os dias. 4. Agitação ou retardo psicomotor quase todos os dias (observáveis por outras pessoas, não meramente sensações subjetivas de inquietação ou de estar mais lento). 5. Fadiga ou perda de energia quase todos os dias. 6. Sentimentos de inutilidade ou culpa excessiva ou inapropriada quase todos os dias. 7. Capacidade diminuída para pensar ou se concentrar, ou indecisão, quase todos os dias. 8. Pensamentos recorrentes de morte (não somente medo de morrer), ideação suicida recorrente sem um plano específico, uma tentativa de suicídio ou plano específico para cometer suicídio. Qualquer pessoa que vivencie o último tópico deve contatar seu médico *imediatamente*. No Brasil, o CVV (Centro de Valorização da Vida) realiza apoio emocional e prevenção do suicídio, atendendo voluntária e gratuitamente todas as pessoas que queiram e precisem conversar, sob total sigilo, por telefone, e-mail e chat 24 horas, todos os dias. Ligue para 188 ou acesse www.cvv.org.br.

20 Segundo o serviço de saúde do Reino Unido, "a nova versão do *DSM* pode trazer implicações duradouras em termos de cuidados com a saúde, bem como culturais e políticas".

21 Entre os criadores da TCC moderna estão os norte-americanos John B. Watson, Rosalie Rayner, Aaron T. Beck, Albert Ellis e David H. Barlow.

22 Como popularizado pelo bioquímico William Frey nos anos 1980. Disponível em: <https://www.nytimes.com/1982/08/31/science/biological-role-of-emotional-tears-emerges-through-recent-studies.html>. Acesso em: 12 jan. 2022. Uma teoria que ainda persiste, apesar das evidências contrárias.

23 GRAČANIN, Asmir; BYLSMA, Lauren M.; VINGERHOETS, Ad J.J.M. "Is Crying a Self-Soothing Behavior?", *Frontiers in Psychology*, v. 5, p. 502, 2014. Disponível em: <https://www.ncbi.nlm.nih.gov/pmc/articles/PMC4035568/>. Acesso em: 12 jan. 2022.

24 GRAČANIN, Asmir; HENDRIKS, Michelle C.P.; VINGERHOETS, Ad J.J.M. "Are There Any Beneficial Effects of Crying? The Case of Pain Perception and Mood". Apresentado num congresso da Sociedade Internacional para Pesquisa em Emoção (ISRE, na sigla original), em julho de 2019, na cidade de Amsterdam.

25 BAYART, F. et al. "Influence of Maternal Proximity on Behavioral and Physiological Responses to Separation in Infant Rhesus Monkeys (Macaca Mulatta)", *Behavioral Neuroscience*, v. 104, pp. 98-107, 1990. Disponível em: <https://doi.org/10.1037/0735-7044.104.1.98>. Acesso em: 12 jan. 2022.

26 Disponível em: <https://time.com/4254089/science-crying/>. Acesso em: 12 jan. 2022.

27 Disponível em: <https://www.apa.org/pubs/journals/releases/men-12-4-297.pdf>. Acesso em: 12 jan. 2022.

Capítulo 2: Baixe as expectativas

1 RUTLEDGE, Robb B. et al. "A Computational and Neural Model of Happiness", *Proceedings of the National Academy of Sciences*, v. 111, nº. 33, pp. 12252-7, ago. 2014. Disponível em: <https://doi.org/10.1073/pnas.1407535111>. Acesso em: 12 jan. 2022.

2 RUSSELL, Helen. "A Week off from Facebook? Participants in Danish Experiment Like This", *The Guardian*, 10 nov. 2015.

3 IRANZO-TATAY, Carmen et al. "Genetic and Environmental Contributions to Perfectionism and its Common Factors", *Psychiatry Research*, v. 230, 2015. Disponível em: <https://doi.org/10.1016/j.psychres.2015.11.020>. Acesso em: 12 jan. 2022.

4   RASMUSSEN, Katie E.; TROILO, Jessica. "'It Has to be Perfect!' The Development of Perfectionism and the Family System", *Journal of Family Theory & Review*, v. 8, nº. 2, jun. 2016.

5   CURRAN, Thomas; HILL, Andrew P. "Perfectionism Is Increasing Over Time: A Meta-Analysis of Birth Cohort Differences From 1989 to 2016", *Psychological Bulletin*, 2017. Disponível em: <https://doi.org/10.1037/bul0000138>. Acesso em: 12 jan. 2022.

6   "Não houve evidências do papel moderador do gênero no efeito dos tipos de perfeccionismo em relação às expectativas de desempenho.", HASSAN, Hala et al. "Perfectionism and Performance Expectations at University: Does Gender Still Matter?", *European Journal of Education and Psychology*, v. 5, 2012. Disponível em: <https://www.researchgate.net/publication/307817997_Perfectionism_and_performance_expectations_at_university_Does_gender_still_matter>. Acesso em: 12 jan. 2022.

7   BEN-SHAHAR, Tal. *The Pursuit of Perfect: How to Stop Chasing Perfection and Start Living a Richer, Happier Life*. Nova York: McGraw-Hill Education, 2009.

8   WANG, Y.; ZHANG, B. "The Dual Model of Perfectionism and Depression among Chinese University Students", *South African Journal of Psychiatry*, v. 23, 2017; ver também FLETT, G.L. et al. "Perfectionism, Life Events and Depressive Symptoms: A Test of a Diathesis-stress Model", *Current Psychology*, v. 14, p. 112-37, 1995. A bem da verdade, existem dezenas.

9   HANDLEY, A.K. et al. "The Relationships between Perfectionism, Pathological Worry and Generalised Anxiety Disorder", *BMC Psychiatry*, v. 14, nº. 98, 2014. Disponível em: <https://doi.org/10.1186/1471-244X-14-98>. Acesso em: 12 jan. 2022.

10 HEWITT, Paul; FLETT, Gordon; EDIGER, Evelyn. "Perfectionism Traits and Perfectionistic Self-presentation in Eating Disorder Attitudes, Characteristics, and Symptoms", *International Journal of Eating Disorders*, v. 18, p. 317-26, 1996. Disponível em: <https://doi.org/10.1002/1098-108X(199512)18:4<317::AID-EAT2260180404>3.0.CO;2-2>. Acesso em: 12 jan. 2022.

11 Ibid.

12 HILL, A.P.; CURRAN, T. "Multidimensional Perfectionism and Burnout: A Meta-Analysis", *Personality and Social Psychology Review*, v. 20, nº. 3, p. 269-88, 2016. Disponível em: <https://doi.org/10.1177/1088868315596286>. Acesso em: 12 jan. 2022.

13 MARTINELLI, Mary et al. "Perfectionism Dimensions as Predictors of Symptom Dimensions of Obsessive-compulsive Disorder", *Bulletin of the Menninger Clinic*, v. 78, nº. 2 , pp. 140-59, 2014.

14 EGAN, S.; HATTAWAY, M.; Kane, R. "The Relationship between Perfectionism and Rumination in Post Traumatic Stress Disorder", *Behavioural and Cognitive Psychotherapy*, v. 42, nº. 2, pp. 211-23, 2014. Disponível em: <https://doi.org/10.1017/S1352465812001129>. Acesso em: 12 jan. 2022.

15 KEMPKEA, Stefan, et al. "Unraveling the Role of Perfectionism in Chronic Fatigue Syndrome: Is There a Distinction between Adaptive and Maladaptive Perfectionism?", *Psychiatry Research*, v. 186, nº. 2-3, pp. 373-7, 30 abr. 2011. Disponível em: <https://doi.org/10.1016/j.psychres.2010.09.016>. Acesso em: 12 jan. 2022.

16 JANSSON-FRÖJMARK, Markus; LINTON, Steven J. "Is Perfectionism Related to Pre-existing and Future Insomnia? A Prospective Study", *British Journal of Clinical Psychology*, 24 dez. 2010.

17 DRAGOS, D. et al. "Psychoemotional Features of a Doubtful Disorder: Functional Dyspepsia", *Journal of Medicine and Life*, v. 5, nº. 3, pp. 260-76, 15 set. 2012.

18 FRY, P.S.; Debats, D.L. "Perfectionism and the Five-Factor Personality Traits as Predictors of Mortality in Older Adults", *Journal of Health Psychology*, v. 14, nº. 4, pp. 513-24, maio 2009. Disponível em: <https://doi.org/10.1177/1359105309103571>. Acesso em: 12 jan. 2022. PubMed PMID: 19383652.

19 Marco Aurélio. *Meditações*. Trad. Thainara Castro. Brasília: Editora Kiron, 2011.

20 Epiteto. *Enquirídio*. Edição bilíngue. Tradução do texto grego e notas Aldo Dinucci e Alfredo Julien. Universidade Federal de Sergipe, 2012.

Capítulo 3: Vá no seu tempo. Seja gentil

1 Mary Wollstonecraft à Archibald Hamilton Rowan, abr. 1795, em Wollstonecraft. TODD, Janet (Org.). *Collected Letters of Mary Wollstonecraft*, Nova York: Columbia University Press, 2004, p. 287.

2 KESSLER, R.C. et al. "Lifetime Prevalence and Age-of-Onset Distributions of DSM-IV Disorders in the National Comorbidity Survey Replication", *Archives of General Psychiatry*, v. 62, nº. 6, pp. 593-602, 2005. Disponível em: <https://doi.org/10.1001/archpsyc.62.6.593>. Acesso em: 12 jan. 2022.

3 SAWYER, Susan M. et al. "The Age of Adolescence", *The Lancet*, v. 2, nº. 3, pp. 223-8, 17 jan. 2018.

4 BOIS, W.E.B Du. *As almas do povo negro*. Trad. de Alexandre Boide. São Paulo: Veneta, 2021.

5 EDDO-LODGE, Reni. *Por que eu não converso mais com pessoas brancas sobre raça*. Trad. de Elisa Elwine. Belo Horizonte: Letramento, 2019.

6   HIRSCH, Afua. *Brit(ish): On Race, Identity and Belonging*. Londres: Vintage, 2018.

7   AKALA. *Natives: Race and Class in the Ruins of Empire*, Londres: Two Roads, 2019.

8   ADEGOKE, Yomi; UVIEBINENÉ, Elizabeth. *Brilhe na sua praia: a bíblia da garota negra*. Trad. de Ana Duarte. São Paulo: Primavera Editorial, 2019.

9   SULLIVAN, Jade. "The Silence was Deafening", *Mother Pukka*, 2 jun. 2020. Disponível em: <https://www.motherpukka.co.uk/the-silence-was-deafening/>. Acesso em: 13 jan. 2022.

10 GARCIA, Sandra E. *New York Times*, 17 jun. 2020.

11 PRINSTEIN, Mitch. *Popular: The Power of Likability in a Status-Obsessed World*. Nova York: Viking, 2017.

12 WOLKE, Dieter; LEREYA, Suzet Tanya. "Long-term Effects of Bullying", *Archives of Disease in Childhood*, v. 100, nº. 9, pp. 879-85, 2015. Disponível em: <https://doi.org/10.1136/archdischild-2014-306667>. Acesso em: 13 jan. 2022.

13 TAKIZAWA, Ryu; MAUGHAN, Barbara; ARSENEAULT, Louise. "Adult Health Outcomes of Childhood Bullying Victimization: Evidence From a Five-Decade Longitudinal British Birth Cohort", *American Journal of Psychiatry*, p. 171, 2014. Disponível em: <https://doi.org/10.1176/appi.ajp.2014.13101401>. Acesso em: 13 jan. 2022.

14 GLEW, Gwen et al. "Bullying, Psychosocial Adjustment, and Academic Performance in Elementary School", *Archives of Pediatrics & Adolescent Medicine*, v. 159, pp. 1026-31, 2005. Disponível em: <https://doi.org/10.1001/archpedi.159.11.1026>. Acesso em: 13 jan. 2022.

15 *The Impact of Racism on Mental Health*, Synergi Collaborative Centre, mar. 2018.

16 KWATE, Naa Oyo; GOODMAN, Melody. "Cross-Sectional and Longitudinal Effects of Racism on Mental Health Among Residents of Black Neighborhoods in New York City", *American Journal of Public Health*, v. 105, nº. 4, pp. 711-18, 2015. Disponível em: <https://doi.org/10.2105/AJPH.2014.302243>. Acesso em: 13 jan. 2022.

17 "In Your Face" é um relatório que investiga as experiências dos jovens em relação ao bullying ligado à aparência, fev. 2018. Disponível em: <https://www.ymca.org.uk/latest-news/more-than-half-of-young-people-bullied-about-their-looks>. Acesso em: 13 jan. 2022.

18 "Bullying: Fifth of Young People in UK have been Victims in Past Year", *BBC News*, 11 nov. 2019.

19 BREMNER, J.D. "Traumatic Stress: Effects on the Brain", *Dialogues in Clinical Neuroscience*, v. 8, nº. 4, pp. 445-61, 2006.

20 KÜBLER-ROSS, Elizabeth. *Sobre a morte e o morrer*. Trad. de Paulo Menezes. São Paulo: Martins Fontes, 2017.

21 JURECIC, A. "Correspondence and Comments – Cautioning Health-Care Professionals: Bereaved Persons Are Misguided Through the Stages of Grief", (*Omega: Journal of Death and Dying*, 74.4), *Omega*, v. 75, pp. 92-3, 2017. Disponível em: <https://doi.org/10.1177/0030222817701499>. Acesso em: 13 jan. 2022; BONANNO, George A. *The Other Side of Sadness: What the New Science of Bereavement Tells Us About Life After Loss*, Nova York: Basic Books, 2010.

22 KESSLER, David; KÜBLER-ROSS, Elisabeth *On Grief and Grieving: Finding the Meaning of Grief Through the Five Stages of Loss*, Nova York: Scribner, 2005.

23 Como afirmou Santo Agostinho: "A paciência é companheira da sabedoria". Por outro lado, ele também afirmou: "Se for possível, não toque em seu parceiro, exceto com o propósito de ter filhos". Então, não aceite as palavras dele sem questionar (na verdade, não aceite nada sem questionar...).

24 SCHNITKER, Sarah A. "An Examination of Patience and Well-being", *Journal of Positive Psychology*, v. 7, nº. 4, pp. 263-80, 2012. Disponível em: <https://doi.org/10.1080/17439760.2012.697185>. Acesso em: 13 jan. 2022.

25 SCHNITKER, Sarah A.; EMMONS, Robert A. "Patience as a Virtue: Religious and Psychological Perspectives", *Research in the Social Scientific Study of Religion*, v. 18, pp. 177-207, 2007. Disponível em: <https://doi.org/10.1163/ej.9789004158511.i-301.69>. Acesso em: 13 jan. 2022.

26 HERSHFIELD, H.E.; MOGILNER, C.; BARNEA, U. "People Who Choose Time Over Money Are Happier", *Social Psychological and Personality Science*, v. 7, nº. 7, pp. 697-706, 2016. Disponível em: <https://doi.org/10.1177/1948550616649239>. Acesso em: 13 jan. 2022.

27 SCHNITKER, S.A.; EMMONS, R.A. "Patience as a Virtue"

28 Um estudo de 2007, realizado pela Universidade de Indiana, em Bloomington, pediu a 96 voluntários que contribuíssem anonimamente com qualquer quantia para um fundo que então seria dividido em partes iguais. O estudo descobriu que as pessoas pacientes tinham muito mais propensão a colaborar para o bem comum do que os indivíduos impacientes. CURRY, Oliver; PRICE, Michael; PRICE, Jade G. "Patience Is a Virtue: Cooperative People have Lower Discount Rates", *Personality and Individual Differences*, v. 44, nº. 3, pp. 780-85, 2008. Disponível em: <https://doi.org/10.1016/j.paid.2007.09.023>. Acesso em: 13 jan. 2022.

29 As pessoas pacientes também estão mais bem equipadas para lidar com as irritações oriundas de trânsito, filas e problemas tecnológicos (risque conforme apro-

priado). A psicóloga Sarah A. Schnitker, da Baylor University, no Texas, conduziu em 2012 um estudo que reuniu 389 estudantes de graduação para basicamente tentar irritá-los. Para começar, ela avaliou o grau de paciência dos participantes e que valor eles davam à paciência como virtude, depois foi medindo a irritação de suas respostas numa série de quarenta situações hipotéticas de frustração crescente. Em seguida, ela avaliou o bem-estar dos participantes por meio de um inventário de autoestima, uma escala de satisfação com a vida e uma escala de depressão, e concluiu que as pessoas pacientes eram capazes de enfrentar as adversidades com mais tranquilidade, enquanto as facilmente irritáveis ficavam... *irritadas*.

30 SCHNITKER, S.A.; EMMONS, R.A. "Patience as a Virtue". As pessoas pacientes têm mais probabilidade de exercitar o autocontrole, ser politicamente ativas e votar, segundo um estudo realizado em 2006. A bem da verdade, o exercício de votar numa eleição democrática indica o maior exemplo de adiamento de gratificação: é a tentativa de implementar políticas que talvez levem anos para render frutos. Talvez não vejamos, em vida, a construção daquele novo trevo, da biblioteca ou do hospital, mas precisamos confiar que os políticos cumprirão suas promessas (rá!) e ter paciência para esperar.

31 STEVENS, Jeffrey R.; HAUSER, Marc D. "Why Be Nice? Psychological Constraints on the Evolution of Cooperation", *Trends in Cognitive Sciences*, v. 8, nº. 2, pp. 60-5, 2004.

32 Pesquisa conduzida com 2 mil adultos, como parte do estudo da BIC® Gel-ocity® Quick Dry, conforme relatado pelo South West News Service (SWNS) e pelo Wales On-line.

33 SCHNITKER, Sarah A. "An Examination of Patience and Well-being", *Journal of Positive Psychology*, v. 7, nº. 4, pp. 263-80, 2012. Disponível em: <https://doi.org/10.1080/17439760.2012.697185>. Acesso em: 13 jan. 2022.

34 ROBERTS, Jennifer L. "The Power of Patience: Teaching Students the Value of Deceleration and Immersive Attention", *Harvard Magazine*, nov.-dez. 2013. Disponível em: <https://harvardmagazine.com/2013/11/the-power-of-patience>. Acesso em: 13 jan. 2022.

Capítulo 4: Evite as privações

1 BARDONE-CONE, Anna M. et al. "Perfectionism and Eating Disorders: Current Status and Future Directions", *Clinical Psychology Review*, v. 27, nº. 3, pp. 384-405, 2007.

2 WATT SMITH, Tiffany. *The Book of Human Emotions*. Londres: Wellcome Collection, 2016.

3 Se você for entusiasta das "dietas saudáveis" e concordar com **qualquer uma** destas afirmações, pode estar desenvolvendo ortorexia nervosa:

(1) Passo tanto tempo pensando em comida saudável, escolhendo e preparando refeições saudáveis que estou afetando outras áreas da minha vida, como o amor, a família, as amizades, a criatividade, o trabalho e os estudos.

(2) Quando como qualquer comida que não considero saudável, sinto-me ansioso(a), culpado(a), impuro(a), sujo(a) e/ou maculado(a); até a proximidade com alimentos me perturba, e eu julgo criticamente as pessoas que consomem tais alimentos.

(3) Minha sensação interior de paz, felicidade, alegria, segurança e autoestima depende excessivamente da pureza e da condição daquilo que como.

(4) Às vezes eu gostaria de relaxar minhas regras autoimpostas de "boa alimentação" para uma ocasião especial, tal como um casamento ou um encontro com a família e os amigos, mas percebo que não consigo. (Observação: se você apresentar uma condição médica que torne arriscada QUALQUER exceção à sua dieta, este item não se aplica.)

(5) Ao longo do tempo, excluí ainda mais alimentos e expandi minha lista de regras alimentares na tentativa de manter ou elevar os benefícios à saúde; às vezes, posso adotar alguma teoria alimentar já existente e somar a ela minhas crenças pessoais.

(6) A obediência estrita à minha teoria de alimentação saudável ocasionou uma perda de peso maior do que a que a maioria das pessoas afirma ser boa para mim, ou ocasionou outros indícios de subnutrição tais como queda de cabelo, amenorreia ou problemas de pele.

4   TERRY, Annabel; SZABO, Attila; GRIFFITHS, Mark. "The Exercise Addiction Inventory: A New Brief Screening Tool", *Addiction Research and Theory*, v. 12, pp. 489-99, 2004. Disponível em: <https://doi.org/10.1080/16066350310001637363>. Acesso em: 13 jan. 2022.

É pedido aos indivíduos que classifiquem cada afirmação numa escala de 1 (discordo totalmente) a 5 (concordo totalmente). O indivíduo com mais de 24 pontos é considerado sob risco de desenvolver dependência em exercícios:

(1) O exercício é a coisa mais importante da minha vida.

(2) A quantidade de exercícios que eu faço já ocasionou conflitos entre mim e minha família e/ou meu parceiro.

(3) Uso os exercícios como forma de alterar o meu humor (por exemplo, para me sentir eufórico(a), para escapar de uma sensação etc.).

(4) Com o tempo, aumentei a quantidade de exercícios que faço num único dia.

(5) Quando preciso faltar a uma sessão de exercícios, sinto-me irritado(a) e mal-humorado(a).

(6) Se eu reduzir a quantidade de exercícios que faço e depois recomeçar, sempre acabo me exercitando na mesma medida que antes.

Capítulo 5: Evite os excessos

1   Mais tarde descobrirei que esse é o Patient Health Questionnaire-9 (PHQ-9) [Questionário de Saúde do Paciente] do *DSM-IV*, que admite as respostas "0" (nenhuma vez), "1" (vários dias), "2" (mais da metade dos dias), ou "3" (quase todos os dias). As perguntas são: Durante as últimas duas semanas, com que frequência você foi incomodado(a) por qualquer um dos seguintes problemas: Pouco interesse ou pouco prazer em fazer as coisas; Se sentir "para baixo", deprimido(a) ou

sem perspectiva; Dificuldade para pegar no sono ou permanecer dormindo, ou dormir mais do que de costume; Se sentir cansado(a) ou com pouca energia; Falta de apetite ou comendo demais; Se sentir mal consigo mesmo(a) ou achar que você é um fracasso ou que decepcionou sua família ou a você mesmo(a); Dificuldade para se concentrar nas coisas, como ler o jornal ou ver televisão; Lentidão para se movimentar ou falar, a ponto das outras pessoas perceberem?, Ou o oposto – estar tão agitado(a) ou irrequieto(a) que você fica andando de um lado para o outro muito mais do que de costume; Pensar em se ferir de alguma maneira ou que seria melhor estar morto(a). A gravidade da depressão é avaliada da seguinte forma: 0-4 ausente; 5-9 leve; 10-14 moderada; 15-19 moderada a severa; 20-27 severa.

2   SARI, Y. "Commentary: Targeting NMDA Receptor and Serotonin Transporter for the Treatment of Comorbid Alcohol Dependence and Depression", *Alcoholism, Clinical and Experimental Research*, v. 41, nº. 2, p. 275, 2017.

3   BODEN, J.M.; Fergusson, D.M. "Alcohol and Depression", *Addiction*, v. 106, nº. 5, pp. 906-14, 2011.

4   UVA, M. Cordovil de Sousa et al. "Distinct Effects of Protracted Withdrawal on Affect, Craving, Selective Attention and Executive Functions among Alcohol-dependent Patients", *Alcohol and Alcoholism*, v. 45, nº. 3, pp. 241-6, 2010. CRAIG, M. et al. "Evaluation of Un-medicated, Self-paced Alcohol Withdrawal", *PloS One*, v. 6, nº. 7, 2011. POTAMIANOS, G. et al. "Randomised Trial of Community-based Centre versus Conventional Hospital Management in Treatment of Alcoholism", *The Lancet*, v. 328, nº. 8510, pp. 797-9, 1986. SHAW, G.K. et al. "The Detoxication Experience of Alcoholic In-patients and Predictors of Outcome", *Alcohol and Alcoholism*, v. 33, nº. 3, pp. 291-303, 1998. DRIESSEN, M. et al. "The Course of Anxiety, Depression and Drinking Behaviours after Completed Detoxification in Alcoholics with and without Comorbid Anxiety and Depressive Disorders", *Alcohol and Alcoholism*, v. 36, nº. 3, pp. 249–55, 2001.

5   O questionário do AA para determinar se uma pessoa apresenta ou não vício em álcool propõe as seguintes perguntas:
    1. Já tentou parar de beber por cerca de uma semana ou mais, mas só conseguiu por alguns dias?
    2. Gostaria que as pessoas não se intrometessem na sua vida e parassem de falar o que você deve fazer com relação à bebida?
    3. Já mudou de tipo de bebida na esperança de que isso iria impedi-lo de ficar bêbado?
    4. Tomou algum trago pela manhã nos últimos doze meses?
    5. Você inveja as pessoas que podem beber sem criar problemas?
    6. Você teve problemas relacionados com sua maneira de beber nos últimos doze meses?
    7. Sua maneira de beber já causou problemas em seu lar?
    8. Tentou conseguir doses extras em festas onde as quantidades eram limitadas?
    9. Você diz a si mesmo(a) que pode parar de beber quando quiser, mesmo sabendo que fica bêbado sem querer?
    10. Faltou ao serviço ou à escola por causa da bebida?
    11. Já teve esquecimentos durante uma bebedeira?
    12. Já pensou que sua vida poderia ser melhor se você não bebesse?

Disponível em: <https://www.aa.org.br/informacao-publica/sobre-a-a/a-a-e-para-voce>. Acesso em: 13 jan. 2022.

6   COSTA, R.M. "Dissociation (Defense Mechanism)", *In*: ZEIGLER-HILL, V.; SHACKELFORD, T. (Orgs.). *Encyclopedia of Personality and Individual Differences*. Nova York: Springer, 2016.

7   MARICH, Jamie; O'BRIEN, Adam. "Demystifying Dissociation: A Clinician's Guide", *Psychiatry and Behavioral Health Learning Network*, 4 dez. 2018.

8   BERNSTEIN, Eve M.; PUTNAM, Frank W. "Development, Reliability, and Validity of a Dissociation Scale", *Journal of Nervous and Mental Disease*, v. 727, 1986. Disponível em: <https://doi.org/10.1097/00005053-198612000-00004>. Acesso em: 13 jan. 2022.

9   HALIM, M.H.; SABRI, Farhana. "Relationship Between Defense Mechanisms and Coping Styles Among Relapsing Addicts", *Procedia – Social and Behavioral Sciences*, v. 84, pp. 1829-37, 2013. Disponível em: <https://doi.org/10.1016/j.sbspro.2013.07.043>. Acesso em: 13 jan. 2022. BENISHEK, Debra; WICHOWSKI, Harriet. "Dissociation in Adults with a Diagnosis of Substance Abuse", *Nursing Times*, v. 99, pp. 34-6, 2003. E uma pesquisa fascinante sobre dependência em internet e dissociação: BIOLCATI, Roberta; MANCINI, Giacomo; TROMBINI, Elena. "Brief Report: The Influence of Dissociative Experiences and Alcohol/Drugs Dependence on Internet Addiction", *Mediterranean Journal of Clinical Psychology*, 2017. CANAN, Fatih et al. "The Association between Internet Addiction and Dissociation among Turkish College Students", *Comprehensive Psychiatry*, v. 53, pp. 422-6, 2011. Disponível em: <https://doi.org/10.1016/j.comppsych.2011.08.006>. Acesso em: 13 jan. 2022.

10 O'CONNOR, Peg. *Life on the Rocks: Finding Meaning in Addiction and Recovery*. Las Vegas: Central Recovery Press, 2016.

11 KASHDAN, Todd; BARRETT, Lisa; MCKNIGHT, Patrick. "Unpacking Emotion Differentiation", *Current Directions in Psychological Science*, v. 24, pp. 10-16, 2015. Disponível em: <https://doi.org/10.1177/0963721414550708>. Acesso em: 13 jan. 2022.

12 Eis o teste dos Jogadores Anônimos. Se responder SIM a pelo menos sete destas perguntas, você pode estar vivendo com uma compulsão:
    1. Você já perdeu horas de trabalho ou da escola devido ao jogo?
    2. Alguma vez o jogo já causou infelicidade na sua vida familiar?
    3. O jogo afetou a sua reputação?
    4. Você já sentiu remorso após jogar?
    5. Alguma vez você já jogou para obter dinheiro para pagar dívidas ou então resolver dificuldades financeiras?
    6. O jogo causou uma diminuição na sua ambição ou eficiência?
    7. Após ter perdido você se sentiu como se necessitasse voltar o mais cedo possível e recuperar as suas perdas?
    8. Após um ganho você sentiu uma forte vontade de voltar e ganhar mais?

9. Você geralmente jogava até que seu último centavo acabasse?
10. Você já pediu dinheiro emprestado para financiar seu jogo?
11. Alguma vez já vendeu alguma coisa para financiar o jogo?
12. Você relutava em usar o "dinheiro de jogo" para as despesas normais?
13. O jogo o tornou descuidado com o seu bem-estar e o de sua família?
14. Alguma vez você já jogou por mais tempo do que planejava?
15. Alguma vez já jogou para fugir das preocupações ou dos problemas?
16. Alguma vez você já cometeu, ou pensou em cometer, um ato ilegal para financiar o jogo?
17. O jogo fez com que você tivesse dificuldades para dormir?
18. As discussões, desapontamentos ou frustrações fizeram com que você tivesse vontade de jogar?
19. Alguma vez você já teve vontade de celebrar alguma boa sorte com algumas horas de jogo?
20. Alguma vez você já pensou em se autodestruir como resultado de seu jogo?
Disponível em: <https://jogadoresanonimos.com.br/as-vinte-perguntas/>. Acesso em: 13 jan. 2022.

13 The Gambling Commission, "Young People and Gambling 2018: A Research Study among 11-16-year-olds in Great Britain", nov. 2018.

14 SACHS, Jeffrey D. *2019 World Happiness Report: Addiction and Unhappiness in America* (capítulo 7). Center for Sustainable Development, Universidade Columbia. Disponível em: <https://worldhappiness.report/ed/2019/addiction-and-unhappiness-in-america>. Acesso em: 13 jan. 2022.

15 WILKINSON, Richard; PICKETT, Kate. *The Inner Level*. Londres: Penguin, 2019.

16 NOOK, E.C. et al. "The Nonlinear Development of Emotion Differentiation: Granular Emotional Experience is Low in Adolescence", *Psychological Science*, v. 29, n°. 8, pp. 1346-57, 2018. Disponível em: <https://doi.org/10.1177/0956797618773357>. Acesso em: 13 jan. 2022.

Capítulo 6: Sinta raiva

1 Loyola University Health System. "When a Broken Heart Becomes a Real Medical Condition", *ScienceDaily*, 10 fev. 2015. Disponível em: <www.sciencedaily.com/releases/2015/02/150210130502.htm>. Acesso em: 13 jan. 2022. Síndrome do coração partido, também conhecida por outros nomes menos atraentes: "cardiomiopatia do estresse", "cardiomiopatia de Takotsubo" ou "síndrome do balonamento apical transitório do ventrículo esquerdo" ("Isso aí na sua camisa é um balão, ou você só levou um fora?", tipo isso.)

2 Para mais informações, leia LETTMAIER, Saskia *Broken Engagements: The Action for Breach of Promise of Marriage and the Feminine Ideal, 1800-1940*, Oxford: Oxford University Press, 2010. Oxford Scholarship Online: maio 2010. Disponível em: <https://doi.org/10.1093/acprof:oso/9780199569977.001.0001>. Acesso em: 13 jan. 2022.

3   Evangelho de Lucas, capítulo 10. Divirta-se!

4   WILSON, Kimberley. *How to Build a Healthy Brain*, Londres: Yellow Kite, 2020.

5   KAZÉN, Miguel et al. "Inverse Relation between Cortisol and Anger and Their Relation to Performance and Explicit Memory", *Biological Psychology*, v. 91, pp. 28-35, 2012. Disponível em: <https://doi.org/10.1016/j.biopsycho.2012.05.006>. Acesso em: 13 jan. 2022.

6   AARTS, H. et al. "The Art of Anger: Reward Context Turns Avoidance Responses to Anger-Related Objects Into Approach", *Psychological Science*, v. 21, nº. 10, pp. 1406-10, 2010. Disponível em: <https://doi.org/10.1177/0956797610384152>. Acesso em: 13 jan. 2022.

7   ADAM, Hajo; BRETT, Jeanne M. "Everything in Moderation: The Social Effects of Anger Depend on its Perceived Intensity", *Journal of Experimental Social Psychology*, v. 76, pp. 12-18, maio 2018.

8   COGLEY, Zac. "A Study of Virtuous and Vicious Anger", In: TIMPE, Kevin; BOYD, Craig (Orgs.). *In Virtues and Their Vices*. Oxford: Oxford University Press, 2014, pp.199-224.

9   FARLEY, M. et al. "Comparing Sex Buyers with Men Who Do Not Buy Sex: New Data on Prostitution and Trafficking", *Journal of Interpersonal Violence*, v. 32, nº. 23, pp. 3601-25, 2017. Disponível em: <https://doi.org/10.1177/0886260515600874>. Acesso em: 13 jan. 2022. Os pesquisadores investigaram atitudes e comportamentos de 101 homens que pagavam por sexo e de 101 outros homens de idade, educação e etnia correspondentes que não pagavam por sexo. Os homens que pagavam também apresentaram pontuação maior na escala de sexo impessoal e masculinidade hostil.

10 Pelo trabalho do famoso sexólogo Alfred Kinsey.

11 LORDE, Audre. "The Uses of Anger", *CUNY Academic Works*, 1981. Disponível em: <https://academicworks.cuny.edu/wsq/509>. Acesso em: 13 jan. 2022.

12 ADEGOKE, Yomi; UVIEBINENÉ, Elizabeth. *Brilhe na sua praia: a bíblia da garota negra*. Trad. de Ana Duarte. São Paulo: Primavera Editorial, 2019.

13 LEACH, Anna; VOCE, Antonio; KIRK, Ashley. "Black British History: The Row over the School Curriculum in England", *Guardian*, 13 jul. 2020.

14 OLUSOGA, David. *Black and British: A Forgotten History*, Nova York: Macmillan, 2016.

15 RODRIGUES, Ana Paula et al. "Depression and Unemployment Incidence Rate Evolution in Portugal, 1995-2013: General Practitioner Sentinel Network Data",

Revista de Saúde Pública, v. 51, nº. 98, 17 nov. 2017. Disponível em: <https://doi.org/10.11606/S1518-8787.2017051006675>. Acesso em: 13 jan. 2022.

16 MCGEE, R.E.; THOMPSON, N.J. "Unemployment and Depression Among Emerging Adults in 12 States, Behavioral Risk Factor Surveillance System, 2010", *Preventing Chronic Disease*, v. 12, nº. 140451, 2015. Disponível em: <http://dx.doi.org/10.5888/pcd12.140451>. Acesso em: 13 jan. 2022.

17 Disponível em: <https://news.gallup.com/poll/171044/depression-rates-higher-among-long-term-unemployed.aspx>. Acesso em: 13 jan. 2022.

18 NORSTRÖM, F. et al. "Does Unemployment Contribute to Poorer Health-related Quality of Life among Swedish Adults?", *BMC Public Health*, v. 19, p. 457, 2019. Disponível em: <https://doi.org/10.1186/s12889-019-6825-y>. Acesso em: 13 jan. 2022.

Parte II: Como falar sobre a tristeza

Capítulo 7: Livre-se da vergonha

1 Sem risadinhas marotas: isso é muito menos grosseiro e empolgante do que parece. A gonadotrofina coriônica humana (hCG) é um hormônio que estimula tanto o desenvolvimento dos óvulos dentro do ovário feminino quanto a liberação dele durante a ovulação.

2 PAYNE, Nicky; AKKER, Olga van den. "Fertility Network UK Survey on the Impact of Fertility Problems", out. 2016.

3 LEVINE, Hagai et al. "Temporal Trends in Sperm Count: A Systematic Review and Meta-regression Analysis", *Human Reproduction Update*, nov.-dez. 2017, v. 23, nº. 6, pp. 646-59. Disponível em: <https://doi.org/10.1093/humupd/dmx022>. Acesso em: 13 jan. 2022.

4 HANNA, Esmée; GOUGH, Brendan. "The Social Construction of Male Infertility: A Qualitative Questionnaire Study of Men with a Male Factor Infertility Diagnosis", *Sociology of Health & Illness*, v. 42, 2019. Disponível em: <https://doi.org/10.1111/1467-9566.13038>. Acesso em: 13 jan. 2022.

5 GRUENEWALD, Tara et al. "Acute Threat to the Social Self: Shame, Social Self-esteem, and Cortisol Activity'" *Psychosomatic Medicine*, v. 66, pp. 915-24, 2004. Disponível em: <https://doi.org/10.1097/01.psy.0000143639.61693.ef>. Acesso em: 13 jan. 2022.

6 SZNYCER, Daniel et al. "Shame and Social Devaluation", *Proceedings of the National Academy of Sciences*, v. 201514699, fev. 2016. Disponível em: <https://doi.org/10.1073/pnas.1514699113>. Acesso em: 13 jan. 2022.

7   ASHBY, Jeffrey; RICE, Kenneth; MARTIN, James. "Perfectionism, Shame, and Depressive Symptoms", *Journal of Counseling & Development*, v. 84, 2006. Disponível em: <https://doi.org/10.1002/j.1556-6678.2006.tb00390.x>. Acesso em: 13 jan. 2022.

8   Disponível em: <https://www.nhs.uk/conditions/miscarriage/>. Acesso em: 13 jan. 2022.

9   Anteriormente chamada *Primary Care Companion for CNS Disorders* [Parceria de Cuidados Primários para Transtornos do Sistema Nervoso Central], esta é uma publicação de base web, revisada por pares, que busca promover os conhecimentos clínicos dos médicos dedicados à saúde primária e de outros profissionais de saúde que tratam pacientes com doenças mentais e neurológicas. NYNAS, J. et al. "Depression and Anxiety Following Early Pregnancy Loss: Recommendations for Primary Care Providers", *The Journal of Clinical Psychiatry*, v. 17, nº. 1, 2015. Disponível em: <https://doi.org/10.4088/PCC.14r01721>. Acesso em: 13 jan. 2022.

10 FREEMAN, Hadley. "Women Aren't Meant to Talk about Miscarriage. But I've Never been Able to Keep a Secret", *The Guardian*, 13 maio 2017. Disponível em: <https://www.theguardian.com/lifeandstyle/2017/may/13/hadley-freeman-miscarriage-silence-around-it>. Acesso em: 13 jan. 2022.

11 KADKHODAI, Christen Decker. "'There Was No Child, I Told Myself': Life and Marriage after Miscarriage", *The Guardian*, 16 jul. 2016. Disponível em: <https://www.theguardian.com/lifeandstyle/2016/jul/16/miscarriage-pregnancy-motherhood-loneliness>. Acesso em: 13 jan. 2022.

12 Disponível em: <https://www.theatlantic.com/sexes/archive/2013/04/messages-of-shame-are-organized-around-gender/275322/>. Acesso em: 13 jan. 2022.

13 MAHALIK, James et al. "Development of the Conformity to Feminine Norms Inventory", *Sex Roles*, v. 52, pp. 417-35, 2005. Disponível em: <https://doi.org/10.1007/s11199-005-3709-7>. Acesso em: 13 jan. 2022.

14 Disponível em: <https://unric.org/en/who-warns-of-surge-of-domestic-violence-as-covid-19-cases-decrease-in-europe/>. Acesso em: 13 jan. 2022.

15 Merriam-Webster, 2019.

16 Para mais, ver: GUVENSEL, O. "The Relationship Among Normative Male Alexithymia, Gender Role Conflict, Men's Non-romantic Relationships With Other Men, and Psychological Well-being", (Tese), Georgia State University, 2016. KARAKIS, E.; LEVANT, R. "Is Normative Male Alexithymia Associated with Relationship Satisfaction, Fear of Intimacy and Communication Quality among Men in Relationships?", *Journal of Men's Studies*, v. 20, nº. 3, pp. 179-86, 2012. MATTILA, A. "Alexithymia in Finnish General Population", (Tese de Doutorado), 2009. MILES, J. "Why Do Men Struggle to Express their Feelings?" Welldoing.org, 2017. RODMAN, S. "Alexithymia: Does My Partner Feel Anything?", *Huffington Post*,

2017. SCHEXNAYDER, C. "The Man Who Couldn't Feel", *Brain World*, 2019. THOMPSON, J. "Normative Male Alexithymia", *In Search of Fatherhood*, 2010.

17 KARAKIS, Emily; LEVANT, Ronald. "Is Normative Male Alexithymia Associated with Relationship Satisfaction, Fear of Intimacy and Communication Quality Among Men in Relationships?", *Journal of Men's Studies*, v. 20, pp. 179-86, 2012. Disponível em: <https://doi.org/10.3149/jms.2003.179>. Acesso em: 13 jan. 2022.

Capítulo 8: Não se desculpe por seus sentimentos

1 "Oh, Sorry: Do British People Really Apologise Too Much?", *YouGov Lifestyle*, 1º jul. 2015. Disponível em: <https://yougov.co.uk/topics/lifestyle/articles-reports/2015/07/01/oh-sorry-do-british-people-apologise-too-much>. Acesso em: 13 jan. 2022.

2 HITCHINGS, Henry. *Sorry! The English and Their Manners*. Londres: John Murray, 2013.

3 BARNES, Julian. *Altos voos e quedas livres*. Trad. de Léa Viveiros de Castro. Rio de Janeiro: Rocco, 2014.

4 PESKIN, Harvey. "Who Has the Right to Mourn?: Relational Deference and the Ranking of Grief", *Psychoanalytic Dialogues*, v. 29, nº. 4, pp. 477-92, 2019. Disponível em: <https://doi.org/10.1080/10481885.2019.1632655>. Acesso em: 13 jan. 2022.

Capítulo 9: A falácia da chegada

1 King's College London, "Prenatal Stress Could Affect Baby's Brain", *ScienceDaily*, 8 out. 2019. Disponível em: <www.sciencedaily.com/releases/2019/10/191008094309.htm>. Acesso em: 13 jan. 2022.

2 European College of Neuropsychopharmacology, "Children of Anxious Mothers Twice as Likely to Have Hyperactivity in Adolescence", *ScienceDaily*, 9 set. 2019. Disponível em: <www.sciencedaily.com/releases/2019/09/190909095021.htm>. Acesso em: 13 jan. 2022.

3 Clipe estrelado por Emma Jerrold e dirigido por Sam Swainsbury, que está, a quem interessar possa, simplesmente brilhante na série *Mum* da BBC. Muito obrigada.

4 Universidade de Liverpool, "Mothers Are Made to Feel Guilty Whether They Breastfeed or Formula Feed their Baby", *ScienceDaily*, 16 nov. 2016. Disponível em: <www.sciencedaily.com/releases/2016/11/161116101900.htm>. Acesso em: 13 jan. 2022.

5   *Daily Mail*, 23 jul. 2010, segundo pesquisadores contratados pela loja de artigos de cama Silentnigh. Disponível em: <https://www.dailymail.co.uk/news/article-1296824/Parents-newborns-miss-SIX-MONTHS-worth-sleep-childs-years.html>. Acesso em: 13 jan. 2022. Enfim, não é uma pesquisa das mais rigorosas, mas mesmo assim é uma leitura bastante assustadora para quem resolve fuçar o Google às três da manhã enquanto tenta acalmar um irritadíssimo miniviking dinamarquês não nativo.

6   RICHTER, David et al. "Long-term Effects of Pregnancy and Childbirth on Sleep Satisfaction and Duration of First-time and Experienced Mothers and Fathers", *Sleep*, v. 42, nº. 4, abr. 2019, p. zsz015. Disponível em: <https://doi.org/10.1093/sleep/zsz015>. Acesso em: 13 jan. 2022.

7   GORDON, A.M.; CHEN, S. "The Role of Sleep in Interpersonal Conflict: Do Sleepless Nights Mean Worse Fights?", *Social Psychological and Personality Science*, v. 5, nº. 2, pp. 168-75, 2014. Disponível em: <https://doi.org/10.1177/1948550613488952>. Acesso em: 13 jan. 2022.

8   GAYNES, B.N. et al. "Perinatal Depression: Prevalence, Screening Accuracy, and Screening Outcomes", Rockville: Agency for Healthcare Research and Quality (AHRQ), Evidence Report/Technology Assessment, nº. 119, 2005.

9   HAGEN, Edward H. "The Functions of Postpartum Depression", *Evolution and Human Behavior*, v. 20, nº. 5, pp. 325-59, set. 1999.

10 PERRY, Bruce. *Born to Love*. Nova York: Harper Paperbacks, 2011.

11 STERN, Daniel. *A constelação da maternidade: o panorama da psicoterapia pais/bebê*. Trad. de Maria Adriana Veríssimo Veronese. Porto Alegre: Artmed, 1997.

12 DOLAN, Paul. *Happy Ever After: Escaping the Myth of the Perfect Life*. Londres: Allen Lane, 2019.

13 Segundo matéria do *The Guardian*, 25 maio 2019. Disponível em: <https://www.theguardian.com/lifeandstyle/2019/may/25/women-happier-without-children-or-a-spouse-happiness-expert>. Acesso em: 13 jan. 2022.

14 Disponível em: <https://www.npr.org/2018/08/13/638202813/you-2-0-when-did-marriage-become-so-hard>. Acesso em: 13 jan. 2022. via FINKEL, Eli J. *The All-or-Nothing Marriage: How the Best Marriages Work*, Boston: Dutton, 2018.

15 Segundo pesquisa da Bupa, empresa de seguros de saúde. Disponível em: <https://www.bupa.com/newsroom/news/lifes-milestones-can-impact-mental-health>. Acesso em: 13 jan. 2022.

16 Essa é a última estimativa do Instituto Nacional de Estatísticas britânico sobre a probabilidade de divórcio entre casais ao longo da vida. Disponível em: <http://

www.ons.gov.uk/ons/rel/vsob1/divorces-in-england-and-wales/2011/sty-what-
-percentage-of-marriages-end-in-divorce.html>. Acessos em: 13 jan. 2022.

17 Segundo dados do Centro de Controle e Prevenção de Doenças dos Estados Unidos. Disponível em: <https://www.theglobeandmail.com/life/relationships/valentines-day/when-it-comes-to-marriage-the-third-times-not-often-the-charm/article32125001/>. Acesso em: 13 jan. 2022.

18 Enquanto escrevia *O segredo da Dinamarca* (LeYa Brasil, 2016), descobri que talvez haja um "gene da felicidade" específico chamado 5-HTT, ou "transportador de serotonina", que é o alvo principal de muitos medicamentos reguladores do humor. O geneticista Niels Tommerup, do Departamento de Medicina Celular e Molecular da Universidade de Copenhague, me contou que a observação da frequência da versão longa do 5-HTT em todo o mundo demonstrou que a população nativa dinamarquesa apresenta, de modo geral, uma concentração mais elevada desse gene. Que azar para o resto de nós.

19 PARSONS, George D.; PASCALE, Richard T. "Crisis at the Summit", *Harvard Business Review*, mar. 2007.

Capítulo 10: A síndrome do topo

1 GLADWELL, Malcolm. *Davi e Golias: a arte de enfrentar gigantes*. Trad. de Ivo Korytowski. Rio de Janeiro: Sextante, 2014.

2 EISENSTADT, J.M. "Parental Loss and Genius", *American Psychologist*, v. 33, nº. 3, pp. 211-23. Disponível em: <https://doi.org/10.1037//0003-066x.33.3.211>. Acesso em: 13 jan. 2022.

3 IREMONGER, Lucille. *The Fiery Chariot: A Study of British Prime Ministers and the Search for Love*. Londres: Secker & Warburg, 1970. Leia mais em: BERRINGTON, Hugh *British Journal of Political Science, JSTOR*, v. 4, nº. 3, pp. 345-69, 1974. Disponível em: <www.jstor.org/stable/193407>. Acesso em: 13 jan. 2022.

4 GOTTMAN, John M. *The Marriage Clinic*. Nova York: Norton Professional Books, 1999; ou leia o resumo em: Disponível em: <https://www.gottman.com/blog/the-magic-relationship-ratio-according-science/>. Acesso em: 13 jan. 2022.

5 PONZETTI JR., James J. "Family Beginnings: A Comparison of Spouses' Recollections of Courtship", *Family Journal*, v. 13, nº. 2, pp.132-8, 1º abr. 2005. Disponível em: <https://doi.org/10.1177/1066480704271249>. Acesso em: 14 jan. 2022.

6 GLASS, J.; SIMON, R.W.; ANDERSSON, M.A. "Parenthood and Happiness: Effects of Work-Family Reconciliation Policies in 22 OECD Countries", *AJS*, v. 122, nº. 3, pp. 886-929, nov. 2016. Disponível em: <https://doi.org/10.1086/688892>.

Acesso em: 14 jan. 2022. PubMed PMID: 28082749; PubMed Central PMCID: PMC5222535.

7   SIMON, Robin W.; CAPUTO, Jennifer. "The Costs and Benefits of Parenthood for Mental and Physical Health in the United States: The Importance of Parenting Stage", *Society and Mental Health*, v. 9, nº. 3, pp. 296-315, 2018. Disponível em: <https://doi.org/10.1177/2156869318786760>. Acesso em: 14 jan. 2022.

8   KAHNEMAN, Daniel et al. "A Survey Method for Characterizing Daily Life Experience: The Day Reconstruction Method", *Science*, pp. 1776-80, 3 dez. 2004.

9   BECKER, C.; KIRCHMAIER, I.; TRAUTMANN, S.T. "Marriage, Parenthood and Social Network: Subjective Well-being and Mental Health in Old Age", *PLoS ONE*, v. 14, nº. 7, e0218704, 2019. Disponível em: <https://doi.org/10.1371/journal.pone.0218704>. Acesso em: 14 jan. 2022.

Capítulo 11: Explore outros pontos de vista

1   Excelente conto, escrito por Charlotte Perkins Gilman e publicado pela primeira vez em 1892, sobre uma mãe de primeira viagem que é encorajada a permanecer na cama devido à sua situação emocional, apesar de o leitor perceber com clareza que a personagem é totalmente sã. Confinada por dias e dias num quarto com papel de parede amarelo, seu mundo começa a se estreitar de tal forma que ela de fato acaba enlouquecendo. GILMAN, Charlotte Perkins. *O papel de parede amarelo*. Trad. de Diogo Henriques. Rio de Janeiro: José Olympio, 2016.

2   O website do *The Guardian* disponibiliza uma excelente linha do tempo de dois milênios, mostrando indivíduos que moldaram o mundo e eventos importantes que definiram a história negra: Disponível em: <https://www.theguardian.com/world/ng-interactive/2020/jul/11/black-history-timeline>. Acesso em: 14 jan. 2022.

3   SUTHERLAND, D. *Raise Your Glasses*, Londres: Macdonald, 1969, p.16.

4   DIXON, Thomas. *Weeping Britannia: Portrait of a Nation in Tears*. Oxford: Oxford University Press, 2015.

5   HEWITT, Rachael. *A Revolution of Feeling*. Londres: Granta, 2017.

6   DARWIN, Charles. *A expressão das emoções no homem e nos animais*. Trad. de Leon de Souza Lobo Garcia. São Paulo: Companhia das Letras, 2009.

7   NORTON, M.I.; Gino, F. "Rituals Alleviate Grieving for Loved Ones, Lovers, and Lotteries", *Journal of Experimental Psychology: General*, v. 143, nº. 1, pp. 266-72, 2014. Disponível em: <https://doi.org/10.1037/a0031772>. Acesso em: 14 jan. 2022.

8   Para mais sobre esse período louco e fascinante, veja: MEHAFFEY, Karen Rae. *The After-Life, Mourning Rituals and the Mid-Victorians*. Laser Writers Publishing, 1993. WINKELMANN, Judith. "Mourning, Majesty, and Mary Lincoln", Historical Society of Quincy and Adams County, ago. 1997.

9   POPKIROV, Stoyan et al. "Different Shell, Same Shock", *BMJ*, v. 359, 2017. Disponível em: <https://doi.org/10.1136/bmj.j5621>. Acesso em: 14 jan. 2022.

10 Duvido que eu consiga um exemplar e suspeito que alguém há muito tempo afanou o que havia na biblioteca da minha escola, mas existe um excelente livro da Cambridge University Press sobre Forster, organizado pelo falecido professor da Universidade de Oxford David Bradshaw, para quem quiser ler mais (e por que não?). BRADSHAW, D. (Org.), *The Cambridge Companion to E.M. Forster*. Cambridge: Cambridge University Press, 2007. Disponível em: <https://doi.org/10.1017/CCOL0521834759>. Acesso em: 14 jan. 2022.

11 Dados de FactCheck Q&A: How Posh is Parliament? [Qual é a classe social do Parlamento?] Disponível em: <https://www.channel4.com/news/factcheck/factcheck-qa-how-posh-is-parliament>. Acesso em: 14 jan. 2022.

12 A Sutton Trust é uma organização de pesquisa e políticas que busca identificar a fundo as causas da baixa mobilidade social e promover soluções efetivas por meio da educação e do emprego. Acesse <https://www.suttontrust.com/our-research/parliamentary-privilege-2019/> e <https://www.suttontrust.com/our-research/sutton-trust-cabinet-analysis-2020/>. Acessos em: 14 jan. 2022.

13 No momento em que escrevo este livro, 32 dos 55 primeiros-ministros do Reino Unido frequentaram um internato, tendo vinte deles estudado no Eton College.

    Disponível em: <https://en.wikipedia.org/wiki/List_of_prime_ministers_of_the_United_Kingdom_by_education>. Acessos em: 14 jan. 2022.

14 Boris Johnson tinha onze anos quando foi matriculado num internato, enquanto o ex-primeiro-ministro britânico David Cameron tinha sete quando começou a frequentar um colégio interno.

15 Disponível em: <https://www.theguardian.com/commentisfree/2019/nov/07/boarding-schools-boris-johnson-bullies>. Acessos em: 14 jan. 2022.

16 SCHAVERIEN, Joy. "Boarding School Syndrome: Broken Attachments a Hidden Trauma", *British Journal of Psychotherapy*, v. 27, pp. 138–55, 2011. Disponível em: <https://doi.org/10.1111/j.1752-0118.2011.01229.x>. Acesso em: 14 jan. 2022.

17 Jamais vou me esquecer da sensacional avó do meu primeiro namorado de faculdade, que perguntou a ele, muito séria: "E quantos durinhos você já recebeu este semestre?" Eu enrubesci, fiquei da cor de uma beterraba. "Seis", meu namorado respondeu. A avó torceu o nariz. Eu quis muito ser tragada pelo chão. O namorado, depois, me explicou que a avó estava se referindo aos convites formais de

aniversário de seus colegas, geralmente impressos em papel-cartão bem rígido. E não, para ser bem clara, a ereções. Vivendo e aprendendo...

18 CHURCHILL, Winston. *Minha mocidade*. Trad. de Carlos Lacerda. Rio de Janeiro: HaperCollins, 2021.

19 TOYE, Richard. *Churchill's Empire: The World That Made Him and the World He Made*. Nova York: Henry Holt, 2010. Veja também HEYDEN, Tom. "The 10 Greatest Controversies of Winston Churchill's Career", *BBC News Magazine*, 26 jan. 2015, para um excelente resumo.

20 DIXON, Thomas. *Weeping Britannia: Portrait of a Nation in Tears*. Oxford: Oxford University Press, 2015, fig. 38.

21 LARKIN, Philip. "The Mower", *Collected Poems*. Londres: Faber and Faber, 2003.

22 Ainda assim, nem todo mundo embarcou. Dixon relembra que em 1998 o colunista Richard Littlejohn se opôs a uma pausa de dois minutos de silêncio pelo primeiro aniversário de morte da princesa Diana, descrevendo o luto do ano anterior como uma "perigosa histeria em massa" e "uma revoltante orgia de incontinência emocional". Que gracinha, ele.

23 DIXON, *Weeping Britannia*, p. 310.

Capítulo 12: Explore ainda mais pontos de vista

1 RUSSELL, Helen. *The Atlas of Happiness: The Global Secrets of How to be Happy*, Londres: Two Roads, 2018.

2 DURKHEIM, Émile. *As formas elementares da vida religiosa*. Trad. de Paulo Neves. São Paulo: Martins Fontes, 1996.

3 EVANS, Stephen. "The Employees Shut Inside Coffins", *BBC News*, Seoul, 14 dez. 2015.

4 BROWN, A. et al. "Exploring the Expression of Depression and Distress in Aboriginal Men in Central Australia: A Qualitative Study", *BMC Psychiatry*, 1º ago. 2012, v. 12, nº. 97. Disponível em: <https://doi.org/10.1186/1471-244X-12-97>. Acesso em: 14 jan. 2022.

5 *The Health and Welfare of Australia's Aboriginal and Torres Strait Islander Peoples*, Australian Institute of Health and Welfare, 2015.

6 Eis a *haka* composta pelo dr. Ken Kennedy, por Koro Tini e Jamus Webster: *Haka Koiora –* **Haka pela vida.** *Paiahahā, Paiahahā* (**Atenção! Atenção!**) *He aha rā ka*

tāpaea ngā mahi kikino (**Por que esperamos algo ruim acontecer**) *Ki te kūkūtia tātou katoa e?* (**Para nos unir?**) *Ia ha! E oho, kia tika rā* (**Acorde, seja verdadeiro!**) *Unuhia ngā here o te kino* (**Liberte-se de coisas ruins como**) *Whakatakē, whakaparahako e* (**Negatividade e desdém pelos outros**) *Ko te pūtake o te whakaaro, he kaikir* (**pois o principal fator é o racismo**) *Takatakahia Hi* (**Esmague-o**) *Wherawherahia Hi* (**Livre-se dele**) *Kia tū te tangata koia anake* (**Para que reste apenas o que você é de verdade**) *Ko au, Ko koe, ko koe, ko au, ko tāua e* (**Eu sou você, você sou eu, nós somos um**) *Ko te mea nui o te ao* (**A melhor coisa deste mundo**) *He Tangata, He Tangata, He Tangata e* (**São as pessoas, as pessoas, as pessoas**).

7   NGOMANE, Nompumelelo Mungi *Everyday Ubuntu*, Londres: Bantam Press, 2019.

8   O incidente mais grave de agressão ocorrido no ano em que Lutz passou a estudar essa população, no fim da década de 1970, envolveu "um homem tocando o ombro de outro, violação que resultou no pagamento imediato de uma severa multa". DE LUTZ, Catherine. "The Domain of Emotion Words on Ifaluk", *American Ethnologis*, v. 9, nº. 1, pp. 113-28. Disponível em: <JSTOR, www.jstor.org/stable/644315>. Acesso em: 14 jan. 2022.

9   KUNDERA, Milan. *O livro do riso e do esquecimento*. Trad. de Teresa Bulhões Carvalho da Fonseca. São Paulo: Companhia das Letras, 2008.

10 "Participants Ease Stress Levels at Crying Events" [Participantes de eventos de choro aliviam os níveis de estresse], *Japan Times*, 22 jun. 2013.

11 WEBB, Emily. "The 'Handsome Weeping Boys' Paid to Wipe away Your Tears", *Outlook*, BBC World Service, 25 ago. 2016.

12 A palavra russa *toská* é mais bem explicada por Vladimir Nabokov como "uma sensação de grande angústia espiritual, com frequência sem razão específica. Num nível menos mórbido, é uma dor indistinta na alma, um desejo sem nada a desejar, um desalento, uma vaga inquietação, um espasmo mental, um anseio. Em casos particulares, pode ser o desejo por algo específico, uma nostalgia, uma dor de amor. Num nível mais básico, pode ser um fastio, um tédio". *Dusha naraspashku* – ou "alma relaxada": Disponível em: <https://www.goodreads.com/quotes/309633-toska---noun-t--sk---russian-word-roughly-translated-as>. Acesso em: 14 jan. 2022.

13 BARTO, Agniya. "Bunny Poem": "Certo dia, um menininho avoado largou o pobre coelhinho debaixo de chuva. O que o coelhinho podia fazer? Acabou todo ensopado".

14 Alerta de *spoiler* para GOLYAVKIN, Viktor. *My Kind Father*, 1963.

Capítulo 13: O ponto da virada

1. CHANDOLA, T. et al. "Are Flexible Work Arrangements Associated with Lower Levels of Chronic Stress-Related Biomarkers? A Study of 6025 Employees in the UK Household Longitudinal Study", *Sociology*, v. 53, nº. 4, pp. 779-99, 2019. Disponível em: <https://doi.org/10.1177/0038038519826014>. Acesso em: 14 jan. 2022.

2. Disponível em: <https://www.who.int/mental_health/evidence/burn-out/en/>. Acesso em: 14 jan. 2022.

3. WATERS, F. et al. "Severe Sleep Deprivation Causes Hallucinations and a Gradual Progression Toward Psychosis With Increasing Time Awake", *Frontiers in Psychiatry*, v. 9, p. 303, 2018. Disponível em: <https://doi.org/10.3389/fpsyt.2018.00303>. Acesso em: 14 jan. 2022.

4. Ibid.

5. CARLAT, Daniel J. "Dr Robert Spitzer: A Personal Tribute", *Clinical Psychiatry News*, 11 jan. 2016. Disponível em: <https://www.mdedge.com/psychiatry/article/105698/dr-robert-spitzer-personal-tribute>. Acesso em: 14 jan. 2022. Também vale a pena ler: CARLAT, Daniel. *Unhinged: The Trouble with Psychiatry – A Doctor's Revelations about a Profession in Crisis*. Nova York: Free Press, 2010, pp. 53-4.

6. KESSLER, R.C. et al. "Lifetime Prevalence and Age-of-Onset Distributions of DSM-IV Disorders in the National Comorbidity Survey Replication", *Archives of General Psychiatry*, v. 62, nº. 6, pp. 593-602, jun. 2005. KESSLER, R.C. et al. "Prevalence, Severity, and Comorbidity of 12-month DSM-IV Disorders in the National Comorbidity Survey Replication", *Archives of General Psychiatry*, v. 62, nº. 6, pp. 617-27, jun. 2005. Para um ótimo resumo, leia "The Prevalence and Treatment of Mental Illness Today", *Harvard Mental Health Letter*, mar. 2014. Disponível em: <https://www.health.harvard.edu/mind-and-mood/the-prevalence-and-treatment-of-mental-illness-today>. Acesso em: 14 jan. 2022.

7. Organização Mundial da Saúde, "Mental Disorders Affect One in Four People: World Health Report", 2001. Disponível em: <https://www.who.int/whr/2001/media_centre/press_release/en/>. Acesso em: 14 jan. 2022.

8. BROWN, G.W.; BHROLCHAIN, M.N.; HARRIS, T. "Social Class and Psychiatric Disturbance among Women in an Urban Population", *Sociology*, v. 9, nº. 2, pp. 225-54, 1975. Disponível em: <https://doi.org/10.1177/003803857500900203>. Acesso em: 14 jan. 2022.

Capítulo 14: Buscando ajuda profissional

1. Disponível em: <http://cphpost.dk/?p=73178>. Acesso em: 14 jan. 2022.

2   Segundo o professor Anders Petersen, da Universidade de Aalborg.

3   "NHS Prescribed Record Number of Antidepressants Last Year", *BMJ*, v. 364, 29 mar. 2019. Disponível em: <https://doi.org/10.1136/bmj.l1508>. Acesso em: 14 jan. 2022.

4   JEFFRIES, Stuart. "Happiness is Always a Delusion", *The Guardian*, 19 jul. 2006.

5   COWEN, Philip. "Serotonin and Depression: Pathophysiological Mechanism or Marketing Myth?", *Trends in Pharmacological Sciences*, v. 29, pp. 433-6, 2008. Disponível em: <https://doi.org/10.1016/j.tips.2008.05.004>. Acesso em: 14 jan. 2022.

6   EVELEIGH, R. et al. "'Patients' Attitudes to Discontinuing Not-indicated Long-term Antidepressant Use: Barriers and Facilitators", *Therapeutic Advances in Psychopharmacology*, 2019. Disponível em: <https://doi.org/10.1177/2045125319872344>. Acesso em: 14 jan. 2022.

7   Ibid.

8   WOOD, J.V.; PERUNOVIC, W.Q. Elaine; LEE, J.W. "Positive Self-Statements: Power for Some, Peril for Others", *Psychological Science*, v. 20, nº. 7, pp. 86-66, 2009. Disponível em: <https://doi.org/10.1111/j.1467-9280.2009.02370.x>. Acesso em: 14 jan. 2022.

9   HUNG, Ching-I; LIU, Chia-Yih; CHING-Hui, Yang, "Untreated Duration Predicted the Severity of Depression at the Two-year Follow-up Point", *PLoS ONE*, v. 12, e0185119, 2017. Disponível em: <https://doi.org/10.1371/journal.pone.0185119>. Acesso em: 14 jan. 2022.

10 HOLLIS, James. *Encontrando significado na segunda metade da vida*. Trad. de Grace Khawali. São Paulo: Novo Século, 2011.

11 SAMUEL, Julia. *Grief Works: Stories of Life, Death and Surviving*. Londres: Penguin, 2017, p. 165.

12 PERRY, Philippa. *O livro que você gostaria que seus pais tivessem lido*. Trad. de Guilherme Miranda. Rio de Janeiro: Fontanar, 2020.

Capítulo 15: O sistema de duplas

1   "Buddy system", *Merriam-Webster.com Dictionary*, Merriam-Webster. https://www.merriam-webster.com/dictionary/buddy%20system. Acesso: 31 jan. 2020.

2   PERRY, Bruce; SZALAVITZ, Maia. *O menino criado como cão*. Trad. de Vera Caputo. São Paulo: nVersos, 2020.

3   O transtorno de ansiedade social afeta aproximadamente 15 milhões de norte-americanos adultos e é o segundo transtorno de ansiedade mais diagnosticado, seguido de fobias específicas. Disponível em: <https://adaa.org/understanding-anxiety/social-anxiety-disorder>. Acesso em: 14 jan. 2022.

4   GRAVES, Robert. *Good-Bye to All That*: An Autobiography, publicado pela primeira vez em 1929.

5   Pesquisa conduzida pela empresa Face for Business, conforme publicada na *HR Review* em 17 de maio de 2019. Disponível em: <https://www.hrreview.co.uk/hr-news/phone-fear-affects-over-half-of-uk-office-workers/116192>. Acesso em: 14 jan. 2022.

6   GILOVICH, T.; MEDVEC, V.H.; SAVITSKY, K. "The Spotlight Effect in Social Judgment: An Egocentric Bias in Estimates of the Salience of one's own Actions and Appearance", *Journal of Personality and Social Psychology*, v. 78, nº. 2, pp. 211-22, 2000. Disponível em: <https://doi.org/10.1037/0022-3514.78.2.211>. Acesso em: 14 jan. 2022.

7   BOOTHBY, E.J. et al. "The Liking Gap in Conversations: Do People Like Us More Than We Think?", *Psychological Science*, v. 29, nº. 11, pp. 1742-56, 2018. Disponível em: <https://doi.org/10.1177/0956797618783714>. Acesso em: 14 jan. 2022.

8   National Academies of Sciences, "Social Isolation and Loneliness in Older Adults: Opportunities for the Health Care System", 27 fev. 2020.

9   LIM, Michelle et al. "Loneliness Over Time: The Crucial Role of Social Anxiety", *Journal of Abnormal Psychology*, v. 125, 2016. Disponível em: <https://doi.org/10.1037/abn0000162>. Acesso em: 14 jan. 2022.

10 CONKLIN, Annalijn I. et al. "Social Relationships and Healthful Dietary Behaviour: Evidence from Over-50s in the EPIC Cohort, UK", *Social Science and Medicine*, pp. 167-75, jan. 2014.

11 HOLT-LUNSTAD, J.; SMITH, T.B.; LAYTON, J.B. "Social Relationships e Mortality Risk: A Meta-analytic Review", *PLoS Med*, v. 7, nº. 7, e1000316, 2010. Disponível em: <https://doi.org/10.1371/journal.pmed.1000316>. Acesso em: 14 jan. 2022.

12 Qualquer pessoa que vivencie pensamentos semelhantes deve contatar um médico. No Brasil, o CVV (Centro de Valorização da Vida) realiza apoio emocional e prevenção do suicídio, atendendo voluntária e gratuitamente todas as pessoas que queiram e precisem conversar, sob total sigilo, por telefone, e-mail e chat 24 horas, todos os dias. Ligue para 188 ou acesse <www.cvv.org.br>. Acesso em: 14 jan. 2022.

13 Disponível em: <https://www.mhanational.org/peer-support-research-and-reports>. Acesso em: 14 jan. 2022.

14 WELLMAN, Barry; Wortley, Scot. "Different Strokes From Different Folks: Community Ties and Social Support", *American Journal of Sociology*, v. 96, 1990. Disponível em: <https://doi.org/10.1086/229572>. Acesso em: 14 jan. 2022.

15 Co-Op and the Red Cross, "Trapped in a Bubble: An Investigation into Triggers for Loneliness in the UK", 2016. PDF do relatório disponível em: <https://www.co-operative.coop/media/news-releases/lonely-life-stages-new-study-reveals-triggers-for-loneliness-epidemic-in-the-UK>. Acesso em: 14 jan. 2022.

16 ANDERSON, G. Oscar; Thayer, Colette E. *Loneliness and Social Connections: A National Survey of Adults 45 and Older* AARP Research, set. 2018. Disponível em: <https://doi.org/10.26419/res.00246.001>. Acesso em: 14 jan. 2022.

17 RUSSELL, D. "UCLA Loneliness Scale (Version 3): Reliability, Validity, and Factor Structure", *Journal of Personality Assessment*, v. 66, pp. 20-40, 1996. Descrição da escala: questionário de vinte itens elaborado para avaliação de sensações subjetivas de solidão e sentimentos de isolamento social. Os participantes assinalam cada item numa escala de 1 (Nunca) a 4 (Sempre).

18 Tema de abertura da novela australiana *Neighbours* [vizinhos] (melodia de Tony Hatch e letras de Jackie Trent), votada como a música-tema televisiva mais reconhecida no mundo. E sim: pretendo fazer referência a *Neighbours* em todos os meus livros. É o oposto dos *Easter Egg* intermináveis...

19 No Reino Unido, os homens atualmente têm direito a até 37 semanas de licença-paternidade compartilhada, com remuneração integral. Na prática, porém, muitos limitam esse período à clássica marca de duas semanas, em grande parte devido a normas culturais e pressões econômicas, visto que – bocejo – os homens ainda ganham mais que as mulheres em quase todas as áreas (AINDA! Em 2021!). A bem da verdade, o Reino Unido está entre os países ricos que menos favorecem as famílias, segundo uma estimativa do Unicef sobre políticas em cuidados infantis e licença parental (*Are the World's Richest Countries Family Friendly? Policy in the OECD and EU 2019*; relatório da Unicef disponível para download em PDF em: <https://www.unicef-irc.org/family-friendly>. Acesso em: 14 jan. 2022. Suécia, Noruega, Islândia, Estônia e Portugal são os países da OCDE e da UE com políticas que mais favorecem as famílias). E o pior país? Os Estados Unidos, onde os pais não recebem nenhum auxílio financeiro e onde uma em cada quatro mulheres retorna ao trabalho dez dias após o parto (segundo a pesquisa do American College of Obstetricians and Gynecologists [Colégio Americano de Ginecologia e Obstetrícia] *ACOG Postpartum Toolkit: Returning to Work and Paid Leave*, disponível para download em PDF em: <https://www.acog.org/>. Acesso em: 14 jan. 2022). No momento em que escrevo este livro, os Estados Unidos são um dos apenas dois países em que a licença-maternidade remunerada não é obrigatória. No outro extremo, a Estônia oferece às parturientes 85 semanas de licença-maternidade com remuneração integral.

20 Disponível em: <https://www.huffingtonpost.co.uk/entry/samaritans-teams-up-with-hairdressers-to-highlight-the-life-saving-power-of-listening_uk_5975b8b5e4b0e79ec19a6125?guccounter=1>. Acesso em: 14 jan. 2022.

21 Disponível em: <https://publications.parliament.uk/pa/cm201617/cmselect/cmhealth/300/30005.htm>. Acesso em: 14 jan. 2022. O custo de um suicídio é estimado em 1,7 milhão de libras. O custo direto é o custo dos serviços utilizados pelo indivíduo até o suicídio e dos serviços imediatamente posteriores a sua morte, e inclui, por exemplo, visitas não subsidiadas de clínicos gerais, medicações prescritas, terapias, despesas funerárias, custas judiciais, utilização de serviços de emergência, acionamento de seguros e serviços médicos. O custo indireto é o custo de cada suicídio para a sociedade, que inclui tempo de trabalho perdido e perda de produção ocasionada pela redução da força de trabalho. Além desses, há o custo humano, ou seja, os anos de vida sem incapacidades funcionais perdidos, além da dor e do luto vivenciados pela família e pelos amigos. KNAPP, M.; MCDAID, D.; PARSONAGE, M. *Mental Health Promotion and Mental Illness Prevention: The Economic Case*. Department of Health, PSSRU, London School of Economics and Political Science, 2011.

22 Disponível em: <https://www.who.int/news-room/detail/09-09-2019-suicide-one-person-dies-every-40-seconds>. Acesso em: 14 jan. 2022.

23 Disponível em: <https://www.thecalmzone.net/help/get-help/suicide/>. Acesso em: 14 jan. 2022.

24 US Centers for Disease Control and Prevention (CDC), *Data & Statistics Fatal Injury Report for 2018*. Disponível em: <https://www.cdc.gov/>. Acesso em: 14 jan. 2022.

25 Disponível em: <https://www.theconfessproject.com>. Acesso em: 14 jan. 2022.

26 Disponível em: <https://www.ons.gov.uk/peoplepopulationandcommunity/birthsdeathsandmarriages/deaths/bulletins/suicidesintheunitedkingdom/2018registrations>. Acesso em: 14 jan. 2022.

27 Disponível em: <https://www.menshealthforum.org.uk/key-data-mental-health>. Acesso em: 14 jan. 2022.

Capítulo 16: Rede de apoio necessária

1 KAY, Adam. *This Is Going to Hurt*, Londres: Picador, 2017.

2 Curiosamente, o divórcio entre médicos é menos comum do que entre os profissionais de fora da área de saúde. As médicas exibem um número substancialmente maior de divórcios que os médicos, o que pode se dever em parte à discrepância em termos de horas de trabalho, segundo um estudo publicado em 2015 no *British Medical Journal* (*BMJ*, 2015; 350:h706). Aparentemente, são os policiais que se destacam no ranking da desarmonia doméstica – daí a frase: *"Join the force, get a divorce!"* [Junte-se à corporação, arrume um divórcio!] (Eu sou só a mensageira, está bem...?)

3   SANDSTROM, G.M.; DUNN, E.W. "Is Efficiency Overrated?: Minimal Social Interactions Lead to Belonging and Positive Affect", *Social Psychological and Personality Science*, v. 5, nº. 4, pp. 437-42, 2014. Disponível em: <https://doi.org/10.1177/1948550613502990>. Acesso em: 14 jan. 2022.

4   SMALL, Mario. "Weak Ties and the Core Discussion Network: Why People Regularly Discuss Important Matters with Unimportant Alters", *Social Networks*, v. 35, pp. 470-83, 2013. Disponível em: <https://doi.org/10.1016/j.socnet.2013.05.004>. Acesso em: 14 jan. 2022.

Parte III: O que fazer quando estamos tristes

Capítulo 17: Tome suas vitaminas culturais

1   RAUSCHER, F.; SHAW, G.; KY, C. "Music and Spatial Task Performance", *Nature*, v. 365, nº. 611, 1993. Disponível em: <https://doi.org/10.1038/365611a0>. Acesso em: 14 jan. 2022.

2   CHANG, Mei-Yueh; CHEN, Chung-Hey; HUANG, Kuo-Feng. "Effects of Music Therapy on Psychological Health of Women during Pregnancy", *Journal of Clinical Nursing*, v. 17, pp. 2580-87, 2008. Disponível em: <https://doi.org/10.1111/j.1365-2702.2007.02064.x>. Acesso em: 14 jan. 2022.

3   Camundongos CBA que receberam enxerto cardíaco de camundongos B6 e foram expostos a óperas e melodias de Mozart tiveram sobrevida significativamente prolongada com os aloenxertos (tempo médio de sobrevivência [TSM] de 26,5 e 20 dias, respectivamente), em comparação aos expostos a uma única frequência sonora (100, 500, 1000, 5000, 10.000, ou 20.000 Hz) ou músicas da Enya (TMS, 7,5; 8; 9 8, ;7,5; 8,5 e 11 dias, respectivamente).

4   UCHIYAMA, M. et al. "Auditory Stimulation of Opera Music Induced Prolongation of Murine Cardiac Allograft Survival and Maintained Generation of Regulatory $CD4^+CD25^+$ Cells", *Journal of Cardiothoracic Surgery*, v. 7, nº. 26. Disponível em: <https://doi.org/10.1186/1749-8090-7-26>. Acesso em: 14 jan. 2022.

5   MILLGRAM, Y. et al. "Sad as a Matter of Choice? Emotion- Regulation Goals in Depression", *Psychological Science*, v. 26, nº. 8, pp. 1216-28, 2015. Disponível em: <https://doi.org/10.1177/0956797615583295>. Acesso em: 14 jan. 2022. YOON, S. et al. "Why do Depressed People Prefer Sad Music?", *Emotion*, v. 20, nº. 4, 2019. Disponível em: <https://doi.org/10.1037/emo0000573>. Acesso em: 14 jan. 2022.

6   VAN DEN TOL, A.J.M.; EDWARDS, J. "Exploring a Rationale for Choosing to Listen to Sad Music When Feeling Sad", *Psychology of Music*, 2013. Disponível em: <https://doi.org/10.1177/0305735611430433>. Acesso em: 14 jan. 2022.

7   Voluntários do Reino Unido, da Alemanha, Polônia, Holanda, França, Dinamarca e Suécia responderam a uma pesquisa on-line elaborada pela Sonos para avaliar como a música afeta nossa vida.

8   PEARCE, Eiluned LAUNAY, Jacques; DUNBAR, Robin I.M. "The Ice-Breaker Effect: Singing Mediates Fast Social Bonding", *Royal Society Open Science*, out. 2015. Disponível em: <http://doi.org/10.1098/rsos.150221>. Acesso em: 14 jan. 2022. WEINSTEIN, Daniel A. et al. "Singing and Social Bonding: Changes in Connectivity and Pain Threshold as a Function of Group Size", *Evolution and Human Behavior*, v. 37, nº. 2, pp. 152-8, mar. 2016.

9   BOLWERK, A. et al. "How Art Changes Your Brain: Differential Effects of Visual Art Production and Cognitive Art Evaluation on Functional Brain Connectivity", *PLoS ONE*, v. 9, nº. 7, e101035, 2014. Disponível em: <https://doi.org/10.1371/journal.pone.0101035>. Acesso em: 14 jan. 2022.

10 FANCOURT, Daisy; WILLIAMON, Aaron. "Attending a Concert Reduces Glucocorticoids, Progesterone and the Cortisol/DHEA Ratio", *Public Health*, 2016. Disponível em: <https://doi.org/10.1016/j.puhe.2015.12.005>. Acesso em: 14 jan. 2022.

11 O Art Fund, fundo de apoio às artes do Reino Unido, criou um novo programa de financiamento em resposta à covid-19: <artfund.org> – encontre a instituição mais próxima que seja do seu interesse e ajude-a, se puder.

12 Pseudônimo de Marie-Henri Beyle, escritor francês do século XIX que, como precursor de Madonna e Kylie, decidiu que um único nome bastava e optou por Stendhal. Em 1817, numa ida à Itália, Stendhal visitou a Basílica de Santa Cruz e olhou fixamente para o afresco das Sibilas de Volterrano. "Eu já estava numa espécie de êxtase", escreve ele, "com a ideia de estar em Florença e a proximidade dos grandes homens cujos túmulos acabara de ver. Absorto na contemplação daquela beleza sublime, eu a vi de perto – toquei-a, por assim dizer. Havia chegado àquele ponto de emoção em que as sensações celestiais das belas artes encontram os sentimentos de paixão. Ao sair de Santa Cruz, tive palpitações (o que em Berlim se chama de ataque de nervos); a vida saiu de mim, e fui caminhando com medo de cair." BAMFORTH, Iain. "Stendhal's Syndrome", *British Journal of General Practice*, v. 60, nº. 581, pp. 945-6, 2010. Disponível em: <https://doi.org/10.3399/bjgp10X544780>. Acesso em: 14 jan. 2022.

13 *No Health without Public Mental Health: The Case for Action*, Royal College of Psychiatrists Position Statement PS4/2010. Para baixar o PDF, acesse: <https://www.networks.nhs.uk/news/no-health-without-public-mental-health-the-case-for-action>. Acesso em: 14 jan. 2022.

14 STICKLEY, Theodore; HUI, Ada. "Social Prescribing through Arts on Prescription in a UK City: Participants' Perspectives (Part 1)", *Public Health*, julho de 2012, 126, 574–9. Disponível em: <https://doi.org/10.1016/j.puhe.2012.04.002>. Acesso em: 14 jan. 2022.

15 Embora no início a prescrição social tenda a ocasionar custos, devido às despesas de organização, no médio e longo prazos ela proporciona uma estratégia rentável. O Rotherham CGG, Grupo de Comissionamento Clínico de Rotherham, projeta em cinco anos um retorno de 3,38 libras para cada libra investida, de acordo com a organização All-Party Parliamentary Group on Arts, Health and Wellbeing, *Creative Health: The Arts for Health and Wellbeing*, 2017. Ver também MCDAID, D.; PARK, A., *Investing in Arts on Prescription: An Economic Perspective*, London School of Economics, 2013.

16 BRANDLING, J.; HOUSE, W. *Investigation into the Feasibility of a Social Prescribing Service in Primary Care: A Pilot Project*, University of Bath, Bath and North East Somerset NHS Primary Care Trust, 2007.

17 Disponível em: <https://www.arts.gov.au/national-arts-and-health-framework>. Acesso em: 14 jan. 2022.

18 All-Party Parliamentary Group on Arts, Health and Wellbeing, *Creative Health*.

19 BRINKMANN, Svend. *Stå fast*. Copenhage: Gyldendal Business, 2014; edição britânica: *Standpoints*. Cambridge: Polity, 2017.

Capítulo 18: Leia de tudo e mais um pouco

1 BERNS, Gregory S. et al. "Short- and Long-Term Effects of a Novel on Connectivity in the Brain", *Brain Connectivity*, pp. 590-600, dez. 2013. Disponível em: <http://doi.org/10.1089/brain.2013.0166>. Acesso em: 14 jan. 2022.

2 KIDD, D.; CASTANO, E. "Reading Literary Fiction and Theory of Mind: Three Preregistered Replications and Extensions of Kidd and Castano (2013)", *Social Psychological and Personality Science*, v. 10, nº. 4, pp. 522-31, 2019. Disponível em: <http://doi.org/10.1177/1948550618775410>. Acesso em: 14 jan. 2022.

3 DE BOTTON, Alain. *A Velocity of Being: Letters to a Young Reader*. Nova York: Enchanted Lion Books, 2019.

4 TÓIBÍN, Colm. *Guardian*, 20 fev. 2010.

5 BALLARD, J.G. *Milagres da vida: de Shanghai a Shepperton: uma autobiografia*. Trad. de Isa Mara Lando. São Paulo: Companhia das Letras, 2009. Ballard, na adolescência, chegou a trabalhar num campo de prisioneiros japonês, depois frequentou um internato e foi estudar medicina. Então o restante de sua vida também não foi moleza. No entanto, se quisermos assumir a abordagem "herói de nossa própria jornada", é com o aspecto trabalho + paternidade que me relaciono.

6 Jean em ALCOTT, Louisa May. *Behind a Mask*, 1866.

7   Recomendo TOMALIN, Claire. *The Life and Death of Mary Wollstonecraft*. Londres: Penguin, 1992, e TODD, Janet. *Mary Wollstonecraft: A Revolutionary Life*. Londres: Bloomsbury, 2014.

8   NOAH, Trevor. *Nascido do crime*. Trad. de Fernanda de Castro Daniel. Rio de Janeiro: Verus, 2020.

9   *Janteloven* ou Lei de Jante é um código de conduta conhecido nos países nórdicos, caracterizado pelos princípios de que o indivíduo não deve ser exibido demais, nem achar que é especial, nem se destacar – o excesso de ambição pessoal é visto como indigno e inadequado. As dez regras da Lei de Jante foram estabelecidas pela primeira vez em 1933 pelo autor dinamarquês-norueguês Aksel Sandemose, no romance *A Fugitive Crosses His Tracks* [Um fugitivo cruza seus rastros], mas as atitudes em si remontam a muito antes. As dez regras são: você não pensará que é especial; não pensará que está no mesmo patamar que nós; não pensará que é mais inteligente que nós; não imaginará que é melhor que nós; não pensará que sabe mais que nós; não pensará que é mais importante que nós; não pensará que é bom em alguma coisa; não rirá de nós; não pensará que alguém se importa com você; não pensará que pode nos ensinar alguma coisa.

10 WALLMAN, James. *Stuffocation*. Londres: Penguin, 2015.

11 As dezessete etapas da jornada do herói elencadas por Joseph Campbell em *O herói de mil faces* (Trad. de Adail Ubirajara Sobral. São Paulo: Cultrix, 1970) são:
    O chamado da aventura;
    A recusa do chamado;
    O auxílio sobrenatural;
    A passagem pelo primeiro limiar;
    O ventre da baleia;
    O caminho de provas;
    O encontro com a deusa;
    A mulher como tentação;
    A sintonia com o pai;
    Apoteose;
    A bênção última;
    A recusa do retorno;
    A fuga mágica;
    O resgate com auxílio eterno;
    A passagem pelo limiar do retorno;
    Senhor dos dois mundos;
    Liberdade para viver.

12 WILLIAMS, C. "The Hero's Journey: A Mudmap for Change", *Journal of Humanistic Psychology*, v. 59, nº. 4, pp. 522-39, 2019. Disponível em: <https://doi.org/10.1177/0022167817705499>. Acesso em: 14 jan. 2022.

13 WALLMAN, James. *Time and How to Spend It*. Londres: Penguin Life, 2019.

14 BAUER, Jack; MCADAMS, Dan; PALS, Jennifer. "Narrative Identity and Eudaimonic Well-being", *Journal of Happiness Studies*, v. 9, pp. 81-104, 2008. Disponível em: <https://doi.org/10.1007/s10902-006-9021-6>. Acesso em: 14 jan. 2022.

Capítulo 19: Saia de casa (e mexa o corpo)

1 HARLEY, Trevor. *The Psychology of Weather*. Londres: Routledge, 2018.

2 WEI, W. et al. "Regional Ambient Temperature is Associated with Human Personality", *Nature Human Behaviour*, v. 1, pp. 890-95, 2017. Disponível em: <https://doi.org/10.1038/s41562-017-0240-0>. Acesso em: 14 jan. 2022.

3 KINGMA, B.; VAN MARKEN LICHTENBELT, W. "Energy Consumption in Buildings and Female Thermal Demand", *Nature Climate Change*, v. 5, pp. 1054-6, 2015. Disponível em: <https://doi.org/10.1038/nclimate2741>. Acesso em: 14 jan. 2022.

4 Conforme relatado no programa *Today*, da BBC Radio 4, 13 mar. 2013.

5 Disponível em: <https://www.nytimes.com/2009/01/29/us/politics/29whitehouse.html?_r=0>. Acesso em: 14 jan. 2022.

6 CUNNINGHAM, M.R. "Weather, Mood, and Helping Behavior: Quasi Experiments with the Sunshine Samaritan", *Journal of Personality and Social Psychology*, v. 37, nº. 11, pp. 1947-56, 1979. Disponível em: <https://doi.org/10.1037/0022-3514.37.11.1947>. Acesso em: 14 jan. 2022.

7 PIFF, P.K. et al. "Awe, the Small Self, and Prosocial Behavior", *Journal of Personality and Social Psychology*, v. 108, nº. 6, pp. 883-99, 2015. Disponível em: <https://doi.org/10.1037/pspi0000018>. Acesso em: 14 jan. 2022.

8 LI, Qing. "Introduction to the Japanese Society of Forest Medicine". Disponível em: <http://forest-medicine.com/epage01.html>. Acesso em: 14 jan. 2022.

9 FARROW, M.R.; WASHBURN, K. "A Review of Field Experiments on the Effect of Forest Bathing on Anxiety and Heart Rate Variability", *Global Advances in Health and Medicine*, 2019. Disponível em: <https://doi.org/10.1177/2164956119848654>. Acesso em: 14 jan. 2022. MORITA, E. et al. "Psychological Effects of Forest Environments on Healthy Adults: Shinrin-yoku (forest-air bathing, walking) as a Possible Method of Stress Reduction", *Public Health*, v. 121, pp. 54-63, 2007. Disponível em: <https://doi.org/10.1016/j.puhe.2006.05.024>. Acesso em: 14 jan. 2022.

10 LI, Q. et al. "Forest Bathing Enhances Human Natural Killer Activity and Expression of Anti-Cancer Proteins", *International Journal of Immunopathology and Pharmacology*, v. 20, pp. 3-8, 2007. Disponível em: <https://doi.org/10.1177/03946320070200S202>. Acesso em: 14 jan. 2022.

11   LI, Q. et al. "Effect of Phytoncide from Trees on Human Natural Killer Cell Function", *International Journal of Immunopathology and Pharmacology*, pp. 951-9, 2009. Disponível em: <https://doi.org/10.1177/039463200902200410>. Acesso em: 14 jan. 2022.

12   TWOHIG-BENNETT, Caoimhe; JONES, Andy. "The Health Benefits of the Great Outdoors: A Systematic Review and Meta-analysis of Greenspace Exposure and Health Outcomes", *Environmental Research*, v. 166, pp. 628-37, 2018. Disponível em: <https://doi.org/10.1016/j.envres.2018.06.030>. Acesso em: 14 jan. 2022.

13   Honestamente, são muitos estudos. Fique à vontade: CAPALDI, C.; DOPKO, R.L.; ZELENSKI, J. "The Relationship between Nature Connectedness and Happiness: A Meta-analysis", *Frontiers in Psychology*, 2014. Disponível em: <https://doi.org/10.3389/fpsyg.2014.00976>. Acesso em: 14 jan. 2022. PEARSON, D.G.; CRAIG, T. "The Great Outdoors? Exploring the Mental Health Benefits of Natural Environments", *Frontiers in Psychology*, v. 5, nº. 1178, 2014. Disponível em: <https://doi.org/10.3389/fpsyg.2014.01178>. Acesso em: 14 jan. 2022. BRATMAN, G.N. et al. "Nature Experience Reduces Rumination and Subgenual Prefrontal Cortex Activation", *Proceedings of the National Academy of Sciences of the United States of America*, v. 112, nº. 28, pp. 8567-72, 2015. Disponível em: <https://doi.org/10.1073/pnas.1510459112>. Acesso em: 14 jan. 2022. ATCHLEY, R.A.; STRAYER, D.L.; ATCHLEY, P. "Creativity in the Wild: Improving Creative Reasoning through Immersion in Natural Settings", de FOCKERT, J. (Org.), *PLoS ONE*, v. 7, nº. 12, e51474, 2012. Disponível em: <https://doi.org/10.1371/journal.pone.0051474>. Acesso em: 14 jan. 2022. ZHANG, J.W. et al. "An Occasion for Unselfing: Beautiful Nature Leads to Prosociality", *Journal of Environmental Psychology*, v. 37, pp. 61-72, 2014. Disponível em: <https://doi.org/10.1016/j.jenvp.2013.11.008>. Acesso em: 14 jan. 2022. MAYER, F. et al. "Why Is Nature Beneficial? The Role of Connectedness to Nature", *Environment and Behavior*, v. 41, pp. 607-43, 2009. Disponível em: <https://doi.org/10.1177/0013916508319745>. Acesso em: 14 jan. 2022. JOYE, Y.; BOLDERDIJK, J.W. "An Exploratory Study into the Effects of Extraordinary Nature on Emotions, Mood, and Prosociality", *Frontiers in Psychology*, v. 5, nº. 1577, 2014. Disponível em: <https://doi.org/10.3389/fpsyg.2014.01577>. Acesso em: 14 jan. 2022. KORPELA, K.M. et al. "Environmental Strategies of Affect Regulation and Their Associations With Subjective Well-Being", *Frontiers in Psychology*, v. 9, nº. 562. Disponível em: <https://doi.org/10.3389/fpsyg.2018.00562>. Acesso em: 14 jan. 2022.

14   ENGEMANN, Kristine et al. "Residential Green Space in Childhood is Associated with Lower Risk of Psychiatric Disorders from Adolescence into Adulthood", *Proceedings of the National Academy of Sciences*, v. 116, 2019. Disponível em: <https://doi.org/10.1073/pnas.1807504116>. Acesso em: 14 jan. 2022.

15   SANDSETER, E.B.H.; KENNAIR, L.E.O. "Children's Risky Play from an Evolutionary Perspective: The Anti-Phobic Effects of Thrilling Experiences", *Evolutionary Psychology*, 2011. Disponível em: <https://doi.org/10.1177/147470491100900212>. Acesso em: 14 jan. 2022.

16 HAIDT, Jonathan; LUKIANOFF, Greg. *The Coddling of the American Mind: How Good Intentions and Bad Ideas Are Setting Up a Generation for Failure*. Londres: Penguin, 2018.

17 Para ler o relatório "Stress in America" na íntegra, conhecer a metodologia ou baixar os gráficos, acesse <www.stressinamerica.org>. Acesso em: 14 jan. 2022.

18 Disponível em: <https://www.mindsharepartners.org/mentalhealthatworkreport>. Acesso em: 14 jan. 2022.

19 Disponível em: <https://digital.nhs.uk/data-and-information/publications/statistical/mental-health-services-monthly-statistics/mental-health-services-monthly-statistics-final-april-provisional-may-2018>. Acesso em: 14 jan. 2022.

20 Press Association, "Children Spend Only Half as much Time Playing Outside as their Parents Did", *The Guardian*, 27 jul. 2016, em referência a uma pesquisa do National Trust.

21 WU, Gang et al. "Understanding Resilience", *Frontiers in Behavioral Neuroscience*, v. 7, nº. 10, 2013. Disponível em: <https://doi.org/10.3389/fnbeh.2013.00010>. Acesso em: 14 jan. 2022.

22 Natural England, "Childhood and Nature: A Survey on Changing Relationships with Nature across Generations", 2009. Disponível em: <http://publications.naturalengland.org.uk/publication/5853658314964992>. Acesso em: 14 jan. 2022.

23 HILLMAN, Mayer; ADAMS, John; WHITELEGG, John. *One False Move... A Study of Children's Independent Mobility*. Londres: Policy Studies Institute, 1990.

24 GASTER, S. "Urban Children's Access to their Neighborhood: Changes Over Three Generations", *Environment and Behavior*, v. 23, nº. 1, pp. 70-85, 1991. Disponível em: <https://doi.org/10.1177/0013916591231004>. Acesso em: 14 jan. 2022.

25 Children's Society, Good Childhood Inquiry, 2007. PDF disponível on-line: Natural Childhood Report – National Trust, por Stephen Moss, 2012.

26 BIRD, W. *Natural Fit: Can Green Space and Biodiversity Increase Levels of Physical Activity?*, RSPB, 2004.

27 WHITE, M. et al. "'The "Blue Gym': What can Blue Space do for You and What can You do for Blue Space?", *Journal of the Marine Biological Association of the United Kingdom*, v. 96, nº. 1, pp. 5-12, 2016. Disponível em: <https://doi.org/10.1017/S0025315415002209>. Acesso em: 14 jan. 2022.

28 KELLY, Catherine. "'I Need the Sea and the Sea Needs Me': Symbiotic Coastal Policy Narratives for Human Wellbeing and Sustainability in the UK", *Marine*

Policy, v. 97, pp. 223-31, 2018. Disponível em: <https://doi.org/10.1016/j.marpol.2018.03.023>. Acesso em: 14 jan. 2022.

29 WHEELER, Benedict W. et al. "Does Living by the Coast Improve Health and Wellbeing?", *Health and Place*, v. 18, nº. 5, pp. 1198-201, set. 2012. Disponível em: <https://doi.org/10.1016/j.healthplace.2012.06.015>. Acesso em: 14 jan. 2022.

30 Ibid.

31 RATCLIFFE, Eleanor. *Sleep, Mood and Coastal Walking*. Swindon: National Trust, 2015. PDF disponível em: <https://www.nationaltrust.org.uk/news/a-coastal-walk-helps-you-sleep-longer>. Acesso em: 14 jan. 2022.

32 JANSKÝ, L. et al. "Immune System of Cold-exposed and Cold-adapted Humans", *European Journal of Applied Physiology and Occupational Physiology*, v. 72, pp. 445-50, 1996. Disponível em: <https://doi.org/10.1007/BF00242274>. Acesso em: 14 jan. 2022.

33 TULLEKEN, Christoffer et al. *Open Water Swimming as a Treatment for Major Depressive Disorder*. BMJ Case Reports, 2018. Disponível em: <https://doi.org/10.1136/bcr-2018-225007>. Acesso em: 14 jan. 2022.

34 SHEVCHUK, Nikolai. "Adapted Cold Shower as a Potential Treatment for Depression", *Medical Hypotheses*, v. 70, pp. 995-1001, 2008. Disponível em: <https://doi.org/10.1016/j.mehy.2007.04.052>. Acesso em: 14 jan. 2022.

35 Resumo do relatório da ACE em: <https://www.acefitness.org/education-and-resources/professional/prosource/august-2016/5997/ace-sponsored-research-can-stand-up-paddleboarding-stand-up-to-scrutiny/>. Acesso em: 14 jan. 2022. SCHRAM, Ben. "The Long-Term Effects of Stand-up Paddle Boarding: A Case Study", *International Journal of Sports and Exercise Medicine*, v. 3, 2017. Disponível em: <https://doi.org/10.23937/2469-5718/1510065>. Acesso em: 14 jan. 2022. WILLMOTT, Ash; SAYERS, Benjamin; BRICKLEY, Gary. "The Physiological and Perceptual Responses of Stand-up Paddle Board Exercise in a Laboratory-and Field-setting", *European Journal of Sport Science*, pp. 1-21, 2019. Disponível em: <https://doi.org/10.1080/17461391.2019.1695955>. Acesso em: 14 jan. 2022. RUESSA, C. et al. "Activity of Trunk and Leg Muscles during Stand Up Paddle Surfing", APCST, 2013. SCHRAM, B.; HING, W.; CLINSTEIN, M. "The Physiological, Musculoskeletal and Psychological Effects of Stand-up Paddle Boarding", *BMC Sports Science, Medicine and Rehabilitation*, 2016.

36 MACKAY, Graham; NEILL, James, "'The Effect of "Green Exercise' on State Anxiety and the Role of Exercise Duration, Intensity, and Greenness: A Quasi-Experimental Study", *Psychology of Sport and Exercise*, v. 11, pp. 238-45, 2010. Disponível em: <https://doi.org/10.1016/j.psychsport.2010.01.002>. Acesso em: 14 jan. 2022.

37 THOMPSON-COON, Jo et al. "Does Participating in Physical Activity in Outdoor Natural Environments Have a Greater Effect on Physical and Mental Wellbeing

than Physical Activity Indoors? A Systematic Review", *Environmental Science and Technology*, v. 45, pp. 1761-72, 2011. Disponível em: <https://doi.org/10.1021/es102947t>. Acesso em: 14 jan. 2022.

38 SCHUCH, Felipe et al. "Exercise as a Treatment for Depression: A Meta-analysis Adjusting for Publication Bias", *Journal of Psychiatric Research*, v. 77, pp. 42-51, 2016. Disponível em: <https://doi.org/10.1016/j.jpsychires.2016.02.023>. Acesso em: 14 jan. 2022.

39 SCHUCH, Felipe et al. "Physical Activity and Incident Depression: A Meta-Analysis of Prospective Cohort Studies", *American Journal of Psychiatry*, v. 175, pp. 631-48, 2018. Disponível em: <https://doi.org/10.1176/appi.ajp.2018.17111194>. Acesso em: 14 jan. 2022.

40 KANDOLA, Aaron et al. "Depressive Symptoms and Objectively Measured Physical Activity and Sedentary Behaviour Throughout Adolescence: A Prospective Cohort Study", *The Lancet Psychiatry*, v. 7, 2020. Disponível em: <https://doi.org/10.1016/S2215-0366(20)30034-1>. Acesso em: 14 jan. 2022.

41 Disponível em: <https://www.wellandgood.com/good-advice/ellie-goulding-anxiety-panic-attacks-fitness/slide/3/>. Acesso em: 14 jan. 2022.

42 Em @lenadunham.

43 Trecho de uma carta escrita por Kierkegaard em 1847 à sobrinha Henriette, de doze anos – filha de sua irmã Petrea Severine –, a quem ele chama de Jette. Adoro que ele se dirija a ela de igual para igual, apesar do fato de ela ter apenas doze anos. Respeito, SK. KIERKEGAARD, Søren, *The Essential Kierkegaard*, Princeton: Princeton University Press, 2000.

44 OPPEZZO, Marily; SCHWARTZ, Daniel. "Give Your Ideas Some Legs: The Positive Effect of Walking on Creative Thinking", *Journal of Experimental Psychology: Learning, Memory, and Cognition*, v. 40, nº. 4, pp. 1142-52, 2014. Disponível em: <https://doi.org/10.1037/a0036577>. Acesso em: 14 jan. 2022.

Capítulo 20: Regule a mente

1 Há um ótimo artigo a esse respeito na *Harvard Business Review*: CARMICHAEL, Sarah Green. "The Research Is Clear: Long Hours Backfire for People and for Companies", *Harvard Business Review*, 19 ago. 2015, citado por Pang em seus livros.

2 GLADWELL, Malcolm. *Fora de série – Outliers*. Trad. de Ivo Korytowski. Rio de Janeiro: Sextante, 2011.

3 Estudos subsequentes com o intuito de replicar os de Ericsson revelaram que uma linha tênue separa os "bons" músicos dos "melhores"; estes praticaram em mé-

dia onze mil horas (MACNAMARA, Brooke N.; MAITRA, Megha. "The Role of Deliberate Practice in Expert Performance: Revisiting Ericsson, Krampe & Tesch-Römer (1993)", *Royal Society Open Science*, ago. 2019. Disponível em: <http://doi.org/10.1098/rsos.190327>. Acesso em: 14 jan. 2022. Desde então, o próprio Ericsson se pronunciou sobre o fato de que a marca das 10 mil horas não pretendia representar um ponto de virada em termos de habilidades (para usar outra frase de Gladwell), apenas a ideia geral de que "quanto mais alguém pratica, melhor fica".

4   JENKINS, Roy. *Gladstone*, Londres: Pan, 2018.

5   NAGATA, Kazuaki. "Four-day Work Week Boosted Productivity by 40%, Microsoft Japan Experiment Shows", *Japan Times*, 5 nov. 2019.

6   ROY, Eleanor Ainge. "Work Less, Get More: New Zealand Firm's Four-day Week an 'Unmitigated Success'", *The Guardian*, 19 jul. 2018.

7   PANG, Alex Soojung-Kim. *The Distraction Addiction*, Boston: Little Brown, 2013.

8   BLANKSON, Amy. "4 Ways to Help Your Team Avoid Digital Distractions", *Harvard Business Review*, 12 jul. 2019.

9   OPHIR, Eyal; NASS, Clifford; WAGNER, Anthony D. "Cognitive Control in Media Multitaskers", *PNAS*, v. 106, nº. 37, pp. 15583-7, 15 set. 2009. Disponível em: <https://doi.org/10.1073/pnas.0903620106>. Acesso em: 14 jan. 2022.

10 BECKER, Mark W. et al. "Media Multitasking Is Associated with Symptoms of Depression and Social Anxiety", *Cyberpsychology, Behavior and Social Networking*, v. 16, nº. 2, pp. 132-5, 2013.

11 UNCAPHER, Melina; THIEU, Monica; WAGNER, Anthony. "Media Multitasking and Memory: Differences in Working Memory and Long-Term Memory", *Psychonomic Bulletin & Review*, v. 23, 2015. Disponível em: <https://doi.org/10.3758/s13423-015-0907-3>. Acesso em: 14 jan. 2022.

12 LOH, Kep-Kee; KANAI, Ryota. "Higher Media Multi-Tasking Activity Is Associated with Smaller Gray-Matter Density in the Anterior Cingulate Cortex", *PLoS ONE*, v. 9, e106698, 2014. Disponível em: <https://doi.org/10.1371/journal.pone.0106698>. Acesso em: 14 jan. 2022.

13 BUSH, George; LUU, Phan; POSNER, Michael I. "Cognitive and Emotional Influences in Anterior Cingulate Cortex", *Trends in Cognitive Sciences*, v. 4, nº. 6, pp. 215-22, 2000.

14 PRIMACK, Brian et al. "Use of Multiple Social Media Platforms and Symptoms of Depression and Anxiety: A Nationally-representative Study among US Young Adults", *Computers in Human Behavior*, v. 69, pp. 1-9, 2017. Disponível em: <https://doi.org/10.1016/j.chb.2016.11.013>. Acesso em: 14 jan. 2022.

15 "Screen Time Stats 2019: Here's How Much You Use Your Phone during the Workday", *RescueTime*, 21 mar. 2019.

16 PERRY, Philippa. *O livro que você gostaria que seus pais tivessem lido*. Trad. de Guilherme Miranda. Rio de Janeiro: Fontanar, 2020.

17 BERGER, John. *Modos de ver.* Trad. de Lúcia Olinto. Rio de Janeiro: Rocco, 1999.

18 FARRELL, Sean. "We've Hit Peak Home Furnishings, Says Ikea Boss", *The Guardian*, 18 jan. 2016.

19 Somente a indústria de vestuário é responsável por 7% das emissões de dióxido de carbono do mundo, quase o mesmo que o total das emissões da União Europeia, e a previsão de aumento do impacto das indústrias no clima é de 49% até 2030. Em fevereiro de 2020, o movimento sociopolítico Extinction Rebellion expressou sua oposição à London Fashion Week, a semana de moda de Londres, organizando um protesto pelo cancelamento do evento e insistindo que o "imperdível" da estação fosse "a continuidade da vida na Terra". Esse argumento é imbatível.

20 LISJAK, Monika et al. "Perils of Compensatory Consumption: Within-Domain Compensation Undermines Subsequent Self-Regulation", *Journal of Consumer Research*, v. 41, nº. 5, pp. 1186-203, 2015. JSTOR, Disponível em: <www.jstor.org/stable/10.1086/678902> Acesso em: 4 mar. 2020.

21 PIETERS, Rik. "Bidirectional Dynamics of Materialism and Loneliness: Not Just a Vicious Cycle", *Journal of Consumer Research*, v. 40, pp. 615-31, 2013. Disponível em: <https://doi.org/10.1086/671564>. Acesso em: 14 jan. 2022.

Capítulo 21: Regule o corpo

1 JACKA, Felice. *Brain Changer: The Good Mental Health Diet*. Londres: Yellow Kite, 2019.

2 Incluindo a tese de doutorado de Jacka, considerada pela Medscape Psychiatry a mais importante pesquisa em psiquiatria publicada em 2010.

3 Incluindo os primeiros estudos em adolescentes e o primeiro estudo a comprovar a relação entre a alimentação materna, bem como a alimentação no início da vida, e a saúde emocional das crianças. JACKA, Felice et al. "Maternal and Early Postnatal Nutrition and Mental Health of Offspring by Age 5 Years: A Prospective Cohort Study", *Journal of the American Academy of Child and Adolescent Psychiatry*, v. 52, pp. 1038-47, 2013.Disponível em: <https://doi.org/10.1016/j.jaac.2013.07.002>. Acesso em: 14 jan. 2022.

4 JACKA, Felice et al. "A Randomized, Controlled Trial of Dietary Improvement for Adults with Major Depression (the 'SMILES' Trial)", *BMC Medicine*, 15, 2017.

Disponível em: <https://doi.org/10.1186/s12916-017-0791-y>. Acesso em: 14 jan. 2022.

5   FIRTH, Joseph et al. "The Effects of Dietary Improvement on Symptoms of Depression and Anxiety: A Meta-Analysis of Randomized Controlled Trials", *Psychosomatic Medicine*, v. 81, nº. 1. Disponível em: <https://doi.org/10.1097/PSY.0000000000000673>. Acesso em: 14 jan. 2022.

6   FIRTH, Marx et al. "The Effects of Dietary Improvement on Symptoms of Depression and Anxiety".

7   SÁNCHEZ-VILLEGAS, A. et al. "Association of the Mediterranean Dietary Pattern with the Incidence of Depression: The Seguimiento Universidad de Navarra/University of Navarra Follow-up (SUN) Cohort", *Archives of General Psychiatry*, v. 66, nº. 10, pp. 1090-98, 2009. Disponível em: <https://doi.org/10.1001/archgenpsychiatry.2009.129>. Acesso em: 14 jan. 2022. Foi comprovado também que a dieta mediterrânea aumenta a diversidade da flora intestinal: DE FILIPPIS, F. et al. "High-level Adherence to a Mediterranean Diet Beneficially Impacts the Gut Microbiota and Associated Metabolome", *Gut*, v. 65, pp. 1812-21, 2016.

8   WILSON, Bee. "How Ultra-processed Food Took Over your Shopping Basket", *The Guardian*, 13 fev. 2020.

9   *How Much Is Too Much? The Growing Concern over Too Much Added Sugar in our Diets*, Universidade da Califórnia, em São Francisco. Disponível em: <https://sugarscience.ucsf.edu/the-growing-concern-of-overconsumption.html#.XlzcIEN7lp8>. Acesso em: 14 jan. 2022.

10 United States Department of Agriculture, Economic Research Service, "USDA Sugar Supply: Tables 51-53: US Consumption of Caloric Sweeteners", 2012.

11 Nos Estados Unidos, os rótulos dos alimentos baseiam a porcentagem de cada ingrediente no número de porções presentes na embalagem, não em 100g (como acontece na União Europeia, por exemplo). Isso significa que, embora os fabricantes de alimentos processados sejam atualmente obrigados a divulgar a quantidade de gordura trans em cada produto, se uma única porção não contiver mais de 0,5% de gordura trans o alimento pode ser rotulado como "sem gordura trans". E "uma porção" é uma medida totalmente arbitrária, podendo ser tão pequena quanto cada fabricante deseje. Em outras palavras, se comemos alimentos processados, com certeza ainda estamos ingerindo gorduras trans.

12 Isso é uma sorte, visto que na Austrália, onde mora Jacka, a ingestão diária recomendada de frutas e vegetais não se limita a cinco porções, mas a impressionantes sete porções. Talvez não surpreenda que apenas 5% dos adultos atualmente atinjam essa meta, segundo dados oficiais do governo australiano. As mulheres são mais propensas que os homens a ingerir a quantidade adequada de frutas e vegetais (8%, em comparação a 3%). "A alimentação é uma conquista rápida e de baixo custo", afirma Jacka. "Num de nossos estudos, revelamos que os indivíduos

que mantêm uma alimentação adequada representam uma economia de cerca de 3 mil dólares, pois essas pessoas perdem menos tempo de trabalho e consultam menos profissionais de saúde. Ou seja, a economia financeira é enorme, sem falar no custo humano."

13   AVENA, Nicole; RADA, Pedro; HOEBEL, Bartley. "Evidence for Sugar Addiction: Behavioral and Neurochemical Effects of Intermittent, Excessive Sugar Intake", *Neuroscience and Biobehavioral Reviews*, v. 32, pp. 20-39, 2008. Disponível em: <https://doi.org/10.1016/j.neubiorev.2007.04.019>. Acesso em: 14 jan. 2022.

14   BEN-SHAHAR, Tal, *The Pursuit of Perfect: How to Stop Chasing Perfection and Start Living a Richer, Happier Life*. Nova York: McGraw-Hill Education, 2009.

Capítulo 22: Faça algo por alguém

1   Publicado em 19 de junho de 2020. Disponível em: <https://medium.com/the-brand-is-female/dear-white-people-now-you-know-and-you-cant-pretend-you-don-t-69c4005058ec>. Acesso em: 14 jan. 2022.

2   POST, S. "It's Good to Be Good: 2014 Biennial Scientific Report on Health, Happiness, Longevity, and Helping Others", *International Journal of Person Centered Medicine*, v. 2, pp. 1-53, 2014.

3   Estudos mostram que o trabalho voluntário faz com que nos sintamos melhor – não só em termos correlacionais, mas em termos causais. Pesquisadores observaram os níveis de felicidade na Alemanha Oriental no período entre a queda do muro de Berlim e a reunificação alemã, quando o voluntariado ainda era muito difundido. Devido ao choque da reunificação, uma grande parte da infraestrutura de voluntariado (clubes esportivos associados a empresas, por exemplo) entrou em colapso, e muita gente perdeu a oportunidade de participar de ações de voluntariado. Com base na comparação entre a mudança de bem-estar subjetivo dessas pessoas e das pessoas do grupo de controle que não sofreram alteração nas condições de voluntariado, foi sustentada a hipótese de que o voluntariado proporciona maior gratificação em termos de satisfação de vida. MEIER, Stephan; STUTZER, Alois. "Is Volunteering Rewarding In Itself?", *Economica*, v. 75, pp. 39-59, 2008. Disponível em: <https://doi.org/10.1111/j.1468-0335.2007.00597.x>. Acesso em: 14 jan. 2022.

4   PILKINGTON, Pamela WINDSOR, Tim; CRISP, Dimity. "Volunteering and Subjective Well-Being in Midlife and Older Adults: The Role of Supportive Social Networks", *Journals of Gerontology. Series B, Psychological Sciences and Social Sciences*, v. 67, pp. 249-60, 2012. Disponível em: <https://doi.org/10.1093/geronb/gbr154>. Acesso em: 14 jan. 2022. Isso, por sua vez, eleva nossa autoestima e proporciona uma sensação de pertencimento e conexão com nossa comunidade: BROWN, Kevin; HOYE, Russell; NICHOLSON, Matthew. "Self-Esteem, Self-Efficacy, and Social Connectedness as Mediators of the Relationship Between Volunteering and Well-Being", *Journal of Social Service Research*, v. 38, pp. 468-83, 2012. Disponível

em: <https://doi.org/10.1080/01488376.2012.687706>. Acesso em: 14 jan. 2022. Fazer algo por outra pessoa também nos traz novas perspectivas. Nós reconhecemos o sofrimento alheio, e tomar conhecimento de atos de bondade pode nos ajudar a enxergar nossas próprias situações de maneira mais positiva: OTAKE, K. et al. "Happy People Become Happier Through Kindness: A Counting Kindnesses Intervention", *Journal of Happiness Studies*, v. 7, nº. 3, pp. 361-75, 2006. KERR, S.L.; O'DONOVAN, A.; PEPPING, C.A. "Can Gratitude and Kindness Interventions Enhance Well-Being in a Clinical Sample?", *Journal of Happiness Studies*, v. 16, nº. 1, pp. 17-36, 2014.

5   Ceder nosso tempo também eleva nossa sensação de sermos úteis e nos estimula a repetir o ato em ocasiões futuras, mesmo se tivermos pouco tempo livre: MOGILNER, Cassie; CHANCE, Zoë; NORTON, Michael. "Giving Time Gives You Time", *Psychological Science*, v. 23, pp. 1233-8, 2012. Disponível em: <https://doi.org/10.1177/0956797612442551>. Acesso em: 14 jan. 2022.

6   DUNN, Elizabeth; AKNIN, Lara; NORTON, Michael. "Prosocial Spending and Happiness: Using Money to Benefit Others Pays Off", *Current Directions in Psychological Science*, v. 23, pp. 41-7, 2014. Disponível em: <https://doi.org/10.1177/0963721413512503>. Acesso em: 14 jan. 2022.

7   AKNIN, L.B. et al. "Prosocial Spending and Well-Being: Cross-cultural Evidence for a Psychological Universal", *Journal of Personality and Social Psychology*, v. 104, nº. 4, pp. 635-52, 2013. Disponível em: <https://doi.org/10.1037/a0031578>. Acesso em: 14 jan. 2022.

8   AKNIN, Lara B.; DUNN, Elizabeth W.; NORTON, Michael I. "Happiness Runs in a Circular Motion: Evidence for a Positive Feedback Loop between Prosocial Spending and Happiness" *Journal of Happiness Studies*, v. 13, n°. 2, pp. 347-55, abr. 2012.

9   ANDREONI, James. "Impure Altruism and Donations to Public Goods: A Theory of Warm-Glow Giving", *Economic Journal*, v. 100, pp. 464-77, 1990. Disponível em: <https://doi.org/10.2307/2234133>. Acesso em: 14 jan. 2022.

10 Office for National Statistics, "Billion Pound Loss in Volunteering Effort", 16 mar. 2017. Disponível em: <https://www.ons.gov.uk/employmentandlabourmarket/peopleinwork/earningsandworkinghours/articles/billionpoundlossinvolunteeringeffort/2017-03-16#footnote_3>. Acesso em: 14 jan. 2022.

11 Segundo dados do Departamento de Censo e da Secretaria de Estatísticas Trabalhistas dos Estados Unidos; GRIMM, Robert T.; Jr.; DIETZ, Nathan, "Where Are America's Volunteers? A Look at America's Widespread Decline in Volunteering in Cities and States", Resumo da pesquisa: Do Good Institute, Universidade de Maryland, 2018. PDF disponível para download em: <https://dogood.umd.edu/sites/default/files/2019-07/Where%20Are%20Americas%20Volunteers_Research%20Brief%20_Nov%202018.pdf>. Acesso em: 14 jan. 2022.

12 Lucas, 6:38: "Deem, e lhes será dado: uma boa medida, calcada, sacudida e transbordante será dada a vocês. Pois a medida que usarem, também será usada para medir vocês". Gálatas, 6:9: "E não nos cansemos de fazer o bem, pois no tempo próprio colheremos, se não desanimarmos". Lucas, 6:35: "Amem, porém, os seus inimigos, façam-lhes o bem e emprestem a eles, sem esperar receber nada de volta. Então, a recompensa que terão será grande e vocês serão filhos do Altíssimo, porque Ele é bondoso para com os ingratos e maus".

13 Mateus, 7:12: "Assim, em tudo, façam aos outros o que vocês querem que eles lhes façam; pois esta é a Lei e os Profetas". Gálatas 6:2: "Levem os fardos pesados uns dos outros e, assim, cumpram a lei de Cristo".

14 ARMSTRONG, Karen. "Let's Revive the Golden Rule", TED Global, 2009. Disponível em: <https://www.ted.com/talks/karen_armstrong_let_s_revive_the_golden_rule/transcript?language=en>. Acesso em: 14 jan. 2022. Ela também afirma: "Sinto uma urgência em relação a isso. Se não conseguirmos implementar a Regra de Ouro no mundo inteiro, para que tratemos todos os povos, não importa quem sejam e onde estejam, com a mesma importância que damos a nós mesmos, duvido que consigamos entregar um mundo viável à próxima geração". E isso foi há mais de uma década. Pois é, então, vamos em frente... um bom começo é assinar e compartilhar a Carta da Compaixão, documento elaborado por pensadores das três tradições abraâmicas (judaísmo, cristianismo e islamismo) e baseado no princípio fundamental da Regra de Ouro. Disponível em: <www.CharterForCompassion.org>. Acesso em: 14 jan. 2022.

15 Leia mais a respeito em: HEALY, Patrick. *The Fundamental Attribution Error: What It Is and How to Avoid It*. Harvard Business School Online, jun. 2017. Disponível em: <https://online.hbs.edu/blog/post/the-fundamental-attribution-error>. Acesso em: 14 jan. 2022.

16 LUCKER, Gerald; BEANE, William; HELMREICH, Robert. "The Strength of the Halo Effect in Physical Attractiveness Research", *Journal of Psychology*, v. 107, pp. 69-75, 1981. Disponível em: <https://doi.org/10.1080/00223980.1981.9915206>. Acesso em: 14 jan. 2022.

17 Para mais informações sobre calendário e locais, acesse <TheNewNormalCharity.com>. Acesso em: 14 jan. 2022.

18 BECKER, Joshua. *The More of Less: Finding the Life You Want Under Everything You Own*. Colorado Springs: WaterBrook, 2016.

19 FOWLER, James; CHRISTAKIS, Nicholas. "Cooperative Behavior Cascades in Human Social Networks", *Proceedings of the National Academy of Sciences of the United States of America*, v. 107, pp. 5334-8, 2010. Disponível em: <https://doi.org/10.1073/pnas.0913149107>. Acesso em: 14 jan. 2022.

20 Quando testemunhamos o comportamento altruísta de terceiros, vivenciamos uma sensação de grandeza, que por sua vez nos encoraja a fazer algo por outra

pessoa. SCHNALL, Simone; ROPER, Jean; FESSLER, Daniel. "Elevation Leads to Altruistic Behavior", *Psychological Science*, v. 21, pp. 315-20, 2010. Disponível em: <https://doi.org/10.1177/0956797609359882>. Acesso em: 14 jan. 2022.

21 WENG, Helen et al. "Compassion Training Alters Altruism and Neural Responses to Suffering", *Psychological Science*, v. 24, 2013. Disponível em: <https://doi.org/10.1177/0956797612469537>. Acesso em: 14 jan. 2022.

22 Veja o padrão em <https://www.spruttegruppen.dk/recipes/>. Acesso em: 14 jan. 2022.

23 Na década de 1980, as taxas ainda eram altas, mas em 1991 a Lullaby Trust uniu forças com a apresentadora de televisão britânica Anne Diamond, que havia perdido o filho para a SMSI. Em parceria com o Departamento de Saúde britânico, foi lançada a campanha "Back to Sleep" [De costas para o sono], para conscientizar os pais de que os recém-nascidos precisam dormir de bruços. Nos 25 anos que se seguiram, a taxa de mortalidade por SMSI foi reduzida em 79%. As pesquisas continuam, e o Lullaby Trust também forma profissionais de saúde para apoiar novas famílias, garantindo que pais e mães recebam orientações consistentes e adquiram o conhecimento necessário para zelar pela segurança de seus bebês durante o sono. Para mais informações, acesse <lullabytrust.org.uk>. Acesso em: 14 jan. 2022.

Em www.leyabrasil.com.br você tem acesso a novidades e conteúdo exclusivo. Visite o site e faça seu cadastro!

A LeYa Brasil também está presente em:

 facebook.com/leyabrasil

 @leyabrasil

 instagram.com/editoraleyabrasil

 LeYa Brasil

ESTE LIVRO FOI COMPOSTO EM DANTE MT STD,
CORPO 12 PT, PARA A EDITORA LEYA BRASIL.